山东中医药大学
九大名医经验录系列

徐国仟

王新陆　主编

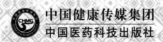
中国健康传媒集团
中国医药科技出版社

内 容 提 要

　　本书系统介绍了徐国仟先生的学术成就，重点总结其治学思想，临证经验，并着力反映了徐老在文献研究和伤寒记学术研究史方面的研究成果，内容全面，重点突出，适合中医从业者及爱好者阅读使用。

图书在版编目（CIP）数据

　　山东中医药大学九大名医经验录系列 . 徐国仟 / 王新陆主编 . — 北京：中国医药科技出版社，2018.5

　　ISBN 978-7-5214-0022-9

　　Ⅰ . ①山… 　Ⅱ . ①王… 　Ⅲ . ①中医临床—经验—中国—现代

Ⅳ . ① R249.7

　　中国版本图书馆 CIP 数据核字（2018）第 046652 号

美术编辑　陈君杞
版式设计　也 　在

出版　**中国健康传媒集团** | 中国医药科技出版社
地址　北京市海淀区文慧园北路甲 22 号
邮编　100082
电话　发行：010—62227427　邮购：010—62236938
网址　www.cmstp.com
规格　710×1000mm $\frac{1}{16}$
印张　14 $\frac{3}{4}$
字数　207 千字
版次　2018 年 5 月第 1 版
印次　2018 年 11 月第 2 次印刷
印刷　三河市百盛印装有限公司
经销　全国各地新华书店
书号　ISBN 978-7-5214-0022-9
定价　**46.00 元**

丛书编委会

本书编委会

武序

　　山东是中华文明的重要发祥地之一，在此诞生和发展起来的齐鲁文化是中国传统文化的主干与核心，对中医药理论体系的形成产生了重要影响，对中医药学术发展发挥了重要推动作用。齐鲁大地名医辈出，从古代的扁鹊、淳于意、王叔和、钱乙、成无己、黄元御，到近现代的罗止园、孔伯华、刘惠民等享誉国内外的名医大家，在我国医学发展史上占有重要地位。

　　创建于1958年的山东中医药大学是山东省唯一一所综合性中医药大学，1978年被确定为全国重点建设的中医院校，1981年成为山东省重点高校，是教育部本科教学工作水平评估优秀学校、山东省首批五所应用基础型人才培养特色名校之一，山东省首批高等学校协同创新中心。学校在省属高校中拥有国家级重点学科最多，最早获得硕士、博士学位授权，最早设立博士后科研流动站，最早成为国家"973"项目首席承担单位，现已成为集中医药教学、科研、医疗于一体的，学科优势明显、学术特色鲜明、人才队伍雄厚、平台布局合理的中医药高等学校。

　　20世纪50年代，以首任院长、毛泽东主席保健医生刘惠民先生为代表的一代师长，筚路蓝缕，在齐鲁大地开拓了中医药高等教育事业，奠定了山东中医药大学独特的学术品格。他们长期活跃在教学、医疗与科研一线，或在理论上独树一帜，或在临床上优势特色明显。

他们以高尚的医德、独特的理论、精湛的医术，赢得了中医药学界乃至社会各界的敬重和钦佩，为新中国高等中医药教育事业的发展做出了卓越贡献，为学校建设发展奠定了坚实基础。

六十载栉风沐雨，六十年春华秋实。学校秉承"厚德怀仁，博学笃行"的校训，发挥中医药优势，狠抓内涵建设，逐步形成了"以文化人，厚重基础，注重传承，勇于创新"的办学特色与核心教育理念。

为了更好地继承和发扬前辈的优良传统，2001年学校组织各专家学术继承人编著出版了《山东中医药大学著名专家学术经验辑要丛书》（8册），系统总结了李克绍、周凤梧、张志远、张珍玉、徐国仟、周次清、张灿玾、刘献琳八位先生的学术经验。这种全面总结老一代专家经验的做法，对继承学术、启迪后学起到了十分重要的作用，形成了传承我校著名中医专家学术经验的珍贵资料，在学术界产生了很大反响。

老一代著名中医专家教学及临证经验不仅具有深厚的学术积淀，更具有浓郁的科学精神，是中医药事业的一笔巨大财富，总结他们的经验，弘扬他们的医德，传承他们的学术，学习他们的治学方法，是历史赋予我们的神圣使命。值此我校六十周年华诞之际，我们决定对该系列丛书进行修订再版，并编纂刘惠民先生分册，集结为《山东中医药大学九大名医经验录系列》。相信在中医药事业发展天时地利人和的大好形势下，此套丛书的发行将对传承创新中医理论、有效指导临床和教学实践、推动中医药学术进步、助力健康中国建设产生积极而深远的影响。

付梓之际，我们谨向先贤致以崇高的敬意！

山东中医药大学校长　武继彪

2018年5月

前 言

山东中医药大学教授徐国仟先生是国内著名的中医学家、中医文献学家。先生早年毕业于华北国医学院，毕生致力于中医教学与研究，勤勤恳恳，兢兢业业，辛勤耕耘，默默奉献，桃李遍天下。尤其在《伤寒论》和中医文献研究方面成就卓然。徐老强调中医药学有两大支点，一是汗牛充栋的中医药文献，二是现代临床与实验研究。中医药文献研究，是中医药学发展基础之基础。中医学理论要发展，必须从文献研究入手，辨章学术，考镜源流。否则就成了无源之水，无本之木。基于这一认识，先生晚年为了中医文献学科的创立，筚路蓝缕，贡献颇多。他"博学慎思"的治学思路、兼容并蓄的学术特点、虚怀若谷的处世风范，得到了全校师生的尊敬。

本书共分为 6 个部分：第 1 部分简要介绍了先生学医、行医以及投身中医教育事业、致力中医文献研究的经历。第 2 部分介绍先生的治学思想。第 3 部分撷取先生部分临证医案并加以评述。第 4 部分从先生撰写的一系列中医文献整理与研究的文章、讲义中选择了"中医古籍注释的范围和方法"以及"中医文献概论"两部分内容，以期体现先生在中医文献学学科理论建设与研究方面的开创性贡献。第 5 部分"《伤寒论》学术研究史"，是先生晚年用力最勤的研究课题。该课题以断代研究的方式，广搜博采，穷源竟流，对《伤寒论》问世后的学术研究历程进行了系统地梳理，构建起了《伤寒论》学术史的基本框架。第 6 部分为附录。

由于先生一生宁静淡泊，留下的生平资料甚少，论文、著作也没有系统留存。我们尽力搜集与整理，但疏漏依然难免。对于先生思想与学术的理解，也未尽全面。虽然如此，这仍是对先生生平与学术的一次比较系统、全面的整理。通过本书，我们希望尽可能完整地勾勒出先生生平与学术的概貌。相信本书的出版，会对中医学术的繁荣和中医文献学科的发展有所裨益。

编　者

于山东中医药大学

医家小传

　　徐国仟先生，山东省黄县（今龙口市）海云寺徐家村人，中国共产党党员，山东中医药大学教授，博士研究生导师，全国教育系统劳动模范，国务院政府特殊津贴享受者，全国著名中医学家。生于1921年9月24日，1995年12月18日19时40分在济南山东省千佛山医院逝世，享年75岁。

一、立志习医　负笈京华

　　先生幼年时期，父亲在烟台经商，母亲居家乡务农。7岁入本村私塾读书，习《三字经》《百家姓》《增广贤文》等传统启蒙读物，学习刻苦。1928年因军阀战乱，全家迁居烟台市居住，遂转入烟台信义小学就读。1933年转入崇正小学，并在该校毕业。1934年考入崇正中学，1937年毕业，因"七·七事变"，时局动荡，未能继续求学。是年冬，不幸患病，乃赴大连诊治。1938年冬，返回烟台，继读私塾，"四书""五经"之外，于经史杂记无所不窥，学识日博。此时，因母亲常年患病，求医甚多而疗效不彰。为侍母病，乃立志学医，并于 1941 年考入华北国医学院学习。该校 1931 年由北京四大名医之一施今墨先生创办，并任院长。课程以中医为主，兼设西医基础及外文课，学制 4 年，先后培养了 10 余届毕业生，是当时著名的中医教育机构之一，名医麇集，声震华北。该校课程设置较为合理，加之西学东渐，新潮涌入，教师思想开明，博古融今，为当时中医界最高学府。教材均为学院教师自编，首先讲解"医学大意"，包括医学史、中医基础理论、各科治疗等，作为医学入门；同时开设古文课，为阅读古籍医著奠定基础；此后再学《黄帝内经》《难经》《伤寒论》《金匮要略》等经典著作；接着学习中药、方剂、内、外、妇、儿、针灸、推拿、正骨等课；后期尚讲授西医之生理、病理、解剖及临床课。授课老师均为北京名医，如杨叔澄、富雪庵、顾膺陀、施今墨等。先生在该校如鱼得水，潜心求学，不仅掌握了中医基础与临床知识，而且学习了大量西医学知识，为以后从事中医事业奠定了良好的基础。

1944 年，先生以优异成绩毕业于华北国医学院。经同学孙一民介绍，成为施今墨先生入室弟子，随施师诊病，继续临证深造。当时，施师诊务繁忙，但对患者不论贫富贵贱，一视同仁，总是耐心仔细地为病人诊查，这种高尚品德，给先生留下了深刻印象，成为先生一生行动的指南。施师医理精深，临证经验丰富，用药严谨，既严格遵从古方，又灵活化裁应用，敢于创新，并且勤学苦读，每每利用诊治之余，研讨医理，鸡窗烛影，苦读经书。这种刻苦读书的精神深深感动了先生，也影响着先生，从而形成了毕生治学苦读的性格。

二、悬壶芝罘　活人济世

1945 年秋，日寇投降，国民党反动政府发动内战，致使交通阻绝，使先生与家中失去联系。此时，施今墨先生又远赴南京。为生活所迫，先生不得不另谋出路。后经人介绍，在母校华北国医学院担任庶务工作，后又在工厂帮忙。其间除工作外，仍抽出时间学习，钻研医理。后于 1947 年冬返回烟台，经伪市政府考试，取得了行医执照，由此，开始在烟台正式悬壶应诊。因其医学基础深厚，又经名师指点，往往药到病除，应手取效。不久便名震芝罘，声遍胶东。求诊问疾者越来越多，疑难大病也接踵而至，这更激励着先生加倍钻研，不断学习。对医理的体悟和临证实践相结合，中西医结合诊查方法也不断提高，医术日臻精湛，不仅小病随手而愈，疑难大证也往往能得心应手。

1948 年烟台解放，全市人民一片欢腾。经历了苦难的先生投入了火热的革命工作中。朝鲜战争爆发后，响应党"抗美援朝"的号召，先生发挥自己的专业特长，积极投入了爱国卫生运动中，他一面为群众治病，一面参加卫生防疫工作，为挫败美帝国主义的细菌战作出了自己的贡献，受到了党和政府的表扬。1953 年，政府号召公私合营，先生积极响应，带头筹建烟台市第二联合诊所，并出任所长。同年，被选为烟台市中医学会副主任。先生积极工作，为烟台市的中医事业呕心沥血，竭尽所能，受到了烟台人民的好评，被选为烟台市第一届人民代表大会代表，烟台市第一届政协常务委员。在此期间，先生急病人之所急，想病人之所想，为许多病人解除了痛苦，积累了大量的临床经验，成为远近闻名的名医，同时也为以后的教学、科研打下了坚实的基础。

三、投身教学　培育良才

新中国成立后，党和政府确定了"面向工农兵，预防为主，团结中西医"的卫生工作基本方针，制定了以团结中西医、继承发扬中医学为核心内容的中医政策，采取一系列有力措施，恢复和发展中医药事业，大力发展中医教育，在全国举办中医进修与研究班，以提高中医专业水平，为发展中医药高等教育培养师资，中医学开始了崭新的历史。1956 年，先生被选派到山东省第一届中医研究班学习。在这里，集中了当时山东各地中医药的名家和后起之秀，学习与研究并重，"如切如磋，如琢如磨"，浓厚的学术空气和自由的研究氛围，使先生如鱼得水。经过 1 年的学习与研究，先生 1957 年以优异成绩结业，分配到山东省中医药研究所，担任教学工作。当时，毛主席、党中央发出西医学习中医的号召，全国各地掀起西医学习中医的高潮，山东省也抽调一部分优秀的西医工作者学习中医，先生作为骨干教师，为第一、二届山东省西学中学员讲授中医学经典著作《伤寒论》。同年，被选为第二届山东省政协委员。1958 年，山东中医学院成立，先生作为创业伊始的第一批教师，开始了毕生教书育人的生涯，时任伤寒温病教研组主任，主讲《伤寒论》等课程。之后，还先后讲授过《温病学》《中医基础学》《内科学》《中药学》《方剂学》《妇科学》。其深厚的医学功底，宽广的学识，为其教学奠定了基础。1960年，先生被确定为讲师，成为山东中医学院最早的讲师之一。

在教学过程中，先生废寝忘食，对所讲课程进行了深入研究。特别是在讲授《伤寒论》的过程中，除了逐条背诵外，还参阅了几十种注解本，作了大量读书笔记，并在此基础上编写了大约30万字的《伤寒论讲义》，于1959年油印，用于西学中班及本科班的教学，收到了满意的效果。

先生对《伤寒论》有十分精深的研究，并形成了自己独到的见解。首先，仲景《伤寒论》是一部临床写实之作，当师其法而不泥其方。先生认为，《伤寒论》是一部以三阴三阳为纲，以辨证论治为中心的朴实的实践医学著作，是一部临床写实之作。其中既有仲景临证成功的经验，也有失败的教训。从这些经验和教训中，高度地概括出了中医辨证论治的法则。这些宝贵的医疗经验之所以历两千年而不衰，在于它的实践性和灵活性。因此，读《伤寒论》必须先读原文，独立思考，但不能死于句下，当师其法而不泥其方，应于无字处悟医理，做到触类旁通，灵活运用。仲景之书示人的是规矩准绳，临证是中医学术的活水源头。其次，由博返约，穷其极而致中。先生治学强调"博学慎思"。他常从"读懂一本书"入手开始一个专题的研究。而要想真正读懂一本书，仅限于读这一本书则不可能达到目的。因此，先生在研究《伤寒论》原书的同时，致力于东汉时期政治、经济、文化的研究，探索其产生的历史背景。又上探《内经》《难经》《神农本草经》，追溯《伤寒论》的学术渊源。先生认为学术有其承继性，《伤寒论》的产生必受先秦医著的影响。如三阴三阳病六经说、六经传变日数说、发于阳者六日愈说、六经病欲解时说以及"名曰纵""名曰横"等均与《内经》《难经》有着千丝万缕的联系，只不过仲景赋予了新的内容。仲景之药亦本于《神农本草经》，如术不分苍、白，芍不分赤、白等。若不这样理解，"桂枝去桂加茯苓白术汤"之用芍药而不用桂枝就不好理解。《伤寒论》成书后，研究者不下数百家，如不探其流，何识仲景伤寒学术之博大精深？于是，先生下探诸家，博识众长，穷极其理，然后由博返约，《伤寒论》研究中的某些难点不攻自破；穷两极而致中和，融《伤寒论》各学术流派于一炉。再次，医圣经书，亦当一分为二。先生认为，对《伤寒论》要有一分为二的认识，不能因为仲景是医圣，其书是经书，便奉为至宝，不动一字一语。既要看到它对后世的巨大贡献，又要看到其时代局限性，如该书在辨证上详于"寒"而略于"温"；在用药上重于"辛温"而忽于"辛凉"，即是其不足之处。学术总是在不断地发展，故宋代庞安时、许叔微、郭雍等人，即提出当于辛温药中加大青叶、知母等凉药，并作了初步补充，为温病学的形成开辟了道路。

作为中医前辈，指导后学是责无旁贷的。先生对中青年教师采取了既耐心引导又严格要求的原则。首先教会他们学习和备课的方法，然后对讲稿进行细致地审阅，一个字、一个标点都要严格把关。先生自己更是以身作则，每讲一次，均重新备课，吸收新的观点，补充新的内容。在学术上，先生倡导"百家争鸣"，要求大家独立思考，大胆创新，不拘于一家之言，他常说"有争鸣才有发展，有争鸣才有统一"。这些做法，不仅促进了学术的发展，而且对青年教师的成长起到了良好的作用。对于研究生，先生要求更加严格，教导他们要认真而刻苦地读书，他常说："学无捷径，唯有苦读。"只有博览群书，知识才会渊博，思路才能宽广。然后由博返约，才能做到融会贯通，不迷不误，取得事半功倍的效果。先生从不约束他们的思想，而是鼓励他们在了解导师学术思想的基础上尽量博采各家之说，充分发挥个人的才能与智慧，进而提出自己的新见解。这样的要求，对学生影响很大，十几位研究生大都养成刻苦读书、勤于思考的好习惯，不论毕业后在哪一学术领域工作，都取得了优异成绩，有多人已成为所在学科的学术带头人。

先生将毕生精力奉献给了中医教育事业，同时，也受到了党和人民的推重。1962年光荣地加入了中国共产党。1978年5月被评定为副教授，成为山东中医学院第一批高级职称获得者；1980年又晋升为教授，成为当时山东中医学院4名教授之一。他还曾先后担任了中华全国中医学会山东分会理事、顾问，中华全国中医基础理论学会山东分会副主任，中医高等院校全国统一教材编审委员会委员，山东中医药大学学术委员会委员、学位委员会委员，山东省卫生厅医学科学委员会委员，济南市人民代表大会代表等职。

四、致力文献　皓首穷经

中医药学是一个伟大的宝库，在数千年漫长的发展过程中，不仅为维护我国人民的身体健康和中华民族的繁荣昌盛作出了卓越贡献，而且历代著名医家通过自己的刻苦钻研和临床实践，"勤求古训，博采众方"，留下了大批医学著作和丰富的治疗经验，这些汗牛充栋的宝贵文献，是中华民族文化遗产的瑰宝。1964年，当时的国家科委十年规划中，把《素问》《灵枢》《针灸甲乙经》等7部中医古籍列入重点研究项目。是年三、四月间，前卫生部中医古典著作整理语译工作第一次会议在南京召开，山东中医学院承担了前卫生部下达的7本中医古籍整理研究中《针灸甲乙经》的校释工作。因为先生在20世纪50年代就与周凤梧、王万杰等编写了解放后第一部注释《素问》的著作《黄帝内经素问白话解》，受到中医界的普遍欢迎，因此，学院领导选派先生参加《针灸甲乙经》的校释工作，但因为十年动乱，研究中断。1977年，前卫生部又下达文件，恢复这一研究工作，我院成立"中医文献研究组"，由先生作为负责人，在当时十分困难的情况下，组建编写班子，重新展开整理研究工作。在先生的带动下，大家夜以继日，收集资料，点校整理，注释研究，稿易数次，终于圆满地完成了这部百万字的巨著，1979年9月由人民卫生出版社出版。1978年11月，中医文献研究小组改为中医文献研究室，为专门的中医古籍整理与研究机构，先生出任研究室主任。他带领研究室的同志与河北新医大学中医系合作，又完成了《黄帝内经素问校释》的编写工作，1982年由人民卫生出版社出版。此后，中医文献研究室又对《内经素问吴注》《六因条辨》进行了整理研究。为了加强中医文献学的理论研究，提高古籍研究与整理人员的业务素质，1984年编写了我校第一部中医文献学讲义《中医文献概论》和《字典辞典常识》，亲自在山东省医古文进修班讲授。1985年，经山东省编制委员会批准，山东中医学院中医文献研究所正式成立，先生所开创的山东中医文献研究队伍日益壮大，研究工作真正纳入了正常轨道。从文献研究组到研究室、研究所，每一次发展均浸透着先生的心血。今天中医文献研究所已成为山东省重点学科和国家中医药管理局重点建设学科，正在为建设成国家重点学科而努力，这其中先生一代人的筚路蓝缕之功是不可磨灭的。

先生认为中医学的活水源头，一在中医临床，二在中医文献。中国医药学在数千年的发展过程中，不仅为维护中华儿女的身体健康和中华民族的繁衍昌盛作出了巨大的贡献，而且，历代医家还留下了许多宝贵的医学著作，在这些浩如烟海的医学文献中蕴藏着巨大的宝贵财富，有待于我们去挖掘和发扬。但中医古籍年代久远，历经辗转传抄，虫蚀剥脱、错误较多，如不及时整理，则有失传的危险。因此，整理中医文献是中医事业的当务之急，是振兴中医的百年大计。另外，经过数千年的积淀，中医文献中存在着许多耀眼的光点，这正是中医学发展的基点和源泉，努力挖掘并发扬光大，才能使中医学不断前进。因此，只有认真地开展中医文献的整理研究工作，才能更好地发掘中医传统的理论和丰富的治疗经验，才能更有效地为中医教学、科研和临床服务。

中医文献的整理研究是一项艰巨而复杂的工作，不仅要有高深的中医基础理论水平，而且要有文献整理所必备的目录学、版本学、校勘学和训诂学方面的知识。同时，也要有宽广的文史哲知识。为了适应这项工作，先生经史子集无所不览，笔记杂传无所不涉，数十年如一日，阅读了大量的书籍，为从事中医古籍整理奠定了基础。在这期间，先生担任着中医古籍华北、山东片评审组成员，山东片评审组组长，先后参与起草和审定了《中医古籍整理点校本编辑体例、抄写规格和标点注意事项》等一系列文件，撰写了《中医古籍注释的范围和方法》等论文，为中医药文献研究与整理的规范化做了大量工作。与此同时，作为课题负责人之一，承担着前卫生部重点中医古籍整理项目《针灸甲乙经》的校注工作和《伤寒温疫条辨》的点校工作。先生甘于默默无闻地做着艰苦的工作，不仅对自己承担的项目按期保质保量地完成，而且对山东片所有编写的古籍整理初稿，逐一认真审阅，即使寒暑假也从不休息。

为了培养中医药文献研究的学术梯队，使中医药文献研究事业后继有人，先生积极培养中青年学术骨干。针对中青年教师古汉语基础差、中医文献研究知识贫乏的情况，他制定了"传、帮、带"的工作方法，以老带青，老中青结合，边工作，边学习，边提高，培养出一批中青年文献专家。1988 年，先生又主编了山东中医学院系列教材之一《中医文献学》，在本科学生中开设选修课。为了培养更多的中医文献研究人才，先生还积极倡导在我院创办中医文献专业本科班。经国家教委批准，于 1991 年面向全国招生。作为全国唯一的布点专业，教材建设又刻不容缓地摆在了面前。先生和所里的全体老师一道，进行了中医文献专业系列教材的筹划与编写，并亲自担任了《中医文献学概论》《目录学》《版本学》3部教材的主编和《中医药文献检索与利用》一书的审稿工作。

先生晚年，一是致力于《伤寒论》学术史的断代研究，并指导研究生完成了《〈伤寒论〉学术研究史略》的研究工作；二是《〈伤寒论〉文献通考》的编纂。后者作为山东省教委重点学科建设的规划课题，也在先生的努力下基本完成。

先生一生宁静淡泊，生活俭朴，皓首穷经，勤于著述。在他平凡身后，留下不平凡的巨大的精神财富——他主编或参编的主要著作有：《伤寒论讲义》《黄帝内经白话解》《灵枢经语释》《针灸甲乙经校释》《黄帝内经素问校释》《六因条辨》《内经素问吴注》《伤寒温疫条辨》《针灸医籍选》《针灸甲乙经校注》《中医文献学》《中医文献学概论》《目录学》《版本学》。

先生对事业执着追求的精神、渊博的学识，"中庸"、"平和"的治学风格，兼容并蓄的学术特点，虚怀若谷的处世风范，得到了全校师生的尊敬。党和国家也对先生的工作给予了高度的评价。1978年，先生领导的中医文献研究组荣获全国医药卫生科学大会"医药卫生先进集体奖"；1985年，《内经素问吴注》获山东省教育厅三等奖；1987年《伤寒温疫条辨》获山东省教育厅三等奖；1989年《针灸甲乙经校释》《黄帝内经素问校释》分别获得国家中医药管理局中医药科技进步二、三等奖；1989年，先生被国家教委、人事部、中国教育工会全国委员会评为全国教育系统劳动模范，并授予"人民教师奖章"；1991年4月被山东省委组织部、宣传部、山东省高校工委、省教委等授予"山东省高等学校优秀思想政治工作者"称号；1991年9月，被山东省教委、省科委、省计委、省人事局等授予"山东省高等学校先进科技工作者"称号；1992年10月，先生成为我校首批享受国务院政府特殊津贴的学者；1993年6月，先生被评为山东省高校优秀共产党员，同年11月，获得中华国际医学交流基金会"林宗扬医学教育奖"；也是在本年度，先生被评为全国优秀教师，并荣获"全国优秀教师奖章"；1994年被评为全省卫生系统先进工作者。

先生是我党的优秀党员，优秀高级知识分子。他忠诚党的教育事业，几十年如一日，勤勤恳恳，兢兢业业，鞠躬尽瘁，死而后已；他教书育人，为人师表，为中医药事业培养了一大批人才；他严以律己，宽以待人，团结同志，谦虚谨慎，有很高的群众威信；他有高度的事业心、责任感，教学工作循循善诱，一丝不苟，取得了一大批研究成果；他廉洁自律，生活俭朴，从不计较个人得失，始终保持着优良的生活作风。先生的一生，是为党的中医事业勤勉奋斗的一生，无私奉献的一生。先生的精神和学术思想，将成为我们的一笔巨大财富。

治学思想

　　徐国仟教授幼读私塾，深受儒家思想的影响。做人宁静淡泊，治学格物致知，处处散发着儒学气息。特别是在治学方面，主张探究深层医理；穷尽两极，然后归于中和；于无字句处悟至理，于至博大中察纤毫。体现了一种海纳百川、博大中庸的治学思想。

一、医通易理　格物致知

　　《大学》："致知在格物，格物而后知至。"儒学认为天下万物均有一理，穷究事物之理方能达到至知，即真正认识其自然规律。先生将儒学这一思想运用到对医理的探究上。他认为天人合一，分则物皆有其理，如五脏有五脏之理、气血有气血之理；合则为一，即服从于天地之理。于是，他从更深的层次上探究医学中最细之理。如他对六经病"欲解时"这一细微问题的探究，《伤寒论》中明确指出疾病欲解时的特定时间和疾病痊愈的时间节律："太阳病欲解时，从巳至未上"；"病有发热恶寒者，发于阳也；无热恶寒者，发于阴也。发于阳，七日愈，发于阴，六日愈。以阳数七，阴数六故也"；"风家表解不了了者，十二日愈"等。这种问题一般学者并不深究，而先生却将其置于天地自然规律和纵深五千年文化底蕴的大背景中去探讨，穷究其理而达至知。先生认为仲景这一思想源于《周易》，而又在《内经》的基础上发展起来。《伤寒例》中说："是故冬至之后一阳爻升，一阴爻降也；夏至之后一阳气下，一阴气上也。斯则冬夏二至阴阳合也，春秋二分阴阳离也。阴阳交易，人变病焉。"成无己注解曰："冬至后，一阳爻升，一阴爻降，于卦为复，言阳气得复也。四月六爻皆阳，乾卦为用，阳极阴来，阴生于午。夏至之后，一阳气下，一阴气上，于卦为垢，言阴则遇阳也。"仲景应用了《周易》八卦六爻理论，说明天人合一阴阳交易状况及人体的病理变化。"阳数七、阴数六"也是以伏羲河图水火生成数为据，河图载："天一生水，地六成之"；"地二生火，天七成之"。阴水在数为六，阳火在数为七，六为阴数，七为阳数，故病阴证当在阴数之期愈，故曰"六日愈"；病阳证当在阳数之期愈，故曰"七日愈"。同气相求，同气相加也。那么，为何有六的规律？《周易·系辞》曰："仰以观于天文，俯以察于地理，故知幽明之故。"古人是用"仰观俯察"的方法来寻求自然界本源，从而得出"一阴一阳之谓道"的自然法则。然后又由阴阳相推相荡，产生了四季气候的节律变化。在太极图中，外圆上下左右四点分别代表天阳（气）——春、夏、秋、冬四季变化的轨迹，而其内的"S"曲线则为天地中和之后地阴（气）变化的规律。这一点在《内经》中也有描述。《素问·脉要精微论》曰："是故冬至四十五日，阳气微上，阴气微下。"即冬至后四十五日为阴之极，夏至后四十五日为阳之极。一天之中亦是如此，午后晡时最热，子时之后最凉。天地相合，所表现出的节律是"六"而不是"四"。人在天地之中，所观察到的节律是日中、日落、子夜、日出四节，而所体察到的则是太阳、阳明、少阳、太阴、少阴、厥阴六节，即"六"是自然界的节律周期。人与天地相合，人的自然周期也应当是"六"。《周易》始终把"六"作为一个周期循环，在复卦中有"七日来复"思想，在蛊卦中亦说："先甲三日，后甲三日。"也是七日来复之意，即从天干的甲向前三天数至辛，向后三天数到丁，共六天，从辛到丁是从始到终，从丁到辛是从终到始，第七日则来复下一循环。《象传》曰："终则有始，天行也。"天行即天道，即自然规律。明代医学大家张景岳说："天行之道，以六为节"，人和自然息息相关，天人合一，"医易同源，同此变化也"，在人也显示这种节律。一天之中，巳至未时，在天太阳气盛，同气相感，在人亦太阳气旺。机体内正气得太阳经气之助外出以抗邪，太阳之病欲解于此时。阳明日晡，自然阳明之气最旺，人体阳明经气亦旺，正气得阳明经气之助，正邪交争，阳明病欲解于此；若病本稍弱，不能欲解，亦交争剧烈，而见阳明日晡发热。古人又把六节推衍为六日。认为六日即为一个自然周期，那么，日传一经，"伤寒一日，太阳受之"，"伤寒二、三日，阳明、少阳病不见者为不传也"。六日经尽，病当痊愈；若病体稍弱，不能完全祛邪，则再一周期，十二日愈，故"风家表解不了了者，十二日愈"。六经欲解时和传经之理洞然明了。同时，徐先生也深知其历史的局限性，肯定一天之中、一年之内有六节之律，而认为将易之纯数归于算术之数，将六节衍为六日，推算传经日期与病愈日期则有失偏颇。窥一斑而知全豹，举一例便明其学。

二、穷尽两极　归于中和

徐先生治学中庸平和，不偏不倚。《论语》曰："中庸之为德也，其至矣乎。"中庸是儒学的最高道德标准，是自然界的最高法度。这种法度是在穷尽两极、敛博返约而后所达到的一种中和状态，是一种由必然王国达到自由王国的最高境界。如寒温之争问题。或以为伤寒包括温病，或以为温病独立于伤寒之外，或以为用伤寒之法可通治温病，或以为用六经辨证可涵盖卫气营血等。众说纷纭，莫衷一是。徐先生在考察上下二千年的中医学发展脉络，纵横研究大量伤寒、温病论著之后指出：讨论伤寒、温病之争，应当首先看到二者产生的不同历史时代，要把伤寒和温病置于整个历史发展的过程中去研究它，才可能得出中肯的结论。早在《黄帝内经》中就有"今夫热病者皆伤寒之类也"的论述，《素问·热论》又用六经分证论述热病。《伤寒论》是在此基础之上有所发挥，创立了六经辨证体系。《伤寒论》是张仲景的临床写实，既有成功的经验，也有失败的教训，是对当时某些热病证治的体会，并初步构建了六经辨证理论，创立新方，形成了一部理、法、方、药完备的辨证施治专书。今天看来，其不足之处在于其证治用药偏于温而略于寒。这种不足是限于条件、囿于历史，还是因为病种不同，应当细心考察。时隔八百余年，宋代的庞安时、许叔微、郭雍提出，用桂枝麻黄多有发黄、发狂之变，当随证加大青、知母等凉药，认为仲景伤寒亡佚治温内容，于是，收亡补遗，以完备仲景原书。金元时期，疫病盛行，刘完素独创新方，大胆开拓，以其独有的方式理解仲景伤寒，认为仲景"伤寒六经，自浅至深皆是热证，非为阴寒之病"，前贤医家理解有误，歪曲了仲景本意。完素将其独创热病理论及新方塞入仲景伤寒而认为这便是仲景原旨。一般认为伤寒主寒，而完素认为伤寒主热。寒热水火，不容混淆，于是，王履《医经溯洄集》"张仲景伤寒立法考"论仲景伤寒立法之源，设"伤寒温病热病说"，辨伤寒、温病、热病。从此，伤寒、温病，分为两途，渐趋明晰。至清，叶天士卫、气、营、血辨证体系建立，才确立了温病学的理论框架和用药法则，这一些又都是在研究伤寒证治的基础上慢慢发展起来的。温病学是仲景伤寒的一大发展。徐先生以历史唯物主义和辩证唯物主义的观点认识寒温之争，平正公允，不偏不倚。又如伤寒学派的错简重订与维护旧论之争问题。方有执认为仲景《伤寒论》一乱于王叔和，再乱于成无己，早失仲景之旧。因此，必须"心仲景之心，志仲景之志，以求合于仲景之道"，对《伤寒论》大加删订。"移整若干条，考订若干字，曰'伤寒论,者，仲景之遗书也；曰'条辨'者，正叔和故方位也"，这样，便恢复了仲景原貌。之后，喻嘉言、周扬俊、吴仪洛等群起效之，成为错简重订一派。而张遂臣、张志聪、陈念祖等认为仲景之书，条理贯通，井然有序，"理明义尽，至当不移"，条文贯串，如"神龙出没，首尾相应，鳞甲森然，兹刻不敢增减一字，移换一节"。言辞凿凿，是为仲景原貌。徐先生在全面考察两极之后，认为二者均非探讨仲景伤寒之原貌，而是在研究仲景《伤寒论》的辨证施治规律。前者以"三纲鼎立"学说重构《伤寒论》辨证框架，更简明易懂；后者深悟仲景原有辨证思路，愈感医理精深。虽均认为是仲景之旧，实是深层问题的一种浅表外幌。《伤寒论》原貌应当于其传本的历史沿革过程中去探讨：东汉末年，仲景《伤寒杂病论》出，由于战乱，很快散失。约40年后，晋代太医令王叔和收集整理，且将《伤寒论》原文收入其《脉经》一书中。叔和整理《伤寒论》前的原貌已不得知，但《脉经》中的《伤寒论》

内容，应是最为接近仲景原貌的一种传本。又经唐代孙思邈及许多无名医家的整理传抄，至宋林亿校定刊行，才得以定型规范，是为今天所见的《伤寒论》。方有执、张遂臣等人所见均为林亿校定本。徐先生将宋前《伤寒论》诸传本进行比较，进而得出：《伤寒杂病论》传本有《伤寒论》《金匮玉函经》《金匮要略》三大传本系统；条文编次、文字润色等经过了自晋至唐数百年的漫长过程；原文中明显夹有宋前人的校语；最贴近仲景旧貌者当属《脉经》本《伤寒论》内容。将历史上讼争百余年的问题一语道破。再如卢复辑《神农本草经》问题，日本学者森立之在辑《神农本草经》序中云："明卢不远（复）有见于斯，摘录为编，以收录《医种子》中。然不远无学识，徒采之李氏《纲目》，纰缪百出，何有于古本乎？"徐先生不同意此种观点，于是，用卢复辑本，逐字逐句与《证类本草》和《本草纲目》进行核对，发现目录次序同于《纲目》而内容则辑于《证类本草》。于是指出，森立之氏说法有偏。

三、无字句处　悟出至理

在指导研究生时，徐先生最常说的一句话是"要于无字处读书"。于无字处读出医理是先生治学的一大特点。如对原文"服桂枝汤，或下之，仍头项强痛，翕翕发热，无汗，心下满，微痛，小便不利，桂枝去桂加茯苓白术汤"一条的理解，先生认为不可死于句下，当跳出原文理解。首先，为何服"服桂枝汤或下之"？一是有桂枝汤证，尽管桂枝汤证不十分典型，但从仍"翕翕发热"可以看出，治疗之前当有桂枝汤"啬啬恶寒，淅淅恶风"和"翕翕发热"的营卫不和证，故用桂枝汤以发汗解肌。服桂枝汤后，微恶风寒的表证已解，但"仍"有后症。又因有"心下满，微痛"之实证，故以为可下，曰"或下之"，但下不对证，下后病证亦仍在。服桂枝汤或下之后，仍见"头项强痛，翕翕发热，无汗，心下满，微痛，小便不利。"此为表解而里未和。"心下满，微痛，小便不利"是辨证关键，当为气化不利，水邪内停所致。水邪郁阻太阳经脉之气，可见太阳经气不利的"头项强痛，翕翕发热"症。治当健脾利水，方用桂枝汤去发汗解肌之桂枝，加健脾利水的白术、茯苓。那么，为何不去阴滞酸敛的芍药而去温阳化气行水的桂枝？八百余年，历代医家对此讼争不已。或以为"去桂当是去芍药"之误；或以为外有表证，内有水饮，当用桂枝汤以解表，再加白术、茯苓健脾利水，"去桂"二字有误；或以为方证无误，利水之中寓于解表，但为何不去阴滞酸敛的芍药避而不论。徐先生认为，此证应当放在动态时间轴上去认识。外有表证，内有水饮，服桂枝汤后，微恶风寒之表证已解，尚"仍头项强痛，翕翕发热，无汗，心下满，微痛，小便不利"，仲景以为内实之证，或用下法，但病证仍在，知非内实，因其小便不利，重新调整思路，辨为水饮内停，治当健脾利水。因无表证，又无伤阳，故去桂枝，不争之实。留用芍药，也应当放于历史过程中去审视。东汉时期，芍药不分赤、白，仲景上承《神农本草经》取芍药祛"邪气腹痛，除血痹，破坚积，寒热疝瘕，止痛，利小便，益气"之功，以治"小便不利，心下满，微痛"。千古疑团涣然冰释。又如对四逆散的理解。原文"少阴病，四逆，其人或咳，或悸，或小便不利，或腹中痛，或泄利下重者，四逆散主之"。根据原文，四逆散主症只有四逆一症，又少阴病四逆，当用四逆汤，为何用四逆散？此症不能局限于"少阴之为病，脉微细，但欲寐也"理解，应当以方测症。四逆散方用柴胡、枳实、芍药、甘草四药。柴胡、枳实功能解郁开结，疏达阳气；芍药、甘草和血利阴，配柴、枳调阳。此方重在解郁开结，畅阳和阴，用治阳气郁遏不能达于四肢的手足逆冷症。因此，此四逆非四逆汤证之四肢厥逆、下利身踡，而是因阳郁不伸所致的手足逆冷。

四、至博大中　细察纤毫

徐先生读书治学，主张于至大至博之中，细察医理，由博返约，洞见真谛。他认为无至博则不可达至精至约，无至大则不可求至细至微。因此，他在治学过程中，每每于至博至大之中，寻求至精至细之理。如他对林亿校勘《伤寒论》底本问题的认识。林亿未提到其校定《伤寒论》所用底本，仅在校定《伤寒论》自序中云："开宝中，节度使高继冲曾编录进上。"那么，是否高继冲进献本便是林亿校定《伤寒论》所用底本？于是，徐先生遍查宋代文献，如《新五代史》的《南平世家》《宋史》中的《荆南高氏》、宋人王称著的《东都事略》等，考察高继冲身世。又查《宋史》考察继冲进献物品。认为《宋史》记载宋太祖赵匡胤灭荆南国高继冲后，封继冲为荆南节度使，继冲为求自保，进而进献金银珠宝，以至于"宝装弓剑，绣旗帜"，虽没有记载进献《伤寒论》，但可能为投宋太宗赵光义所好，将医书献于赵光义。太宗赵光义登基为太平兴国元年（976）。太宗在登基前就喜方书，宋王应麟《玉海》卷63说："太宗留意医术，自潜邸得妙方千余首，太平兴国三年，诏医官院献经验方，合万余首。"太宗在《太平圣惠方》序中亦云："朕昔自潜邸，求集名方、异术、玄针，皆得其要，兼收得妙方千余首，无非亲验，并有准绳，贵在救民，祛除疾苦。"可见，太宗在做皇帝前就喜收集方书。又在太平兴国三年（978），"诏医官院献经验方"。从时间上看，继冲献书为开宝四、五年间（970年左右），距太宗下诏收集仅7~8年，故而，继冲进献的《伤寒论》可能为太宗所收，被收进《太平圣惠方》中。又从传本内容进行考察，认为《太平圣惠方》本正如林亿序中所云"其文理舛错，未尝考证"，许多医理错误的校文均可在《太平圣惠方》中找到，证明了继冲进献本为参校本，非为底本。底本是那个？先生遍查藏书目录，经仔细考察，认为林亿校定时所用底本可能为《新唐书·艺文志》又增录的《伤寒杂病论》10卷本。此本一直藏于皇家书府，至宋仁宗景祐初元（1034），欧阳修等人为撰写《新唐书》"悉发秘府之藏"，才发现《伤寒杂病论》10卷本。又与唐敦煌卷子本相对比，认为此本唐时有流传。可见，在考察林亿校定《伤寒论》使用底本问题上，徐先生博览群书，从多个层面进行证实。又如考察"大便坚"、"大便硬"的"坚"、"硬"二字。徐先生将赵开美复宋本《伤寒论》与《脉经》本、《千金翼方》本、《太平圣惠方》本、《金匮玉函经》本、敦煌卷子本进行比较，发现《脉经》本、《千金翼方》本、《太平圣惠方》本、《金匮玉函经》本、敦煌卷子S.202本均为"硬"字，而赵开美复宋本《伤寒论》和敦煌卷子P.3287本均为"坚"字。改"坚"为"硬"，是因避隋文帝杨坚之讳，于是，徐先生又对隋朝历史进行了研究。隋朝统一后，十分重视收集图书，并且"献书一卷，赏缣一匹，校写既定，本即归主"（《隋书·牛弘传》）。因此，认为避隋文帝杨坚之讳的宋本在隋朝校写或誊抄过。查《隋书·经籍志》，载有仲景书目为"梁有《张仲景辨伤寒》十卷，亡。《张仲景方》十五卷。《张仲景疗妇人方》二卷。"可见，隋时可能校写过《张仲景方》，经唐朝传抄为《伤寒杂病论》10卷，而至宋林亿校定定型。

　　总之，徐先生的治学思想深受儒学影响，于博大之中求精细，于两极之中求中和，做到实事求是，不偏不倚，公平允正。其著作、文章看似平淡，却字字中的，句句切实，真正揭示出问题的本质，特别是在其一生研究的《伤寒论》、伤寒学术史以及中医文献学方面更能体现出这一点。

临证精华

山东中医药大学
九大名医经验录系列

徐国仟

徐先生自 20 世纪 40 年代末独立行医，到 50 年代中后期执教于中医学院前，在烟台已是很有名气的医生，临证颇多。以先生的科班功底和严谨治学精神，疗效甚佳。但先生从不专于收集自己的医案，又因屡有迁移，所收也大多散佚无存。五六十年代，正值"开门办学"，收集学术经验的工作，更无从谈起。20 世纪 70 年代末期至晚年，徐先生将全部精力和心血投入中医文献的研究和中医文献学科的建设，临证时间更少，但仍时有慕名登门求医者。今仅据 80 年代以来我们学生从师期间的见闻与记录，对徐先生部分学术观点及临证医案整理如下。虽不免管窥之感，但亦可领略先生的临证风采。

风、痨、臌、膈是中医四大难症。徐先生对四症的认识均有独到之处。

鼓　　胀

徐先生认为，鼓胀多由肝病或血吸虫病等引起，并与长期饮酒、营养不良和精神因素有关。这些原因均能损伤肝脾，而致疏泄、运化功能失常。

肝气郁则血行瘀滞，壅阻肝脉；脾失健运则气滞湿阻，水湿内蕴或湿蕴化热，湿热壅积中焦，气血水三者相搏结，渐成鼓胀。

治疗重在调理肝脾，逍遥散是最常用的方剂。气滞重者加郁金、枳壳、香橼；有血瘀现象者加红花、山楂、泽兰、坤草；肝脾肿大者最善应用柴胡与牡蛎配伍，以达解郁、软坚之功。

腹水严重者，切不可孟浪从事，要标本兼顾，健脾温肾利水择时而用，甘遂、芫花等攻逐之品用之宜慎。

对于脾虚肝旺症见腹有积聚、腹胀、少量腹水、足肿者，用朱丹溪小温中丸甚效。小温中丸：半夏、陈皮、茯苓、甘草、白术、香附、神曲、苦参、黄连。

案1　一中年男性，肝腹水患者。病史3年，经常疲乏无力，饭后腹部胀满，足踝部轻微浮肿，舌淡，苔白腻，脉弦细，辨证属脾虚肝旺，予小温中丸加味。

［处方］

半夏 10g	陈皮 10g	神曲 10g	茯苓 15g
白术 10g	香附 10g	黄连 5g	苦参 10g
车前子（包）30g	生甘草 5g	大腹皮 10g	草豆蔻 5g

上方服5剂后，胀满好转，浮肿基本消失，嘱继服3剂，饮食增加，仍乏力。守方用药月余，该患者终告痊愈。

案2　某女，工人，50岁，肝硬化腹水5年，肝脾肿大，面黑，舌淡，脉细，辨证为肝脾不调，瘀血阻络。

［处方］

柴胡 10g	当归 10g	白芍 10g	白术 10g
茯苓 10g	炙鳖甲 5g	三棱 5g	地鳖虫 5g
泽兰 30g	黄精 10g	丹参 15g	鸡内金（研冲）3g

服药30余剂，脾缩至正常，质较前柔软，一般情况较好，恢复工作。上药6剂料，配成9g重蜜丸，每日2次，每次1丸。

上述治法，总的原则不离健脾抑肝疏肝。至于血瘀的形成，徐先生认为除气滞、热迫之外，还有一个重要原因是气虚。气虚推动无力，气血运行迟滞则血瘀。鼓胀早期乏力为主，肋下癥块尚柔软，脾气虚是矛盾的主要方面，只有补气健脾促使脾功能恢复，肿大的包块才会随病情好转而恢复正常。此时不宜过早使用活血祛瘀药物。这是张仲景"见肝之病，知肝传脾，当先实脾"宝贵理论的具体运用。

中　风

徐先生治疗中风，既用《伤寒论》方，也采用时方，随实际情况的需要，还时用自拟方，毫无偏见。徐先生常引用宋代伤寒大家许叔微的话：师仲景心，用仲景法，则未尝泥仲景之方。

中风失语是常见症，徐先生应用神仙解语丹颇多应手。从师期间曾遇一女性患者，62岁。既往血压偏高，活动时突发中风不语，四肢活动好，CT示基底节区小灶梗死，在家曾用脉络宁、胞二磷胆碱5天，效果不明显。查病人舌淡胖，苔白腻略厚，脉弦滑。徐先生听完病家报告，信手疏方，并嘱病人试试看。

［处方］

白附子 12g	石菖蒲 12g	远志 6g	羌活 9g
南星 9g	天麻 9g	木香 6g	全蝎 3g
郁金 9g	姜汁数滴为引		

用药5剂，病情明显改善。又连用10剂，停用输液，语言竟自然如初。徐先生说，神仙解语丹虽为清代时方，但对痰阻心窍，神志郁塞，心胸闭滞的失语，可以起到开窍通郁的作用。

中风偏瘫日久，不少病人伴发偏瘫肢体浮肿，医者颇感头痛。徐先生认为这与血瘀阻络有关，《金匮要略》所说的经水前断后病水的血分病不单指妇女病，对中风偏瘫同样有指导作用。因先偏瘫日久而瘀成，后水道不通而浮肿，故可选用当归芍药散，通络利水，这是徐先生对经方的灵活发挥。我们在临床上多次应用该方合补阳还五汤治疗偏瘫肢体浮肿，长远疗效非常满意。

消渴病合并中风也是临床难症之一。徐先生认为病仍属本虚标实，以气阴两虚为本，经脉瘀阻为标。因消渴日久，耗气伤阴，气虚则血行无力，阴虚则热灼津血。气阴两虚使血行涩滞不畅，继而脉络瘀阻。消渴病中风一般发生在消渴病中晚期，此时病情较为复杂，辨证应把握病机，不执死方以治活病。徐先生常从气阴两虚、气虚血瘀论治，采用自拟方益气养阴，活血通脉，常用药如黄芪、苍术、玄参、生地、牛膝、地龙、当归、红花、丹参，标本同治，相辅相成。

肺痨

有关肺痨，徐先生谈论较少。从师学习已是 20 世纪 90 年代，肺痨一病已少有人谈起。但徐先生关于白及和泻心汤治疗肺痨咳嗽的医论却记忆犹新。

白及，又名白根，南宋洪迈《夷坚志》中首载：台州监狱收一死囚，懂得医道。有一狱吏怜悯他，对他照料得很好，死囚很受感动。一天他对狱吏说："我有一秘方，治疗呕血、咯血，其效如神。方用白及为末，米汤送服。"狱吏牢记在心，并告之其友洪贯之。后洪贯之赴任外地，见一侍卒咯血不止，生命垂危，即用此方。果然止住了咯血，挽救了侍卒性命。徐先生中青年时代也值肺痨高发期，常用此药治疗肺结核出血，效果很好。

泻心汤：是指大黄黄连泻心汤。该方研末以沸水冲泡，10 分钟后取上清液，少量频服，治疗热伤肺络的咯血效如桴鼓。

以上两则，学生曾于临证中试用泻心汤救治咯血，效果快速而好。益信徐先生临床经验丰富。

噎膈

徐先生认为，噎膈之"膈"除格拒不入，饮食难下之外，尚有"关格"之义。既指症状，也含病程。噎膈后期，饮食不下或食入即吐，并有二便不通，故言有"关格"义。该病原因主要与精神因素有关，"夫百病皆生于气"，噎膈尤为突出。病理因素包括气、痰、瘀，所以治疗习以严用和《济生方》提出的"调顺阴阳，化痰下气"为原则，用平常药物调治。如徐先生曾治一中年妇女，胸胁撑胀、嗳气、呕吐痰涎，舌苔白腻，脉弦，食道钡餐为中段食管癌。给予温胆汤加味：姜半夏 10g、胆星 10g、茯苓 10g、炒枳壳 10g、竹茹 10g、川朴 10g、八月扎 20g、郁金 10g、沉香末 3g。连用半月自觉症状完全消除。徐先生认为八月扎一药理气止痛，性温平和，最适于肿瘤病人。

更年期综合征

更年期综合征，表现为心烦意乱，心慌气短，寒热不调，乏力纳少，失眠健忘，有时莫可言状，症状多而复杂。徐先生认为该病万变不离其宗，根本是肝的疏泄功能失常，致使肝不藏血、含魂和谋虑，因此临证以逍遥散为基本方，配以通络、解郁之品。逍遥散方中一味柴胡力量太轻，香附、木香、青陈皮、枳壳可酌情加入；养血活血在当归、白芍的基础上加桃仁、红花，川芎因性温走窜不宜用之。健脾以参芪易苓术。其中柴胡一味，性升尤为重要，又为肝之引经药，治更年期综合征不可缺如。曾治一中年妇女更年期综合征，失眠心烦，纳少乏力，服谷维素、心得安等药半年。徐先生处方如下：柴胡 10g、当归 6g、白芍 6g、红花 10g、郁金 10g、党参 15g、麦冬 10g、枳壳 20g、青陈皮各 10g、玫瑰花 10g、炒麦芽 15g、薄荷 5g、木香 6g、炙甘草 5g。用药 5 剂，心烦减轻，复诊上方加炒枣仁 30g、香橼 15g、佛手 10g，连服半月，诸症均除。

徐先生常说，中医药是中华民族的瑰宝。在西学东渐之前，中国乃至日本、朝鲜等亚洲国家，人民防病治病完全依赖中医药，许多名方都是千锤百炼总结出来的。应该努力掌握，"古为今用"。要提高发扬中医药学术，首先是要继承好。历代取得卓越成就的中医大家，都是善于总结历史经验教训的人。而如今有人认为中医不"科学"，这是不正确的。中医不等于落后。青蒿素的发现不是受到了《肘后方》青蒿治疟的启示吗？少腹逐瘀汤治疗习惯性流产，金铃泻肝汤（川楝子 15g，生乳没各 10g，三棱、莪术各 6g，甘草 3g）治疗胁下焮痛，羚羊角粉治疗脑炎后下肢痉挛有独特疗效，这是现代医学也难以比拟的。

麻黄附子细辛汤治浮肿

张某，男，60岁。双下肢浮肿，按之凹陷半年，曾在西医院查内分泌无异常，用利尿剂获暂效，舌淡，脉沉。处方：炙麻黄 6g、川附子 9g、细辛 3g、炒白术 9g、茯苓 9g、防己 9g、槟榔 5g。服 6 剂痊愈，半年未犯。徐先生认为本例浮肿按之凹陷系寒湿太盛，肾气不足，无阳运化之故。脉沉为病在里。用该方温经扶阳，散寒逐湿，加苓术健脾除湿，防己、槟榔消散湿肿。全方暖经祛冷，交通阴阳，下焦浮肿自愈。所谓"熟读胸中有本，经方着手成春"。

小青龙汤治抽搐

患者刘某，17 岁。四肢抽动阵作 5 年，从月余一抽，延至 5 年后隔日一抽，抽时手足微温，唇舌色淡，脉紧。徐先生认为证属脾不制水，寒气内闭，予小青龙汤加味：麻黄 5g、桂枝 5g、白芍 9g、干姜 9g、细辛 3g、半夏 9g、五味子 9g、炙甘草 5g、白术 9g、附子 5g。上药连用 20 余剂后抽搐未发，终用济生肾气丸与参苓白术丸收功。

中医文献研究

山东中医药大学
九大名医经验录系列
徐国仟

中医古籍注释的范围和方法

一、中医古籍为什么要注释

我国医药文献起源悠久，据考证从有文字开始即有医药内容的记载（如甲骨文中即有数十种关于疾病的文字）。在数千年历史过程中，历代医家撰写了大量的医药文献，据不完全统计，我国现存医药文献约在万种以上。在这浩如烟海的医药文献中，蕴藏着极为丰富而宝贵的理论知识和实践经验，有待我们去继承和发扬。但是，作为记录知识的文字，随着书写工具的改进，社会生活和语言的变化而变化，致使许多字词的古音古义后来大多消失了，或产生了新义，从而出现字词的古今异形、异读、异义，如不理解古义而用今义去解古义，就会造成理解上的错误。这就使阅读和研究前人的文献典籍遇到语言文字上的障碍。为了使前人遗留的宝贵医药文献能更好地为四化服务，就需要进行整理研究，除通过校勘纠其错讹脱衍，使之恢复本来面目外，还应对古籍中的冷僻费解字词，文理与医理上的难点疑点予以注释，扫除语言文字障碍，阐明其医理，使之通俗易懂，能为更多的人所掌握。

二、注释中医古籍的范围与方法

中医古籍的注释，主要是对医籍中出现的冷僻费解或具有特定含义的字词，以及名词术语等，用通俗的语言进行解释，使之易读易懂，为读者提供方便。其范围应包括注字音、释通假、正字形、解词义、详出处及分析句读等几个方面。

（一）注字音

对僻字、难字、异读字注明字音。例如"皏"字，仅见于医籍而字书均无；"瘑"（读顽）字为冷僻少见之字；《素问·举痛论》"寒气客于背俞之脉则脉泣"之"泣"字，音义同"涩"，不读"弃"；《伤寒论》"项背强几几"之"几"读"殊"不读"机"等，均属异读字，遇到这类字，都要予以注音。

（二）释通假

即注明字的通假。假借在汉字中极为普遍，辨清哪是借字，哪是本字，对正确理解古代文献极其重要。王念孙云："学者以音求义，破其假借之字，而读以本字，则涣然冰释。"即指此而言。

假借有两种情况，一是本无其字的假借，即《说文解字·叙》所谓"本无其字，依声托事"。此系造字假借，即造字时未造其专用的字，而是借已有的音同或音近的字来标记，例如"难易"，其本义"难"是鸟名，"易"是蜥蜴。连词的"而"字，借本义为胡须的"而"字来代替。《伤寒论》之"此亡血"之"亡"，与"无"通等。此类字借用既久，被人们习用并予承认而沿用下来。另一种通假字，是弃常用正字不用，临时借用同音或音近的字，这些借用字，字义与正字毫无关联，相当于今天写别字，这种情况如不弄清本字，就会对阅读古籍造成困难或错误理解。如《寒温条辨》全书"辨"多作"辩"，二字古即互为借用，但"辩"是"巧言"，"辨"是"判别"，此书主旨是对伤寒与温病在病因证治上进行区别，故均应正作"辨"。又如"矢"字，本义是"箭"，由于与"屎"同音，古人常用为屎字，如《伤寒论》之"转矢气"。其他如《庄子》"宋人有善为不龟手之药者"，即借"龟"为"皲"；《素问·生气通天论》"高粱之变"即借"高粱"为"膏粱"。遇到此类字词，应弄清其本字，始可释通词义。

（三）解词义

指对费解、有歧义或僻义的字词及专用名词予以训释。解释词义，一般应从字的形、音、义三方面及三者结合的辩证关系来进行分析，而诠词义，则又应以所整理医籍的同时代或较前的训诂专书的训释为主，决不应以后世的训释去释前代的字词。

1. 形训

即以字形分析来解释字义，因为古代汉字一部分是根据字义来绘形的，所以多是字形与字义有关联，故可通过分析文字形体来解释字义。汉字始于象形，如"吕"象脊柱骨，即现在的"膂"字。后又出现许多广义的象形字，即所谓指事、会意字，以及形与声结合的形声字。指事字仍属象形，即许慎所云"视而可识，察而见义"，如"上、下"。会意字即许慎所云"比类合谊，以见指㧑"，如"日"与"月"合而为"明"。以上三者，我们可以通过其形体而了解其音义，即"以形索义"的方法。至于形声字，则半主义半主声，如"江"、"河"。还有转注字，即本义加以引伸。假借字，即同音义近之字通假。

2. 声训

即用音同义近的字来解释，这是因为语言中有音同义通关系的词，是用同一音素来表示同一意念的，如"原，元也"，故医籍中"元气"亦作"原气"，因而可用音同或音近之字为训。声训可解决医籍中同音假借问题，而找出确切的本字本义，如《素问·逆调论》中"人身非常温也"句之"常"字，为"裳"之通假，本字作"裳"，始与下文"人身非衣寒也"对偶，这是"以声索义"的方法。

3. 义训

即以今释古（推求本义，阐述引伸义），以通释僻，以易释难，是应用最广的训释方式。常用的方法是以字释字，即用同义或义近的字词相互解释，如《素问·通评虚实论》"春亟治经络"句中之"亟"字，王冰注："亟，犹急也。"由于文字的产生，是先声后义最后成形，正如黄侃所云："凡声之起，非以表情感，即以写物音，由是而义傅焉。声义具而造形以表之，然后文字萌生。"故在字词训释时，应注意三者结合的辩证关系。还由于字有异形，词有数义，应着重确定本义，用本义统帅其引伸义。另外，在诠释字词时，一定要做到训释有据有理，最忌望文生义，曲解原意。释句时又须兼释句中词字时，一般应先释句后释词字，如《素问·王冰序》"式为龟镜"，借鉴为医学的范本。龟镜，借鉴之意。式，范式。龟，古人以龟甲卜吉凶。镜，用以照人。亦可先释字词后释句。

（四）正字形

即注明异体字、古今字、避讳字等。汉字字形的演变，自殷周以来，有甲骨文、金文、篆文、隶书、楷书，形式各不相同。魏晋以后楷书通行，字形逐渐整齐划一，但仍有变化，这就产生了古今字、异体字与俗写体等。注释医籍时，遇到此类情况，均需加以注明，或正作通用字，或据书中最多用的字体予以律齐。

古今字，指同一字古代与后世写法不同，如"埜"与"野"、"馭"与"驱"、"蛕"与"扰""蛔"等。异体字，也称"重文"、"或体"，指一字多种写法，如"體"与"軆"、"廼"与"乃"，"疎"与"疏"、"筋"与"箸"等。

避讳字，古时子孙不愿人们称其死去的祖先名字，故采用避讳的方式。但在古书中避讳，多是对皇帝之名字而言。其方式往往是用改字（用同音字代替）、空字或缺笔的办法避之。①改字例。如隋代因避隋文帝讳，将《伤寒论》之"坚"字改为"鞕"（或改作"牢"，《病源》改作"鞕"），唐代因避唐高祖讳，将"太渊"改作"太泉"等均是。②空字例。即遇到应避讳之字，空其字而不书，或作空围，或注曰上讳。③缺笔例。即将应避讳之字，不写最后一笔，此始于唐代，如唐代因避唐太宗讳，世民二字均缺末笔（或改写为"云"、"氏"）；明代因避明熹宗讳，"由"写作"甶"，清代因避康熙、雍正、道光讳，将"玄"作"玄"（或作"元"），

"胤"作"肙"（或作"允"），"宁"作"寍"（或作"寗"）等。遇到避讳字，应注明本字本义。同时，掌握避讳学知识，还有助于对版本年代的鉴定。

（五）详出处

即对所整理的古籍中引用的成语与典故注明出处。古人著书喜用成语典故，以示风雅，其引用的成语典故，常与文义有关，故须先弄清成语典故的出处与含义，然后才能理解句子的文义。以《寒温条辨》为例，书中引用"赤文绿字"、"天苞地符"、"读礼在家"等典故，如不注明出处与含义，读起来就较困难。如"赤文绿字"语出《宋书·天文志》，指河图洛书；"读礼"语出《礼记·曲礼下》，意指居丧。古医家引文，常不甚严格，故常错引，再以《寒温条辨》为例，书中引文，不仅出处错引，且文字亦多出入，例如卷6引"诸痛为实，痛随利减"，云出《内经》，此语实见于《类经·诸卒痛》。又如卷6竹沥条引《衍义》云"胎前不损子……"一段文字，经核，非《本草衍义》文，语出《丹溪心法附余·本草衍义补遗》，类此情况，均需核实注明。

（六）分析句读

句读对阅读与理解古医籍非常重要，一句话读断得对不对，关系到能否正确理解著者原意，这是因为断句读是解释语义、说明语言的思想感情的关键。要想做到句读准确，就必须掌握文义、语法、音韵及医药等方面的知识，并应注意区分出文中的人名、书名、成语与典故。做到文理与医理皆通。句读前应首阅全篇，了解其意义，然后进一步分析本句与全文的关系；注意上下文的逻辑，正确理解词义；注意主谓语的关系，联系上下文义；通过注文帮助理解。

例《素问·评热病论》："岐伯曰以救俯仰巨阳引精者三日中年者五日不精者七日。"王冰次注本之句读作"岐伯曰：以救俯仰。巨阳引精者三日，中年者五日，不精者七日。"但近代有的学者认为应作"岐伯曰：以救俯仰。巨阳引，精者三日，中年者五日，不精者七日，两种句读，文义即有差异。又如《伤寒论》第48条"二阳并病，太阳初得病时发其汗……当汗不汗其人躁烦不知痛处乍在腹中乍在四肢其人短气但坐以汗出不彻故也"中之"短气但坐以汗出不彻故也"一句，有的在"但坐"后断句，有的在"短气"后断句，两种句读，文义便不同，前者"但坐"为症状，后者"但坐"作缘故解。总之，句读弄错，不但在字句与语法、文理与医理上讲不通，而且对著者的学术观点亦会歪曲。

三、注释常用术语

古人注书有一套常用术语，现在整理古医籍亦提出类似的要求，大体有以下几种写法：

（一）某，某也

或写作"某，某"、"某者，某也"。前为被解释词，后为解释词。当被解释词与解释词义同而互训，或词义之间有引伸义，或用相同声音来沟通词义时，常用此种写法。如《素问·生气通天论》"气血皆从"，王冰注："从，顺也。"又如《伤寒论·辨脉法》"趺阳脉迟而缓，胃气如经也"，成无己注："经，常也。"又如《素问·生气通天论》"高粱之变"，王冰注："高，膏也。粱，粱也。"

（二）某，犹某也

一般用于被训释词与训释词之间义隔相通（本来意义不同，后来辗转可通），音近义通，古今异语时，及用本字来解释假借字。"犹某也"，略接近于现代汉语的"等于说"或"相当于"。

如《素问·生气通天论》"日中而阳气隆"，王冰注："隆，犹高也。"又如《素问·通评虚实论》"春亟治经络"，王冰注："亟，犹急也。"又如《诗·葛履》"掺掺女手，可以缝裳"，《笺》："掺掺，犹纤纤。"

（三）某曰某

亦作"某谓之某"、"某为某"。此写法除用于一般释义外，还用来分辨同义词和近义词，略等于现代汉语的"叫做"。应用时，被解释词在后。如《素问·阴阳应象大论》"审其阴阳，以别柔刚"，王冰注："阴曰柔，阳曰刚。"又如《素问·六节脏象论》"九分为九野，九野为九脏"，王冰注：

"九野者，应九脏而为义也。《尔雅》曰：邑外为郊，郊外为甸，甸外为牧，牧外为林，林外为坰，坰外为野。"新校正云："按今《尔雅》云：邑外谓之郊，郊外谓之牧，牧外谓之野，野外谓之林，林外谓之坰。与王氏所引有异。"

（四）某，某貌

用以说明被解释词之性质和状态。应用时，被解释词放在前。略等于现代汉语的"的样子"。如《素问·诊要经终论》"令人洒洒时寒"，王冰注："洒洒，寒貌。"

（五）某，言某

此法有时用作串讲大意，有时总结一段话的意思。应用时，被解释词放在前。如《素问·脉要精微论》"帝曰：脉其四时动奈何？知病之所奈何？知病之所变奈何？知病之乍在内奈何？知病之乍在外奈何？请问此五者，可得闻乎？"王冰注："言欲顺四时及阴阳相应之状候也。"又如《素问·五脏生成论》"女子同法，得之疾使四肢汗出当风"，王冰注："女子同法，言其同候也。"

（六）字音注法

古书注音，如用直音法，即两个同音字，用其中一个字来标注另一个字，如用"役"注"疫"、用"肥"注"痱"。这种注音法，如果运用得好，比如用常见字去为冷僻字注音，效果很好。缺点是有时很难找到一个通俗常见的字去注音，不得不用另一个冷僻字去注音，读者仍然看不懂。《说文》用读若法，如"某，读若某"，与直音法相近。后来出现了反切法，即用两个汉字为一个汉字注音，前一个字取声母，后一个字取韵母或声调，把前字的声母和后字的韵母或声调拼合起来，就是被注字的音读。如"挛，力全切"；"痹，必至切"。现在注音多采用汉语拼音加直音汉字法，"如眇（miǎo 秒）"；或采用只注同音字，必要时标以四声。

中医文献概论

一、"文献"的来源与概念

"文献"二字联成词出现于古书上，最早见于《论语·八佾》："夏礼吾能言之，杞不足征也；殷礼吾能言之，宋不足征也；文献不足故也。足，则吾能征之矣。"《论语正义》云："文谓典策，献谓秉礼之贤士大夫。"故汉宋的学者，注释时均把"文"解为典籍；"献"解为贤人的言论。朱熹认为"文献"二字，应包括历代的文件和当时的贤者。至于以"文献"二字名其书的，则始于宋末元初史学家马端临的《文献通考》。

古代学者，常强调"征文考献"，即是说要想了解过去的历史，一方面取证于书本记载，一方面探索于人们的口传议论。如《文献通考·自序》云："凡叙事，则本之经史而参之以历代会要，以及百家传记之书，信而有证者从之，乖异传疑者不录，所谓文也；凡论事，则先取当时臣僚之奏疏，次及近代诸儒之评论，以至名流之燕谈，稗官之记录，凡一话一言，可以订典故之得失，证史传之是非者，则采而录之，所谓献也。"这是说明他这部书的内容，取材于两个方面，即书本的记载与学士名流的议论。二者交互为用，成为一部名副其实的《文献通考》。

这只是说以"文献"二字名书始于马端临，其实我国史学家都是以史实和言论并重作为撰述的两大内容，即是以文和献作古代史书的主要内容。最早的如《尚书》的《典》（叙述事实）和《谟》（记叙之外，还收录了不少文辞、言论），班固的《汉书》（凡是有关学术、政治的重要论文，都一一载入传中）等，都是以文和献为主要内容。就连明成祖时编的《永乐大典》开始亦名《文献大成》。

后来，文献一词的概念有了变化，单指历史文件而言，或把具有历史价值的古迹、古物、模型、绘画概称为历史文献。而现在图书、情报工作中，文献一词的涵义很广，泛指一切记录知识的印刷型与非印刷型的出版物，诸如图书、期刊、报纸与特种文献。

所谓"古典文献"，一般是指"五四"运动以前雕版、活字版和手抄本的古籍文献，同时还包括文书、卷册、碑铭、拓本等。当然，古代载有文字的除书以外，还有甲骨、金石、竹木、缣帛和纸。

中国古典文献，包括政治、经济、民族、语言、文学、艺术、史学、哲学、法学、外事、科技、农学、医学、方志、民俗、谱牒、宗教经典等。

然而，在中国古代，无所谓文献学，从事于研究整理历史文献的学者，在过去称之校雠学家。所以校雠学无异成了文献学的别名。凡是有关整理、编纂、注释文献的工作，都由校雠学家担负起来，因为如果没有古代那些校雠学家的辛勤劳动，尽管文献资料堆积如山，也无法去阅读，去探索。我们今天应很好地继承过去校雠学家的方法和经验，对那些保存下来的和已经发现了的图书资料（包括甲骨、金石、竹简、帛书）进行整理、编纂、注释，使杂乱的资料条理化，系统化；古奥的文字通俗化，并进一步去粗取精，去伪存真，条别源流，甄论得失，为研究工作者、读者提供方便，在研究整理历史文献方面作出贡献。

我国用文字记事，开始于甲骨，以后又陆续出现金石、简牍、缣帛，最后使用了纸。根据地下出土的材料证明，我国在商代已有许多可记事的文字，这些记事多刻于龟甲和牛、羊、猪、鹿的肩胛骨上，因称甲骨文。甲骨文所记录者，大半是占卜的事情。以后社会上出现了用铜锡合金铸成的青铜器，开始在常用的青铜器上刻字，初期只刻一些名字、符号或纪念性文字，后来需永久保存的重要文献也刻上了。这种文字称为"铭"，也叫"金文"。秦以后，普遍用石刻代替金刻，如"石鼓文"，但这类文字多系刻石颂功。由于石文的价值不在金文之下，后人考证旧史的，便以"金石"并称。至东汉·熹平三年（174）写刻五经（《周易》《尚书》《鲁诗》《仪礼》《春秋》），发展到历代碑志，为考证史传，留下了极为珍贵的文献。石刻医学文献有《褚氏遗书》《千金宝要》《铜人腧穴针灸图经》等。但上面所说的甲骨与金石上面的文字，还不能算是正式的书籍，我国最早的正式书籍是写在竹木上的"简牍"。写书的竹片，叫做"简"，也称为"策"，写书的木版，叫做"方"，也称为"牍"。如《礼记》《中庸》所说的"文武之道，布在方策"。古人所说的"方策"，就等于我们所说的"书籍"。近代出土的简策中，就有医药方面的。如1972年11月，甘肃武威县旱滩坡汉墓出土的医药简牍92枚，是一份很珍贵的医疗记录资料，除保存了比较完整的30多个医方外，还记载了针灸穴位、刺疗禁忌等。

用竹木为材料写书，一是笨重，再是不便于记录长篇文字，于是又出现了以丝织成的缣帛，缣帛质薄性柔，舒卷自如，携带方便，用来写书，还能随文字长短截断。缣帛的出现，是在简牍盛行的同时，如《墨子·鲁问篇》云："书于竹帛，镂于金石。"可见当时缣帛和竹木已同是写书的材料了。

帛书与简书并行时间较长，延续到纸张已发明300余年的东汉末年，帛书仍在流行。现存于世的帛书，最早为1942年湖南长沙出土战国时的一种楚帛书。这是用古文字和各种色彩写绘在丝织品上的。全部可识出的900余字，内容主要是讲星辰运转引起山川变化和其有关的鬼神祭享等问题，但没有医学内容。1973年长沙马王堆三号汉墓出土了大批帛书，还有189枚竹简和11枚木简，竹简都是属于医学方技类的著作，其中包括《十问》《合阴阳方》《天下至道谈》和《杂禁方》4种。帛书中也有许多医学方技书，经过整理定名，计有《足臂十一脉灸经》《阴阳十一脉灸经》《脉法》《阴阳脉死候》《五十二病方》及其卷末佚文、《养生方》《杂疗方》《胎产书》《却谷食气》和《导引图》10种。

继简帛以后，我国书籍的主要形式是纸。纸的出现，是人类历史上有着划时代意义的大事，因为纸价低廉，服务面可大为推广，对保存文献，传布学术，提供了方便。用纸写成书后，卷成卷轴，即所谓"卷子本"，是盛行于六朝、隋唐时期的主要书籍形式。在出土的卷子类书籍中，与医学有关者，计有"敦煌卷子"（发现于甘肃省敦煌县，其中有五脏论类、伤寒论类、脉经类、针灸类、医方类等数十种之多。而这些书籍大都不见于古代目录学）、"日本卷子"（其中得以存世的有《黄帝内经太素》《黄帝内经明堂类成》《黄帝虾蟆经》、康治本《伤寒论》、康平本《伤寒论》《千金要方》《新修本草》及日本人著之《医心方》等8种）等。

自以纸作为写书材料后，写书的方法逐步由书写发展为雕版印刷。写本在唐代最为盛行，学术的传播，主要依靠于辗转传抄。宋代以后，虽然雕版日益盛行，但是写本也占有相当地位，甚至有些大藏书家是靠抄本积聚文献。如叶德辉《书林清话》云："皆竭一生之力，交换互借，手校眉批，不独其抄本可珍，其手迹尤足贵。"抄本至明代仍流行，如诸名家抄本中即有医家的王抄（王肯堂）。

雕版印刷书籍（也叫"印本"），兴起于唐朝初年，历经唐末五代，逐渐发展起来。至宋代雕版印书事业十分发达，官府、书院、私家与书坊都从事雕版印书工作。印本书籍的数量之多，范围之广，成品之精，都是前所未有的。如刻印的《伤寒论》《千金翼方》《金匮要略》《图经本草》等医药书籍，都是很有影响的典籍。

明清时代，印本书籍已成为人们文化生活中的重要内容。明代北京与南京是刻印图书中心，其中较有名的医药书有《古今医统》《证治准绳》《医统正脉全书》《本草纲目》等。清代刻书风气很盛，除官刻与坊刻外，有一定条件的官僚地主士大夫都自行雕版印书。特别是乾嘉以降，考据之学盛行，这些人所印之书，不仅写刻俱佳，且均经过精心校勘。他们刻印了大量的医药书籍，都是较好的版本，其中如孙星衍、黄丕烈、鲍廷博、钱熙祚、周学海等的校刻本，都是闻名于世的。还值得一提的是明清官修的《永乐大典》及《四库全书》，均聚集了大量的古代医药书籍。陈梦雷于康熙四十年（1701）编成，于雍正四年（1726）用新制铜活字排印《古今图书集成》10040卷，其中《医部全录》520卷，为我国有史以来最大的一部医学类书。本书在我国古代印刷史上占有显著地位。

自19世纪中叶，石印、铜版印刷及铅字排印等新技术兴起后，逐步取代了古老的雕版印刷术，从而结束了我国古代雕印古籍文献的历史。

二、我国医学文献的起源

我国医学文献起源的历史相当悠久。早在新石器时代，就已有用砭石和灸蒸治病，以及所谓"神农尝百草"的传说，但由于没有文字，未能记录下来。近代出土的殷商甲骨文字里，有很多人体解剖和疾病的名称，是早期医用文字的一种。但这些少量的资料，远不能表达殷商医学的全貌。

简牍与帛书虽可记录较多的医学文献，但不易保存，遗留下来的甚少。尽管如此，我们仍可从现存的古代医籍中查到一些线索，如晋·皇甫谧《针灸甲乙经·序》中，即将医分上古、中古，并认为殷商之伊尹曾著《汤液》。如云："仲景论广伊尹《汤液》为数十卷。"《黄帝内经素问》中，亦多次提"上古"、"中古"、"近世"，并在《移精变气论》中记载"上古使僦贷季理色脉而通神明"之语。上古，系指周朝以前，据此可知，殷商时期，已有针石、汤药、药酒、诊断等多种医疗技术。再若从《内经》中记载的《禁服》《热论》《上经》《下经》《揆度》《奇恒》等50多种书篇，以及"可著竹帛"（《灵枢·病传》），"近者编绝，远者简垢"（《灵枢·禁服》）等记载来推断，我国早期必有大量简帛医籍存在，只是未能流传下来。

简牍医籍，受到书写工具的限制，文字多简朴概括。有的为条文（《伤寒论》及居延汉简医方），叙述也比较简略（如《足臂十一脉灸经》对经脉名称、循行路线等，远不如《内经》说的详细），甚至有的比较原始（如《五十二病方》论药的采制及剂量配伍等均较粗略）。没有书名、篇名及编者姓名。晚出的帛书，开始出现标题（但多书篇不分），编者姓名则多寄托于传说人物。在书写形式上，又出现了"合书"（一张长帛写几部医书）与"附录"（在一部书之后，后来的读者增添上的附录性质的文字）。这种"合书"与"附录"的书写形式，给后世医书的编写体例带来一定的影响，特别是由此而产生的某些古医书中的文字混淆现象（如原文与注文，本文和按语等），为后来整理研究古籍带来不少困难。

早期的医籍，虽大都未能传世，但我们若能从现存的早期医籍《内经》等书，及通过近年马王堆出土的古医书的研究，可以推断春秋战国时期，我国已有大量医书出现。再从《内经》所引古医书内容来分析，说法不一致处甚多，说明古代医学在形成与发展过程中，亦同样表现了各家争鸣的局面。

三、如何研究医学文献

我国医药学的形成与发展，已有数千年的历史。在这漫长的历史长河中，历代的医药学家们给我们留下了大量宝贵的文献资料。这些文献资料中，蕴藏有丰富的实践经验与理论知识，有待我们去整理研究、继承发扬。

从浩如烟海的文献中，如何才能做到有系统有重点地对其全面情况有所了解？首先，必须借助于目录学方面的知识。因为我国历史悠久，文献资料多而庞杂，初学入手，一时茫无头绪，只有通过目录学知识才能将繁多复杂的文献资料进行系统归类，科学整理，进而做到了解与剖析各学科的发展渊源、系统及范围，对于掌握古代文献的概况起到提纲挈领、纲举目张的作用，而不致无所适从。

其次，在研究古代文献时，最好能掌握一些版本学的知识。因为一种古籍在其流传的过程中，往往有几种或十几种不同的版本。而这些不同的版本，无论在刻印、批校、注释上都有高下优劣之分。因此，能够找到好的本子对于研究文献是十分必要的。

同时，古籍传世既久，错落难免，如简策经过若干年，丝韦断绝，散乱脱落；卷轴书多系抄写，错讹脱衍，亦在所难免；雕版印书，或写误，或承继前人的错误，或经校定人删改，亦易出差错。为了能纠正版本中的错讹，以达到使读者能准确理解书中内容的目的，又须进行校勘工作，校勘的目的在于恢复古籍的本来面目。另外，还由于古籍多年代久远，文词言简意赅，深奥难懂，况且古籍所记的是古代语言，由于时间的推移，语言发生了变化。不懂当时的语言，无法理解记录那些语言的著作。因此，古代的文献，传到现在，几乎每一个朝代都有新的解释。我们若想顺利地阅读古籍，有时必须借助于这些注释书。

总之，欲研究医药文献，需掌握一些目录学、版本学、校勘学及注释等方面的常识。

四、历代医药文献的整理概况

中国古代医药文献，无论种类与数量均相当可观。据日人丹波元胤编的《中国医籍考》记载，自秦至清道光年间 2000 年来，大约有 2600 种医典文献。但这个数字，距我国医典文献的实际相差甚远。1991 年中医研究院图书馆主持，根据全国 113 个图书馆收藏编成的《全国中医图书联合目录》统计，我国现存有关医典文献有 12124 种。

中国医典文献，卷帙浩繁，有的一部一卷，有的一部数十卷，乃至数百卷，洋洋几百万字。这些医籍中，既有经典著作，又有学派代表专著，还有历代名医实践专著以及学科专题论述。

此外有本草、医史、医话等。其中如《黄帝内经》《八十一难经》，为我国最早的经典医著；《神农本草经》是世界上最古老的一部药物学专著；东汉末年的《伤寒杂病论》，被誉为"方书之祖"，这几部医典文献，奠定了中医中药的历史基础。此后，医药文献繁衍日盛，分宗前进，内容、质量与数量不断发展。晋·王叔和之《脉经》，为中国古代诊断学基础；隋代巢元方的《诸病源候论》，开启了病因证候学的先河；唐代孙思邈的

《千金要方》《千金翼方》及王焘的《外台秘要》作为医学类书，保存了唐以前大量医学文献资料；其他如《政和本草》《本草纲目》等，则都是著名的本草著作。

虽然在先秦时代由西周至战国的 800 余年中，专门的医学著作已大量涌现，但由于处在大小诸候割据的政治局面下，政令互异，车不同轨，书不同文，书籍的抄录与传播都受到一定的限制，自然也就无法进行整理。秦始皇统一中国后，由于政权的高度集中和交通事业发达，促进了科学文化的发展。特别是秦始皇焚书时，医药书籍在保存之列，这对医药文献的传世是个万幸。西汉成帝河平三年（前 26），西汉政府曾在征集全国书籍的基础上，令以刘向为首，将所征集的图书进行整理、校勘和编目（后由刘向的儿子刘歆继成），共分为 6 大类，其中有关医学的书均列入"方技"类中，刘向等编校图书时，按不同学科分工，如医书即由侍医李柱国负责编校，这是我国图书的一次大整编，通过这次编校，使大量文献得以传世。刘向的《别录》与刘歆的《七略》均将医书收入"方技"类，这一类中，又分为 4 种，即：①医经——共 7 部（家），216 卷；②经方——共 11 部（家），274 卷；③房中——共 8 部（家），186 卷；④神仙——共 10 部（家），205 卷。

这 36 部著作，虽未记述撰写年代，但据《别录》所收编校录的主要内容来分析，绝大部分是先秦古书，医书当亦不会例外。但也应看到，西汉政府所征集的图书，决不会是当代存书的全部，散存在民间的图书为数一定不少，如《史记·仓公列传》中所提到的许多医书，《汉志》均未收录。

公元 7 世纪初隋炀帝时，由隋政府医学机构将当时官方收藏的医书进行筛选整理归纳，编成《四海类聚方》2600 卷，成为医学史上空前巨大的一部医学百科全书，惜此书已佚。

唐代曾对本草书进行过整理，如唐·显庆二至四年（657~659）政府命苏敬等 20 余人，在修订增补陶弘景《本草经集注》一书基础上，编纂了一部药典性著作《新修本草》。全书 20 卷，共载药物 9 类 850 种。并在全国药物普查的同时，编新修本草图 25 卷。这是对本草文献一次大的整理。

北宋年间，官方曾将政府收藏的医书，及散于民间的方书进行整理编撰，著《太平圣惠方》和《圣济总录》两书。这是官方对宋以前的方书进行的一次大的汇编。宋代还对一些医籍进行校定雕印。如天圣五年（1027）国子监将校定的《黄帝内经素问》《难经》《诸病源候论》摹印颁行。嘉祐二年（1057）置校正医书局于编集院，以掌禹锡、林亿校理，张洞校勘，苏颂等并为校正。后又命孙奇、高保衡、孙兆同校正。先后共同校正了《神农本草经》《灵枢》《太素》《甲乙经》《素问》《广济》《千金》《外台》《伤寒论》《金匮要略》《金匮玉函经》《脉经》等书。宋代这次医药书籍大范围的整理，对医药文献的保存与传播起到了巨大作用。我们现在所见到的上述医籍，大部分是经宋代校定印行的。

明成祖永乐（1403）开始纂修《永乐大典》（原名《文献大成》，于永乐六年重修后，始名《永乐大典》），于永乐二年告成。该书广泛采辑古籍，上自先秦，下迄明初，不仅品类繁多，数量宏富（曾采集古今图书七八千种），而且有不少宋元以前的佚书珍本（如清编《四库全书》时，从中辑出佚书300多种）。全书收编内容范围甚广："凡书契以来经、史、子、集百家之书，至于天文、地志、阴阳、医卜、僧道、技艺之言"，类聚成册。《永乐大典》中收录了大量医药文献。但该书仅抄录了两部，且均散失。

清乾隆四十七年（1782）编成的《四库全书》，是中国历史上空前的一部大型丛书。本书是由当时政府命大臣、名儒大师们编纂而成。典籍的来源是国家藏书、《永乐大典》及各省采进三个方面。共收录图书3461种，其中医学图书共收录94部682卷，附录（存目）6部25卷，未收书目，只列提要者4部32卷。与此年代相近，由陈梦雷在辅导三王子胤祉时，于康熙四十五年（1707）编辑了一部所谓"牢笼三才，囊括万有"的大型类书《古今图书集成》，全书共10000卷，有关医药部分列在"博物汇编艺术典"下，名《医部全录》，分520卷，为我国历代最大的一部医学类书。全书所收医学文献极为丰富，自《黄帝内经》以下，至清初为止，共有120种。本书凡引用的文献，均标明出处，颇便于对全书查考。

以上是指官修书。其实历史上私人整理医学文献者，亦代不乏人。如晋·王叔和之整理张仲景著作、葛洪撰的《玉函方》（搜集了汉晋以来各种医籍及百家杂方500余卷编撰而成），唐·王焘的《外台秘要》，明·朱橚的《普济方》、徐春甫的《古今医统大全》、王肯堂辑吴勉学刊的《古今医统正脉全书》（共收44种医学文献，凡204卷）、王肯堂的《证治准绳》，其他如清代孙星衍之《平津馆丛书》、钱熙祚之《守山阁丛书》及近代之《四部丛刊》《丛书集成》，其中均收录了大量医学文献。又如廖平的《六译馆医学丛书》、蔡陆仙的《中国医药汇海》、裘庆元的《三三医书》和《珍本医书集成》等，都是将历代医学名著进行校正后刊行的。

五、撰修医学文献的形式

我国撰修古典文献的形式，种类繁多，大体可分为"故"（亦作"诂"，用当代汉语解释古代词语，如《鲁故》）、"训"（用通俗词语去解释难懂的词语，如《淮南子》21篇，每篇下均加训字）、"传"（即传述，如《春秋左氏传》）、"说"（即解说，如《医说》）、"记"（即疏记，如《礼记》）、"注"（即解释，如《素问吴注》）、"解"（即剖析，如管子书中之《形势解》）、"笺"（对前人说法加以引申，如《禹贡会笺》）、"章句"（即分章析句作解释，如《楚辞章句》）、"集解"（各家说法的汇总，如《史记集解》）、"义疏"（会通经典义理，加以阐发，如《论语义疏》）、"正义"（正前人的义疏，如《五经正义》）。

古代中医文献的编写的方法也是多种多样的，归纳起来，可总括为著、集、校、注、绘、译六类，这些撰修方式，在编写内容上都各有其侧重点。兹分别举例说明如下：

（一）著

所谓著，是侧重著作方面的文献。其内容是在继承古代医学遗产的基础上有所创见或独到发挥的医书。这类文献的撰修方式古籍中有著、撰、编、传、述等名称。

以著为主的，如明·万全著《养生四要》。

以撰为主的，有撰（明·黄承昊撰《折肱漫录》）、撰次（清·宋穆撰次《重刊万方类纂》）、撰述（曹炳章撰述《辨舌指南》）、补撰（清·王承谟补撰《大生集成》）。

以编为主的，有编（明·高濂编《尊生八笺》）、编辑（元·滑寿编辑

《黄帝素问抄》、清·冯学震编辑《脉学汇编》)、编著（明·王九达编著《黄帝内经素问灵枢合类》)、编纂（明·楼英编纂《运气占候及内经运气类注》)、编述（清·黄思荣编述《唐千金类方》、近代周禹锡编述《妇科约编》)、编集（宋·王怀隐等编集《太平圣惠方》)、编次（清·何舒编次《方药实在易》)、编释（清·徐大椿编释《伤寒论类方》)、原编（宋·骆龙吉原编《内经拾遗方论》)、重编（金·刘完素撰，马宗素重编《图解素问要旨》)、改编（近人黄皖改编《湖南医学内经讲义》)、汇编（清·汪期莲汇编《瘟疫汇编》)、补编（清·黄寿南补编《女科心法纂补》)。

以传为主的，如明·王绍隆传《医灯续焰》。

以述为主的，有述（金·刘完素述《素问病机气宜保命集》)、撰述（清·邹汉璜撰述《素灵杂解》)、笔述（清·胡致堂笔述《临证经验良方》)。

（二）集

所谓集，是侧重辑录、纂集的文献。其内容是收辑、引录前人论述的全文或部分文字加以分类或汇编。这类文献的撰修方式有集、纂、辑、录、选、抄等名称。

以集为主的，有集（清·沈云将集《诊法集成》)、集录（清·吕田集录《伤寒条辨摘要》)、手集（清·叶香岩手集《平易方》)、抄集（清·任越安抄集《发藻堂纂辑灵素类言》)、选集（明·倪朱谟选集《本草汇言》)、续集（明·王思义续集《身体图会》)、册集（明·郑应册集《全幼心鉴要册》)。

以纂为主的，有纂（旧题秦越人纂《寿世内镜图说》)、纂述（明·熊宗立纂述《素问运气图括定局立成》)、纂修（宋·李璆等辑，元·释继红纂修《岭南卫生方》)、纂辑（清·曹乐斋纂辑《运气掌诀录》)、纂集（明·熊宗立纂集《黄帝内经素问灵枢运气音释补遗》)、增纂（清·富顺增纂《寿士编》)。

以辑为主的，有辑（清·汪昂辑《勿药元诠》)、辑著（清·李延昰辑著《脉诀汇辨》)、辑撰（明·袁学渊辑撰《秘传眼科七十二证全书》)、辑述（清·吴嗣糇辑述《喉风要略》)、辑释（清·殷宅心辑释《医学穷源集》)、手辑（清·奇克唐阿手辑《原德堂集验方萃编》)、校辑（明·胡文焕校辑《医家萃览》)、搜辑（清·寄湘渔父搜辑《喉证指南》)。

以录为主的，有录（清·陶保廉录《舌鉴辨正》）、摘录（清·王廷俊摘录《难经摘抄》）、节录（清·缪遵义辑，管鼎节录《伤寒方集注》）。

以选为主的，有清·王士雄选《圣惠方选》。

以抄为主的，有抄辑（清·王远抄辑《奇效方》）、节抄（元·戴起宗撰，朱允升节抄《脉诀刊误集解》）。

（三）校

所谓校，是指校勘方面的文献。其内容是对某些著作进行勘误、改正以及增补、删汰而重加厘定的医书。这类文献的修撰方式有校、订、正、增、补、删、定、参等名称。

以校为主的，有校（明·胡文焕校《内经五脏六腑说》）、校正（宋·林亿等校正《重广补注黄帝内经素问》）、校勘（宋·曹效忠校勘《重修政和经史证类备用本草》）、校注（清·黄任恒校注《陈修园方歌》）、校定（清·马椒校定《病机汇论》）、校订（清·李沛校订《新镌何氏附方济生论必读》）、校录（清·华文楲校录《华佗师喉科灰余集》）、校补（近人张骥校补《黄帝八十一难正本》）、重校（清·吴章候重校《攒花易简良方》）。

以订为主的，有订（明·董玹订《五运六气译解》）、订正（清·江桢订正《仙方合集》）、订补（日本稻若水订补《本草纲目图》）、合订（宋·骆龙吉原编，明·刘浴德、朱练合订《内经拾遗方论》）、参订（清·丁肇钧参订《见证知医》）、重订（明·沈际飞重订《人元脉影归指图说》）。

以正为主的，有辨正（清·戴天章辨正《瘟疫明辨》）、笺正（清·陈尧淞笺正《温热论笺正》）。

以改为主的，有改误（宋·孙兆等改误《重广补注黄帝内经素问》）。

以增为主的，有增广（清·雪岩禅师增广《女科要旨》）、增订（近代聂云台增订《温热标准捷效》）、增补（清·王大年增补《增补验方》）、新增（近人何廉臣新增《新增伤寒广要》）。

以补为主的，有补（宋·朱瑞章撰，徐安国补《卫生家宝方》）、补订（元·戴起宗撰，明·汪机补订《脉诀刊误集解》）、补证（近人廖平补证《难经经释补证》）、补遗（明·余应奎补遗《太医院补遗本草歌诀雷公炮制》）。

以定为主的，有定（日本·高谷彰德定《金匮玉函经定本》）、鉴定（清·张遂辰鉴定《秘方集验》）、考定（清·静光禅师考定《女科秘要》）、手定（清·徐子默手定《吊脚痧方论》）。

以参为主的，有参（清·王士雄参《沈氏女科辑要》）、参订（清·叶子雨参订《脉诀乳海》）、参论（宋·窦材辑，清·胡钰参论《扁鹊心书》）。

其他还有按（近人恽铁樵按《伤寒论辑义按》）、论（清·沈灵犀论《诸痹汇要》）、诠次（清·张璐诠次《伤寒缵论》）、整理（明·夏惟勤整理《明目至宝》）等。

（四）注

所谓注，是偏重注释及评论方面的文献。其内容是将著作中的字句以注文形式加以阐述，这类文献的撰修方式有注、释、解、评等。

以注为主的，有注（元·滑寿注《难经本义》）、注释（清·徐大椿注释《难经经释》）、注解（清·高士栻注解《素问直解》）、撰注（隋·杨上善撰注《黄帝内经太素》）、纂注（近人施麟纂注《秦越人难经剪锦》）、辑注（明·李中梓辑注《内经知要》）、编注（清·周南编注《脉要纂注》）、图注（明·王文洁图注《八十一难经评林捷径统宗》）、集注（日本·通庵集注《黄帝内经素问灵枢要语》）、类注（明·张介宾类注《类经》）、次注（唐·启玄子次注《黄帝内经素问》）、续注（元·滑寿注，明·汪机续注《读素问抄》）、增注（清·王庭俊增注《类经纂要》）、摘注（清·顾阮摘注《内经要旨》）、删注（清·沈镜删注《删注脉诀规正》）、选注（清·释彻光选注《石云选秘》）、补注（宋·丁德用补注《补注难经》）。

以释为主的，有释（清·龚乃疆释《难经启蒙》）、集释（近人张骥集释《内经方集释》）、释评（明·王文洁释评《王氏秘传叔和图注释义脉诀评林捷径统宗》）。

以解为主的，有解（明·熊宗立解《勿听子俗解八十一难经》）、训解（隋·全元起训解《黄帝内经素问》）。

以评为主的，有评（日本·丹波元简著，近人廖平评《脉学辑要评》）、评注（清·周学海评注《内经评文》）、评释（清·刘奎评释《瘟疫论类编》）、加评（清·孔以立等加评《医门普度瘟疫论》）。

其他还有演（唐·杨玄操演《难经集注》）、批（清·陈莲舫批《加批时病论》)、疏（日本·山田业广疏《难经本义疏》)、学（日本·喜多村直宽学《黄帝内经素问讲义》)、衍义（清·张璐衍义《千金方衍义》)、训点（日本·甲贺通元训点《严氏济生方》)、章句（清·周学海章句《辨脉平脉章句》)、句解（宋·李駉句解《黄帝八十一难经纂图句解》)、音释（清·余苹皋音释《药性赋音释》)等。

（五）绘

所谓绘，是以绘图为主的医书。

（六）译

所谓译，是译自国外的中医著作。

总括以上六类古书的编撰方式，虽名称多样，但由于各书内容的不同特点及其具体情况互有参差，故其相互间界限并不易截然区分。

六、几种主要医药文献的流传与注释情况

我国医药文献数量繁多，如对其目录版本等情况不熟，检索起来就非常困难，而我们在学习与工作中，又常常需要从文献中去查找资料。为此，对医药文献，特别是对某些主要著作的成书、流传及注释等情况，有一个概括性的了解，是非常必要的。现将《内经》《本草经》《伤寒论》等经典医籍作简要介绍。

（一）《黄帝内经》

1. 成书年代

本书的成书年代，历来说法不一，大致有以下三类意见：一种意见认为成书于周秦之际，如宋·程颢云：“《素问》书出战国之末，气象可见。”一种意见认为成书于战国至两汉之间，如明·方孝孺云：“世之伪书众矣，如《内经》称黄帝，《汲冢书》称周，皆出于战国秦汉之人。”一种意见认为成书于西汉，如明·郎瑛云：“《素问》文非上古，人得知之……宋·聂吉甫云：‘既非三代以前文，又非东都以后语，断然认为淮南王之作。’予意《鸿烈解》中内篇之义实似之矣。”以上三种意见，虽各有其理，但均

尚难作最后定论。总之，这是一个迄今尚有争议的问题，有待于作进一步论证。

若从本书的内容来分析，全书共引用了古代书（篇）名约50种，而这些书（篇）的论述又颇不一致，且其中多有韵文，与春秋战国诸子之书颇类似，故可以认为本书是将西汉以前许多流传于世的医学著作汇编成册而托名黄帝，其后又不断修订而成书。

本书的书名最早见于《汉书·艺文志》，而认为本书即《素问》与《针经》两部分内容组成者则始于晋·皇甫谧，如《针灸甲乙经·自序》云："按《七略·艺文志》，《黄帝内经》十八卷，今有《针经》九卷，《素问》九卷，二九十八卷，即《内经》也。"

2. 流传情况

《黄帝内经》是由《素问》与《针经》（今称《灵枢经》）两大部分组成的。但这两部分内容在本书原始传本中是如何安排的，已不可考。我们现在所见到《素问》与《灵枢》两书，在其内容上颇多重现互见及混淆错综之处，如《素问·疟论》与《灵枢·岁露论》的大部分文字相同，《素问·刺热论》与《灵枢·寒热病》部分文字内容基本相同。又如《素问·通评虚实论》一篇中关于"形度、骨度、脉度、筋度"只有问语而无答语，答语却见于今本《灵枢》的经筋、骨度等篇。又如唐代《外台秘要》等书所引录的《素问》文字，不见于今本《素问》，却见于今本《灵枢》。

《黄帝内经》原著录为18卷，分为《素问》和《九卷》各9卷。自汉以来，都是按这两个传本流传下来，故下面分《素问》与《九卷》两个系统谈《内经》的流传情况。

（1）《素问》《素问》一书，在汉、魏、六朝、隋、唐时期已出现了多种不同的传本。这一阶段的医学家如张仲景、华佗、王叔和、张守节、王焘以及日人丹波康赖等均各自在其著作中引用过《素问》一书。唐·王冰和宋·林亿的注文（所引的"一经"或"别本"）以及在某些文史类书（如《太平御览》《宋史·天文志》等）所根据的都是一些不同的《素问》传本，这些传本，现均已散失。还有一种传本，是公元6世纪齐、梁间的全元起注本。全氏的祖本是9卷本，但当时已亡佚了其中的卷7，所以实际只有8卷，69篇。全氏这一注本北宋时尚存，并先后为唐·王冰、宋·林亿等所引用，林亿等还特别记明了全氏注本各篇的篇目，但此本在南宋以后亦失传。我们现在所能见到的《素问》，是唐·宝应元年（762）王冰的次注本。王冰次注本，是在全元起注本的基础上重新整理改编的，全书经过改编后，为24卷81篇，其中刺法与本病两篇系已亡佚的第7卷篇目，因内容早佚，故仅存篇目。此外王氏又将所谓"旧藏之卷"的7篇大论，加入作为《素问》原文的一部分，并亦作了注文。本书在11世纪中期（1057~1067）才由北宋政府的校正医书局以林亿等为首在王冰注本的基础上进行校勘，仍按照王冰本的24卷81篇次序改题书名为《重广补注黄帝内经素问》。林亿等这次整理，参考了多数《素问》传本和古代文献，"正谬误者六千余字，增注义者二千余条，一言去取，必有稽考"，并逐篇标明了全氏注本的原来篇目。此本在整理当时纷乱多序的《素问》原文方面起到统一定型的作用。从此各种《素问》刊本的文字均以此本为根据，没有再作更大的改动，而流传至今。其中有的版本略作变动，如有的将24卷并为12卷，如元·至元五年（1339）胡氏古林书堂刊本及某些日本刊本；有的衍化为50卷本，如明·正统（1436~1449）年间影刊道藏本。以上两种刊本只是对卷次作了归并或扩充，在本文及注文方面未作任何改动。还有一种刊本，保留原文及篇次，删去了王、林之注文而另作注释，如明代之吴昆（《素问吴注》）、马莳（《素问注证发微》）、清代之张隐庵（《素问集注》）等；有的将王、林注本之编次打乱，与《灵枢》原文合并，并归纳分类改编后全部注释者，如明代张介宾之《类经》。

（2）《九卷》 《九卷》是《黄帝内经》18卷原书中二帙中的一帙，因原无书名，书为九卷，故以"九卷"来代书名。后有人根据第1篇有"先立针经"一语，即以"针经"二字为书名。魏晋至隋唐，《九卷》（或《针经》）各传抄本大量涌现，且各自命名了一些新的名称，如《九墟》《九灵》《灵枢》等。《九卷》的传本，汉以后医家如张仲景、王叔和、皇甫谧、杨上善、王焘、林亿等的著作均曾引用其书名及其佚文（其内容与今本《灵枢》基本相同），这一传本在北宋以后才告失传。但金之成无己《注解伤寒论》，刘完素《黄帝素问宣明方论》等中曾广泛引用《针经》之论。《针经》传本，王叔和与皇甫谧曾将其文辑入《脉经》《甲乙经》中，唐代还明文规定《针经》为医学必读书，王冰在注《素问》时，既引用了《针经》佚文，也引用了《灵枢》的佚文，此传本至北宋初已残缺不全。《九墟》传本，北宋校正医书局在校订《素问》《甲乙经》《脉经》等书时，曾引本书文字作为校勘核实《内经》原文的主要根据之一。此传本在北宋以后已失传。《九灵》传本，始载于隋唐时的书目中（如《唐志》记有《黄帝九灵经》12卷），林亿等云，王冰将《九灵》改为《灵枢》。此传本北宋后已佚。《灵枢》传本，王冰在《素问》序中直接将《内经》分为《灵枢》与《素问》两部分，并认为《灵枢》即《针经》。但王冰所见的《灵枢》传本，与南宋时史崧发现的《灵枢》传本（即今本《灵枢》不论在篇目上或文字上并不完全相同。史崧在南宋绍兴二十五年（1155）将其家藏的《灵枢》9卷81篇，重新校定，扩充为24卷，并附音释，镂版刊行，从此《灵枢》传本才基本定型。

3.《黄帝内经》的注释本

对《黄帝内经》一书的注本，大体有以下几种形式：全文注释、《素问》与《灵枢》各成一书注释及节录注释。这类注本自古迄今数量繁多，我们只是选择其影响较大且现在能见到者，加以简单介绍。

全元起注《黄帝素问》《隋志》9卷（缺卷7）69篇。这是较好较早的《素问》训解本，书中各篇的编次与王冰次注本不同（本书篇目编次及某些注文可见于王冰注本及林亿校文中），书成于公元6世纪（齐、梁间），北宋后已佚。

隋·杨上善《黄帝内经太素》30卷（缺7卷）。杨上善撰于唐初，全书共30卷（现本缺第1、4、7、16、18、20、21共7卷，其他各卷中亦有部分残缺），每卷中又分若干篇。本书成书后流传不广，南宋以后即残缺不全（《宋史·艺文志》所记仅3卷），明代以后国内已不再见，我们现在所见到的，是在1831~1850年杨惺吾由日本仁和寺藏本（系唐人卷子抄本）影写而来，经肖延平校勘刊行的。本书的内容，林亿等校注《素问》《灵枢》《甲乙经》等书时，曾引用过本书原文及杨氏注文。

王冰次注《黄帝内经素问》24卷81篇。本书成于唐·宝应元年（762）。王冰注释时，《素问》已残缺（缺卷7），王氏据其师藏者补之，整理时参考大量医书加以修订，"其中简脱文断，义不相接者，搜求经论所有，迁移以补其处。篇目坠缺，指事不明者，量其意趣，加字以昭其义……错简碎文，前后重迭者，详其指趣，削去繁杂，以存其要……凡所加字，皆朱书其文"（王冰自序），故王本已非9卷本原貌。

《内经素问注证发微》《内经灵枢注证发微》 明·马莳注于万历十四年（1586），每部各9卷。

《内经素问吴注》 24卷。明·吴昆注于万历二十二年（1594）。

《内经素问灵枢集注》 各9卷。清·张志聪注于康熙十一年（1672）。

《素问直解》 9卷。清·高士栻注于康熙三十四年（1695）。

《素问悬解》（13卷）《灵枢悬解》（9卷） 清·黄元御注于乾隆十五年（1745）。

《素问释义》 10卷。清·张琦撰于1829年。

《类经》 32卷。明·张介宾注于天启四年（1624）。本书将《素问》《灵枢》二书融合为一，从类分门，进行注释。

以上各注本都是全文注释，其中《太素》《类经》两注本，打乱原编次，归类注释。吴氏、黄氏改窜原文较多，张隐庵之集注则汇集各家之言，马莳对经络与针刺的阐发较多。上述是流行较广的几种注本。清代的《古今图书集成·医部全录》在医经注释中汇集了王冰、马莳、张隐庵三家之注，合为一书。

另外尚有节要的注本。如元·滑寿的《读素问抄》（明·汪机续注）、明·李中梓的《内经知要》、清·汪昂的《素问灵枢类纂约注》、清·陈念祖的《灵枢素问节要浅注》、薛雪的《医经原旨》等。还有校评式的，如清·周学海的《内经评文》、胡澍的《黄帝内经素问校义》等。

（二）《黄帝八十一难经》

原书题"卢国秦越人撰"。本书成书年代目前尚无定论，但从其内容分析，既有战国时的文字，也掺入了秦汉以后的部分文字。全书共有81个章节，也就是用问答体裁讨论了81个"经"文中的主要问题，故后世有人认为本书是释《内经》而做，但其内容却未尽见于今本《内经》。最早提到本书之名的是东汉张仲景（《伤寒杂病论·自序》称"八十一难"），晋·王叔和的《脉经》中也收录一些本书文字（如卷5第5录有《难经》佚文二则，但此文今本《难经》无）。吴·吕广曾为本书作注，但其书早佚，唐·杨玄操据吕广注本作次注本，书中除保留了吕注外，附以己注称之为"演"。吕、杨注本在唐代以后仅见于个别书目中（今本《难经集注》中尚保存了杨氏自序全文）。北宋时曾令晁宗悫、王举正等人校定过《难经》，并有《王翰林集注黄帝八十一难经》（即今本《难经集注》），在撰人项内记有"王惟一重校正"的字样。另外还有三家注本，即嘉祐七年（1062）丁德用的《补注难经》5卷，治平四年（1067）庶虞的《注难经》5卷，元符中（1098~1100）杨康候的《注难经》，但这三家注本均佚。元·至正二十一年（1361）滑寿撰《难经本义》2卷，系纂集古注而成。自元以后不仅有多种复刊本，而且还有多种日本医家注本，如《难经本义抄》《难经本义摭遗》《难经本义疏》等。明正德间（1506~1521）张世贤撰有《图注八十一难》8卷，是一个流传较广的注本。

（三）《神农本草经》

《神农本草经》是既知最古的一部药物专书。本书的作者与成书年代，有许多不同的说法与推测，但迄无定论。若从本书的内容来分析，则其中概括了夏、商、周各个时期简帛医籍中广大劳动人民在医疗实践中所积累的药学成果，在后传本中又羼入个别文字与药物。

本书早期传本，唐代以前各文献所载的名称不一，如《神农本草经》（《诸病源候论》）、《神农本草》（《千金翼方》）、《神农本经》（陶弘景《本草经集注》）、《本经》（《本草经集注·序例》）等12种之多。各种传本在医药分类、药性及内容上，均有很大的差别。

本书的早期不同传本，在隋唐以前虽然很多，但唐代以后由于一些官修本草著作，如《新修本草》《蜀本草》及《开宝本草》等分别编入了《神农本草经》的原文，因而北宋时本书的单行传本已渐少流传。至于嘉祐二年（1057）北宋政府编修的本草20卷，以及元祐七年（1092）陈承编写的本草23卷，虽也分别以《补注神农本草》（即《嘉祐本草》）来命名，但均经过文字的整理和改编。其新增内容大大超过原书，实际上已非《神农本草经》古传本的旧貌。北宋时人所称的《神农本草经》，多系指《嘉祐本草》。到了南宋以后，《神农本草经》的古传本就更为罕见而告失传。

《神农本草经》的早期传本虽已失传，但其较完整的佚文则被《本草经集注》《新修本草》《开宝本草》《嘉祐本草》《证类本草》《本草品汇精要》《本草纲目》等书辗转传抄与刊刻保存下来。南宋以后，由于《嘉祐本草》以前的上述本草也均失传，所以《证类本草》已成为保存《本经》佚文最早而且最全的一种。至于《本草品汇精要》和《本草纲目》二书不仅都是自《证类本草》再度引录的，而且每多割裂原文和转录时的疏误，所以仍以《证类本草》中的佚文更接近《神农本草经》一书的原始面貌。

由于本书传本在南宋以后失传，故宋、元以后医家在辑佚复原本书方面做了不少工作。其所据蓝本也主要是《证类本草》和《本草纲目》二书，或旁参其他古书籍中的佚文加以整复或注释。在书名方面除有的仍袭用《神农本草经》旧称外，也有以"注疏"或"节录"等字样出现的。纯属辑佚的如孙星衍、顾观光、日本森立之等。

（四）《伤寒杂病论》

东汉张仲景撰，约成书于建安十一年（206）。本书成书后，历代经籍志所载书名不一，如《隋志》载《张仲景方》15卷，而无《伤寒论》之目，《旧唐志》亦不收，《新唐志》则载《王叔和张仲景方》15卷，《伤寒卒病论》10卷。《隋志》又载梁有《张仲景辨伤寒》10卷，亡失。总之，本书经六朝至唐，未见表章者。至北宋经林亿等校正颁印后，始广传于世。本书的卷数，作者自序为16卷，但后来有部分拆散和亡失，唐时的《张仲景方》传本只10卷，《伤寒卒病论》的传本亦有10卷，但与之同时期的《外台秘要》中引录者，却多至18卷，本书的主要内容，除著者本人的临床经验外，其文献依据主要有《素问》《九卷》《八十一难》《阴阳大论》《胎胪药录》《平脉辨证》等书（以上的古医籍，除前3种外，余者在东汉以后失传）。全书内容包括以下几个方面：①脉法部分，其内容可见于今本《伤寒论》及《金匮玉函经》中的辨脉篇，《伤寒论》的平脉法篇。②伤寒病部分，是今本《伤寒论》及《金匮玉函经》两书的主要内容，分别见于太阳、阳明、少阳、太阴、少阴、厥阴等三阴三阳病证及"可与不可"诸篇中。③杂病部分，为今本《金匮要略》的主要内容，其中包括内科和外科疾病。④妇人病部分，今本《金匮要略》中，尚存3篇，但阙文较多。⑤小儿病部分，今本《金匮要略》中只存1个处方。⑥食禁部分，今本《金匮要略》中有两篇。⑦伤寒例部分，此部分似明显掺入后人之言，如"夫阳盛阴虚，汗之则死"一段文字，《千金要方》即作"王叔和曰"。

至于《伤寒杂病论》中伤寒部分的编次，是一个争论不休的问题，从早期的《脉经》来看，是以汗吐下等疗法"可"与"不可"为篇次来编排的，稍后的《千金翼方》则是以太阳、阳明、少阳、太阴、少阴、厥阴为序列其病状治法，次列"伤寒宜忌"、"发汗吐下后病状"、"霍乱病状"、"阴易病已后劳复"等篇。至北宋校正医书局在校定《伤寒论》时，仍以太阳、阳明等三阴三阳病分类为主，但是由于还有若干原来"可与不可"诸篇中的条文无法分入三阴三阳各篇中，故在最后附"可与不可"诸篇。并在此篇之首校注者用大字注文云："夫以为疾病至急，仓促寻按，要者难得，故重集诸可与不可方治，比之三阴三阳篇中，此易见也。又时有不止是三阳三阴，出在诸可与不可中也。"

北宋校正医书局所校定的《伤寒论》是《伤寒杂病论》论述伤寒病部分的一种单行本，北宋以前流传并不广，"开宝中，节度使高继冲曾编录进上，其文理舛错，未尝考正，历代虽藏之书府，亦缺于雠校，是使治病之流，举天下无或知者。"（林亿等校《伤寒论·序》）治平二年（1065）校正医书局校定后，撰成 10 卷 22 篇，即所谓"宋本"《伤寒论》。此本曾由官方两次雕印颁行，但流传不广，元明时已罕见，后原刻本已佚。明代赵开美又有影宋刻本，但赵氏所据是否为北宋时原椠，已不可考（赵开美曾先后刊刻过金·成无己的《注解伤寒论》、宋本《伤寒论》《金匮要略》三书，全辑成《仲景全书》）。赵氏的影宋本，清代已少见，近代国内复刻赵氏影宋本最早的是 1912 年杨守敬据日本复刻本辑入《武昌医学馆丛书》中的刊本。

《伤寒论》的传本除上述者，还有以下几种：

敦煌出土的《伤寒论》残卷（两种）。

日本康治本《伤寒论》。此传本是在 19 世纪中叶日本发现的一种唐人手抄《伤寒论》卷子本。其卷末记有："唐·贞元乙酉岁（805，永贞元年）写之"及"康治二年（1143，相当南宋初）亥九月书写之沙门了纯"二行。全书 1 卷，不分卷次，仅 65 条 50 方，系节录性质。内容与现存本《伤寒论》大同，没有新的条文与处方。由于此本早在林亿等校定《伤寒论》之前，故具有一定的历史价值和供校勘参考的作用。这一卷子本直到日本·嘉永二年（1849）为日人户上玄斐发现，影抄的同时校以宋本《伤寒论》并附加眉注、卷首及"凡例"、"方目次"，于日本·安政五年（1858）在日本京都书林刊行。但未引起日本广大医家之重视。此后1965年日本民族医学研究所将此本影印。

日本康平本《伤寒论》。此本原是日本·康平三年（1063）侍医丹波雅忠抄录的《伤寒论》卷子本（此本亦早于林亿校定《伤寒论》），后于日本·贞和二年（1346）和气朝臣又重新抄录，并在此先后出现了其他几种抄本，但均未刊印，直到1937年才由大塚敬节参考宋本、成本等书加以校勘，加入眉注，由汉方医学会印行。本书于1947年和1954年由叶橘泉在国内刊行。此本共1卷12篇，无辨脉、平脉及可与不可诸篇，特别是许多宋本《伤寒论》中大字本文在此本中却均析出作为注文，而其注文方式，又有小字旁注、脚注和大字附注三种，从书中不避宋讳（如书中有玄武汤）来看，其原始传本当在北宋之前。但关于本书的真伪，在我国及日本均有不同看法。

另外还有所谓"长沙古本"及"桂林古本"。"长沙古本"系1932年长沙石印的古本《伤寒杂病论》，据刘昆湘序云："系江西山中一老人（张隐居）所传。""桂林古本"（又称《仲景十二稿伤寒杂病论》，或张绍祖传本）系自称仲景46世孙张绍祖所藏张氏祖传手稿，并授于左盛德，左再传罗哲初，后由黄竹斋于1939年刊行。"涪陵古本"，据黄竹斋记是涪陵刘熔经得于塾江某石柜的。以上二书，显系伪托。

《金匮玉函经》。为《伤寒杂病论》中伤寒病部分早期流传本之一。隋唐时期虽见被它书引用，但原书已佚。林亿等于1065年校定本书，在序言中云："《金匮玉函经》与《伤寒论》同体而别名。欲人互相检阅而为表里，以防后世之亡逸。"这个校本共8卷，内容与《伤寒论》大同，但其编次却近《脉经》与《千金翼方》，其中还被后人掺入了一些文字（如"证治总例"中3次引用"仲景曰"及引用释典中"地、水、风、火"及"四百四病"）。北宋时对本书曾两次刊刻，但均佚。南宋以后至元、明，未再见本书的复刻本。清·康熙五十六年（1717）由陈世杰据何焯手抄宋本校勘后再次印行。

《金匮要略方论》。本书经北宋林亿等校定改编后，仅保留了《伤寒杂病论》中不完整的杂病等部分，而删去了伤寒病部分。全书3卷25篇，其中包括内、外、妇科及饮食禁忌等内容。本书除北宋刊本外，南宋及元代均有刊本。现存最早的则有元刊本及明影宋刻本。本书自明清以来，国内及日本虽然有不少刊本，但内容基本未作较大的变动。

《伤寒论》的注解本。最早的《伤寒论》全文注解本为金·皇统四年（1144）刊行的聊摄成无己《注解伤寒论》，即所谓"成注本"。成注本共10卷，内容篇次与林亿等所校定的"宋本"大致相同，其中有部分文字作了增删，增入的内容除成氏注文外还有：卷首增"运气图说"1卷，各卷末增"释音"。其删去者有：将"宋本"各卷中的重出处方全部删除，只保留同名的1个处方；将"宋本"中共25个加减方均从正文删去，重集于第10卷之末；将"宋本"卷8、9、10的"可"与"不可"中重出条文全部删去；删去"宋本"卷首的子目性条文（因与正文重复）；将"宋本"中所谓王叔和氏校语（大字记文）删去。又将"伤寒例"一篇的部分大字改作注文；将林亿等的若干校注删去。成氏还撰有《伤寒明理论》4卷。

成注本的第一次刊本早佚，第二次刊本（约在1172年）流传到明末亦佚。本书在南宋、元、明、清及近代，国内与日本都有各种复刊、影刻、影印和铅印本。赵开美曾于明·万历二十七年（1599）影宋刊刻，人民卫生出版社又于1956年将赵本影印出版。

继成氏而注《伤寒论》者代不乏人，南宋迄今不下数百家。在编辑体例上，或遵宋本、成注本，或删平脉、辨脉、伤寒例、可与不可诸篇，或重行调整条文与处方顺序而另行编次。其中较著者有，明·方有执的《伤寒论条辨》（1589）、王肯堂的《伤寒准绳》（1607）、张卿子的《张卿子伤寒论》（1636~1644）、清·喻昌的《尚论张仲景伤寒论重编三百九十七法》（1648）、张志聪的《伤寒论宗印》（1663）、张璐的《伤寒缵论》（1667）、柯琴的《伤寒来苏集》（1669）、程应旄的《伤寒论后条辨直解》（1670）、吴谦的《医宗金鉴》（1742）等。

《金匮要略方论》注解本。《金匮要略方论》的注解本较《伤寒论》为少，最早者有元·赵以德的《金匮方论衍义》（1368），其后有清·徐彬的《金匮要略论注》（1671）、程林的《金匮要略直解》（1673）、周扬俊的《金匮要略二注》（1687）、尤怡的《金匮心典》（1726）、吴谦的《医宗金鉴》（1742）等。

（五）针灸学著作

汉魏以前，针灸学虽有专著，目前可见者，只有长沙马王堆出土的《足臂十一脉灸经》及《阴阳十一脉灸经》。有关针灸方面的内容，多记载于各医籍中，如《黄帝内经》《伤寒杂病论》《脉经》等书中均有叙述。

早期流传的针灸学专著，首为《黄帝明堂经》（本书的作者及成书年代不详，有的学者认为系秦代前后的著作）。此书一直被医家所重视，其内容屡被引用，流传到隋唐·杨上善曾为之作注，南宋以后医籍中即不再引用。现在可以见到的，是日本人于19世纪在仁和寺发现《太素》卷子时所发现的《黄帝明堂》杨上善注本残卷，只有原书序文及卷一（手太阴肺经），本书已被杨上善改名为《黄帝内经明堂类成》，并将原书3卷加以注释扩编为13卷。

汉到魏晋的针灸学专著，有《黄帝中诰孔穴图经》（王冰注《素问》时曾多次引用）《扁鹊针灸经》（其佚文散见于《脉经》）《黄帝针灸虾蟆经》（晋代《抱朴子》曾引用本书佚文）《华佗针灸经》《曹氏灸经》及《曹氏十二经明堂偃侧人图》（魏·曹翕撰，曾被《千金要方》等书所引用）《玉匮针经》及《募腧经》（吴·吕广撰）等。其中流传至今，影响较大的为《针灸甲乙经》，本书亦名《黄帝三部针灸甲乙经》，晋·皇甫谧撰于魏·甘露元年（256）。皇甫谧将《针经》《素问》《明堂孔穴针灸治要》三书，"使事类相从，删其浮辞，除其重复，论其精要，至为十二卷"《针灸甲乙经》一书，保存了《明堂孔穴针灸治要》的基本内容，为现存最早的针灸学著作，同时，也是《黄帝内经》最早传本的一种。本书在针灸学术中影响很大，后世的针灸著作，无论在厘定俞穴上，还是在治疗取穴上，基本未脱离《针灸甲乙经》的范围。本书成书后，历代有多种传本，北宋林亿等曾予以校定，改称《新校正黄帝针灸甲乙经》，并于熙宁二年（1069）刊行，从此以后《针灸甲乙经》文字基本定型，后代的各种翻刻本，也均以此为根据，直到现在，内容没有更大的变动。

六朝至隋唐，针灸学著作有《秦承祖偃侧杂针灸经》（佚文散见于《千金翼方》《外台秘要》等书），唐有《黄帝明堂上下经》《甄权针经》等。

至宋代，首先应提到的是北宋天圣四年（1026）医官王惟一等写成的《铜人腧穴针灸图经》3卷，并于次年刊行。全书主要论述针灸经脉与孔穴的部位、主治及针灸法等，为一部有影响的针灸著作。此后南宋·嘉定十三年（1220）王执中撰《针灸资生经》、元·至正元年（1341）滑寿著《十四经发挥》、明·嘉靖八年（1529）高武著《针灸聚英》、明·万历二十九年（1601）杨继洲撰《针灸大成》（本书是在杨氏家传的《卫生针灸玄机秘要》的基础上广泛搜集各家学说而编成）。

山东中医药大学
九大名医经验录系列

徐国仟

《伤寒论》
学术研究史

伤寒学与《伤寒论》学

徐先生认为，"伤寒学"与"《伤寒论》学"是两个不同的学术范畴，应就其概念、涵义加以界定。通过这一研究，可以澄清理论概念上的混乱，消除一些重大学术问题上的分歧，对今后的学术发展有借鉴作用。

一、两个学术范畴的提出

伤寒学是中医对急性外感热病证治研究所形成的一门专学。它以阐发急性外感热病的病因病机、辨证论治的规律和方法为指导思想，以四时常见的急性外感热病为研究对象。就文献的形式而言，伤寒学的内容不仅反映在历代冠以"伤寒"二字的专著中，而且包括了中医历代各种著述中的有关内容。《伤寒论》学是历代对《伤寒论》一书进行研究所形成的专学。它以研究《伤寒论》中辨证论治的一般规律和方法为指导思想，以阐发六经辨证和理法方药特点、考校订正版本文字为基本研究内容。历代医家围绕《伤寒论》内容，通过注疏训解、编次整理、专题发挥、考据校勘等，从不同角度对《伤寒论》展开系统全面的研究，形成了一个有机的学术系统。

伤寒学与《伤寒论》学是一对既相联系又相区别的学术范畴。《伤寒论》是中医第一部急性外感热病证治的专书，一直是伤寒学最重要的经典著作之一。历代对《伤寒论》的研究，从不同角度丰富了伤寒学的内容，对伤寒学的发展产生了重要影响。但另一方面，《伤寒论》作为第一部理法方药比较完备的著作，奠定了中医学辨证论治的基础，其理论内涵和学术价值已超越了急性外感热病的证治范畴，成为《伤寒论》学的研究重心。这两个学术范畴，研究对象有别，历史起点不同，构成理论体系的基础有异，对《伤寒论》内容的认识不同，不能在概念表述上混为一说。

伤寒学范畴的确立，涉及伤寒与温病概念的一般关系。伤寒与温病在历史上都有广义和狭义之分。广义的伤寒与温病实质上是不同时期、不同学术流派对多种急性外感热病的通称。从范畴上认识伤寒与温病，二者具有同一性，并非两种或两类性质截然相反的疾病。从学术发展历史的角度上确立伤寒学的范畴，有助于消除在伤寒与温病关系上的学术分歧。

二、伤寒学发展的历史特征

中医急性外感热病学的发展，经历了一个漫长而曲折的历史过程，不能简单地用《伤寒论》与温病学说有前后承启关系来说明，而应从学术发展的总体过程去分析。其中表现出三个最基本的特征。

第一、不同学说的争鸣与融合。学术争鸣是学术发展的基本动因，而学术融合则标志着学术发展到新的境地。二者对立统一，既表现了错综交织的现象，又有明显的历史阶段性。《内经》中不同学术观点的并存，是学术理论争鸣的理论渊源。汉末即有与《伤寒论》不同的学术观点出现。宋代以前，以学术上的争鸣为突出表现，宋代则以学术上的融合为主流。金元时期的学术争鸣，从整体上丰富了伤寒学的理论和证治内容。首先是对明代伤寒学的发展产生深刻影响，进而促进了清代温病学说的成熟。从伤寒学的总体发展过程分析，温病学说既是学术争鸣的产物，又是学术融合的结果。它不仅继承了《伤寒论》的主要学术内容，而且融合了历代医家的学术观点。因此，伤寒学领域中的学术争鸣，不能概论为寒温两派的门户之争，而温病学说的形成，并不意味着产生了与伤寒学相对的另一学科。

第二、临床证治实践推动伤寒学的发展。仅从理论观点的演变去寻找伤寒学发展的线索，是远远不够的。从《内经》到《伤寒论》，以至于明清温病学说，是一个总体发展过程。临床实践是学术发展的根本源泉。无数医家实践经验的不断积累和不断升华，由感性知识逐渐形成理论概括。从临床实践的角度考察，理法方药证治体系的形成，实际上是从方药到理论的发展。后世温病学说的基本内容，尤其是临床诊治方法，都是对历代医家实践经验的总结。任何一位医家的实践活动都是有限的，都受着历史环境条件和疾病演变情况的制约。前代医家的成就，不断汇入学术发展的长河之中，影响着后世医家的学术活动。确立伤寒学这一学术范畴，有助于从总体水平上把握学术发展的脉络，对具体医家和学术流派的成就作出客观的评价。

第三、辨证与辨病层次的不断深化及其相结合的历史趋势。《内经》时代，病名的称谓尚不统一，也未形成系统的辨证方法。《伤寒论》把多种急性外感热病的证候及其演变归纳概括为六经辨证体系。同时，《伤寒论》又是辨证与辨病相结合的尝试。但由于历史条件的限制，尚未阐明具体疾病的特殊证治规律。晋唐以降，特别是从宋代开始，至明清时期，逐渐深入到对多种急性外感热病特殊规律的探讨。伤寒这一大的病类，不断分化为小的病类，进而从中划分出具体的病种。而温病学说的卫气营血、三焦辨证又是对六经辨证层次的深化。认识学术发展的这一趋势，对消除"寒温统一"问题上的学术分歧，有重要意义。所谓寒温统一，是急性外感热病证治体系的系统化，它不仅意味着统一原有的辨证方法和建立新的辨证论治体系，还包括对具体疾病特殊规律的深入研究，这是学术发展中综合与分化的辨证统一。

伤寒学发展的三个基本学术特征，体现了中医对急性外感热病的证治发展，是一个总体的历史过程。确立伤寒学这一范畴，从总体水平上研究其发展过程，不仅具有历史意义，也有现实意义。

三、《伤寒论》学的基本学术特点

《伤寒论》学最基本的学术特点，就是阐发具有普遍意义的辨证论治原则和方法。虽在研究中出现了不同观点和流派，但这一主导思想和基本目标是一致的。由于存世的《伤寒论》是以三阴三阳分篇，汇列条文方证，因此研究的侧重点就放在六经辨证的理论框架和主症条文所反映的辨证论治规律上。

为了完善六经辨证理论框架，不同医家和流派对六经的阐述不同，但共同特点是强调《伤寒论》六经与《素问·热论》六经不同，以六经来概括人体结构与生理功能的整体联系及在病理变化上的相互影响，阐发六经辨证的普遍意义；对原文的次序看法不同，但编次整理的方法则被广泛应用。重修考辑的实际意义，并不在恢复《伤寒论》原貌，而是通过编次整理，进一步完善六经辨证的框架。从《伤寒论》学的范畴分析，通常所谓的错简重订与维护旧论之争，对原文的理解角度不同，但不存在谁是谁非。

以《伤寒论》证候为核心，对条文方证重新编排，通过比较、分析、综合、抽象，充分提示辨证论治的一般规律，可以称之为类证方法。类证方法在众多医家的研究中均有体现，形式也表现为多种。以法类证突出了治法与证候的关系；以方类证则以方证为核心，阐发了理法方药在辨证论治过程中的逻辑性内涵；而以症类证则确立了中医的症状鉴别诊断学。上述研究成果，其意义均不限于急性外感热病的证治，是对中医学辨证论治体系的发展。

《伤寒论》学的另一基本特点，是受传统经学的影响。经学研究方法的运用，主要体现在考校订正原文和注疏解明义理两个方面。通过考据、校勘，辨伪存疑，复原存真，是《伤寒论》学的重要研究内容。这对《伤寒论》的长期流传，是基本保证。同时对阐发《伤寒论》学术思想，也有很大帮助。从宋代至清代，这项工作一直为官方和医家所重视。而对原文的注解，更是医家们研究的基本方法。从成无己《注解伤寒论》起，至明清逐渐形成了不同的注本体系和一大批自成一家的著名注本，运用《内经》《难经》的理论，对促进中医学理论体系的发展有重要影响。因此，从以经释论和以论证经两个方面来分析评价《伤寒论》注家，是十分必要的。同时，经学思想的影响，也使一些注家带有浓厚的尊经色彩，对后世医家的学术成就持否定态度，反映了一定程度的局限性。

《伤寒论》定型化之前的研究与整理

《伤寒杂病论》成书不久即告散乱，其后或因传抄者离析，或因兵燹频仍，或因水灾，或因保有者秘而不宣，使其流传显晦离合，脉络难明。而在史志目录中的记载更是或隐或现，卷数名称互异。《隋书·经籍志》著录有《张仲景方》15卷，《张仲景评病要方》1卷，《张仲景疗妇人方》2卷，《张仲景辨伤寒》10卷，而在《旧唐书·经籍志》中只著录了《张仲景药方》15卷，在《新唐书·艺文志》则首次出现了仲景书整理者王叔和的名字，其中的记载为《王叔和张仲景药方》15卷，又《伤寒卒病论》15卷。

晋唐时期医家对《伤寒论》的研究整理，值得大书者有二，一是王叔和，二是孙思邈。

在仲景之作散乱不久，晋太医令王叔和就对仲景著作进行了第一次编次整理。在这次整理之后，《伤寒论》的流传时隐时现，仅限于师徒传授，公开流传极少，在当时有很大影响的一些医书如《小品方》《范汪方》《诸病源候论》对仲景著作的内容收录都很少。但是北魏高湛曾说："王叔和编次张仲景方论……大行于世。"由"大行于世"，可推知仲景著作在一个时期曾引起了医家的高度重视。迟至唐初，医家对仲景著作已经极为推崇，被视为鸿宝秘而不传。这可由孙思邈在撰写《千金要方》时感叹"江南诸师秘仲景要方不传"可推而知之。孙氏只能把自己看到的一小部分《伤寒论》内容收入《千金要方》。直到30年后孙思邈撰写《千金翼方》时才一遂心愿，看到了全本《伤寒论》，收录整理了《伤寒论》的全部或大部分内容。至唐中期，《伤寒论》已经由普通民间流传之医籍上升到了官颁医生入仕必考之书。在宋初王溥《唐会要》中记载了唐乾元三年试医以《伤寒论》之事。宋林亿《校定千金要方·序》中曰："臣尝读唐令，见其制，令为医者皆习张仲景《伤寒论》。"可以说晋唐时期是《伤寒论》由时隐时现之普通医籍跃升为官颁医生入仕必考书的多极化发展时期。

一、王叔和对仲景著作的整理

晋·皇甫谧《针灸甲乙经·序》中有关于王叔和整理撰次仲景著作的最早记载："近代太医令王叔和撰次仲景遗论甚精，皆可施用。"在高湛《养生论》中则有"王叔和……采摭群论，撰成《脉经》一卷，编次张仲景方论……"之文。在《新唐书·艺文志》中第一次著录了王叔和之名。王叔和整理撰次仲景著作见于二书中，一是《张仲景方》（又名《张仲景方论》），二是《脉经》。整理时间为王叔和任晋太医令时期。

（一）《张仲景方》

关于《张仲景方》的著录主要有以下几书，卷数、名称不尽相同。①葛洪《肘后备急方》卷1第1："《张仲景诸要方》捣薤汁以灌鼻中"；卷1第3："《张仲景诸要方》麻黄四两，杏仁七十个，甘草一两，以水八升煮取三升，分令咽之，通治诸感忤。"②《太平御览》卷722：《张仲景方》，又名《张仲景方论》。③《隋书·经籍志》:《张仲景方》。④《旧唐书·经籍志》:《张仲景药方》。⑤孙思邈《千金要方》卷9称为《仲景要方》。⑥《新唐书·艺文志》:《王叔和张仲景药方》。⑦《医心方》所引仲景著作，皆云出自《张仲景方》。⑧《日本国见在书目》有《张仲景方》9卷。由此可知，《张仲景方》在《隋书·经籍志》始录，《旧唐书·经籍志》《新唐书·艺文志》皆有记载，终唐一代，此书尚存，并未佚失，只是卷数、名称稍有不同。

在《宋史·艺文志》中并未出现《张仲景方》，而是出现了前代史志目录中没有记载过的不同名称、不同卷数的仲景著作。如张仲景《脉经》1卷，又《五藏荣卫论》1卷；张仲景《伤寒论》10卷，《五藏论》1卷，《金匮要略》3卷；张仲景《疗黄经》1卷，又《口齿论》1卷，《金匮玉函经》8卷，王叔和集。但并不能说《张仲景方》在宋代佚失了，而极有可能是在五代时被离析了。五代由于雕板印刷术的出现，印书家为了谋利，且为临床各科医家检索方便，将《张仲景方》作了离析，故至宋时出现了如此之多的仲景著作。

《张仲景方》今日已难见其貌，但其内容应包括伤寒与杂病两部分。从宋本《伤寒论》可寻觅其撰次之痕迹。

1. 采录仲景著作中真实有效之方，目的为"防世急"，并且对疾病的证候、脉、声、色一并记载。在《伤寒论·伤寒例》中有叔和"今采仲景旧论，录其证候，诊脉声色，对病真方有神验者，拟防世急也"之语，可窥见王叔和之忠于仲景原著而又不泥于其文之精神。

2. 遇有疑义之处，并不径改原文，或照录原文，再以小字注明己见，或修改之后，以"本说"二字标明以下所引为仲景原文，使后人得见其原貌。

在赵开美仿宋本小青龙汤方后有注曰："且荛花不治利，以麻黄主喘，今此语反之，疑非仲景意。"《金匮玉函经》："伤寒脉浮滑而表热里寒者，白通汤主之。""旧云白通汤，一云白虎者，恐非。""恐非"下有7小字注"旧云以下出叔和"。赵本桂枝麻黄各半汤后："本云桂枝汤三合，麻黄汤三合，并为六合，顿服将息如上法。"所谓"本云"等等，当是王叔和撰次仲景原文后留下的说明文字。此外，从方名的调整与确定，也可看到一些编次整理的印记。

（二）《脉经》

在《脉经·序》中王叔和曾说："撰集岐伯以来，逮至华佗，经脉要诀……其王、阮、傅、戴、吴、葛、吕、张，所传异同，咸悉载录。"《脉经》用了1/3篇幅，对仲景的《伤寒论》进行了撰次整理，保存了大部分《伤寒论》内容，是我国现存最早的《伤寒论》传本之一。

现存的《脉经》本是经过北宋校正医书局校正过的，编次作了较大调整，并且删除了药物组成及服法，只保留了方名。在其卷7收录了《伤寒论》条文236条，卷8收3条，共239条原文。这些条文均编排在可与不可下，包括不可发汗证，可发汗证，发汗以后证，不可吐证，可吐证，不可下证，可下证，发汗吐下以后证，可温证，不可灸证，可刺证，不可水证，可火证，不可火证等。桂枝汤、麻黄汤、葛根汤、大青龙汤归于病可发汗证中，承气汤、大柴胡汤、抵当汤等归于病可下证中。这些《伤寒论》条文有16条重出，其中15条重出2次，1条重出3次；14条条文被分离，其中12条被一分为二，2条被一分为三；7条合而为一；28条与今本方名不同。最重要的一点是，其中没有收录《伤寒论》的六经提纲，如"太阳之为病，脉浮，头项强痛而恶寒"，"阳明之为病，胃家实"等。

《脉经》本是第一部按法类证的伤寒著作，王氏认为"夫以为疾病至急，仓促寻按，要者难得，故重集诸可与不可方治，比之三阴三阳篇中此易见也"，为临床检索方便出发，重治法鉴别而集可与不可诸法。《脉经》本《伤寒论》更大的意义在于校勘学价值，因其去古未远，可以校正现行《伤寒论》之脱误。今之《伤寒论》"伤寒一二日至四五日厥者，必发热，前热者，后必厥"，而《脉经》本作"前厥者后必热"。今本之真武汤，《脉经》作"玄武汤"，显系因避宋始祖赵玄朗讳而改；今本中的"大便鞕"，"心下痞鞕"，《脉经》中皆作"坚"，亦系避隋文帝杨坚之讳而改。

后人对于叔和整理撰次仲景著作的评价历来褒贬不一。皇甫谧赞曰："近代太医令王叔和撰次仲景遗论甚精，皆可施用。"北宋校正医书局校正《伤寒论序》和校正《金匮玉函经疏》中都对叔和撰次评价颇高："（仲景）所著论其言精而奥，其法简而详，非浅闻寡见者所能及，自仲景于今八百余年，惟王叔和能学之，其间如葛洪、陶弘景、胡洽、徐之才、孙思邈辈非不才也，但各自名家，而不能修明之。""王叔和，西晋人，为太医令。王博好经方，其学专于仲景，是以独出诸家之右，仲景之书，及今八百余年不坠于地者，皆其力也。"明清之际的错简重订派则对叔和多加贬斥，方有执认为"今非古是"，由于叔和编次致仲景著作"简篇条册，颠倒错乱殊甚"。喻昌更直言由于叔和之编次致《伤寒论》"煌煌圣言，千古无色"。但如果没有王叔和的编次整理，后世欲寻仲景之迹而何由？

二、孙思邈对仲景著作的整理

唐初，孙思邈进行了《伤寒论》的第二次研究整理，在孙思邈的两部巨著《千金要方》《千金翼方》中对《伤寒论》条文都进行了收录和研究整理。

（一）《千金要方》

孙思邈撰写《千金要方》时，也试图将《伤寒论》有关内容收入其中，但因当时"江南诸师秘仲景要方不传"，仅看到了一种伤寒与杂病并集的残缺不全本。即使如此少量条文，孙思邈也把其收入了《千金要方》，其中卷9、10收录了伤寒内容，卷11~21收了杂病条文，卷9收宜吐、宜下、发汗吐下后等，卷 10 列伤寒杂治、伤寒发黄。

伤寒首篇保存了《伤寒论》中的《伤寒例》部分原文，引文或称"王叔和曰"，或称"论曰"，"论曰"或是孙氏自己的观点，或是引自医学经典。伤寒条文分列于汗、吐、下和发汗吐下后篇中，未采用六经分篇。收录了一些方名及组成，如阳旦汤、阴旦汤，并且保存了《伤寒论》中某些原始的方名，如"小柴胡汤"，在此本作"黄龙汤"。

（二）《千金翼方》

在《千金要方》完成后，孙氏为羽翼《千金要方》，又编撰了《千金翼方》。在《千金翼方》中收录整理了自己看到的一种《伤寒论》传本。其中卷 9 名为伤寒上，收录三阳即太阳病状、阳明病状、少阳病状；卷 10 名为伤寒下，收录三阴即太阴病状、少阴病状、厥阴病状及伤寒宜忌（包括忌发汗、宜发汗、忌吐、宜吐、忌下、宜下、宜温、忌火、宜火、忌灸、宜灸、忌刺、宜刺、忌水、宜水、发汗吐下后病状、霍乱病状等）。

孙思邈在当时看到的《伤寒论》本，应是《张仲景辨伤寒》10 卷本，亦即今之《伤寒论》10 卷本。丹波元简《伤寒论缉义·综概》中曾云："隋《经籍志》注载，梁《七录》《张仲景辨伤寒》10 卷。今《伤寒论》每篇尽冠'辨'字，此即指今《伤寒论》。"在今本《伤寒论》卷 1 为"辨脉法"，卷 2 "辨痉湿暍脉证"，"辨太阳病脉证并治上"，卷 3 为"辨太阳病脉证并治中"……卷 10 "辨发汗吐下后病脉证并治"。故亦称之为《辨伤寒》10 卷本。可是为什么《隋书·经籍志》中著录其亡，《旧唐书·经籍志》中也没有此书的记载，直到《新唐书·艺文志》中才重新著录了《伤寒卒（杂）病论》10 卷本呢？

《隋志》著录其亡，其时未亡。今之《伤寒论》中的"坚"字皆因避隋文帝杨坚讳而改为"鞕"，即可证明在隋朝，此书仍被传抄，并未亡佚。著其"亡"原因有三：一因河水淹没，在大唐武德五年，唐政府通过水路运送伪郑之图书与古籍，因行经底柱而遇水灾，被水淹没，所存者不过一二。《伤寒论》亦有可能遭此之劫。二因孙思邈未见其书。《旧唐书·孙思邈传》："初，魏徵等受诏，修齐梁陈周隋五代史，恐有遗漏，屡访之，思邈口以传授，有如目观。"当时孙氏正为寻觅不见《伤寒论》为憾，必告之于魏徵。故《隋志》中著录其亡。三因《隋书·经籍志》收录的图书并不完备,《旧唐书·马怀素传》中说:"隋志所书,亦未详悉;或古书近出而前志阙而未编,或近人相传浮词鄙而犹记……"此三条或可解释《隋志》著录其"亡"之原因。而《旧唐书·经籍志》记载下限仅限于开元,并非唐一代之书目,未加著录亦可理解。

孙思邈在撰写《千金翼方》时,思想已经由博采众说而到了独宗仲景。在《千金翼方》9卷太阳病状篇首曰:"伤寒热病,自古有之,名贤睿哲,多所防御,至于仲景,特有神功。"因而称仲景著作为"伤寒大论",他已经看到了当时太医院妄用方药治病致"夭枉之痛"的弊端,并对仲景方进行了临床验证。"太医疗伤寒,惟大青、知母等诸冷物投之,极与仲景本意相反,汤药虽行,百无一效……披伤寒大论,鸠集要妙,以为其方行之以来未有不验"。

孙氏在编写体例上,采用了六经辨证分类的方法,即太阳病状,阳明病状,少阳病状,太阴病状,少阴病状,厥阴病状。并将太阳病方证重披为太阳病用桂枝汤法第一,用麻黄汤法第二,用青龙汤法第三,用柴胡汤法第四,用承气汤法第五,用陷胸汤法第六,杂疗法第七,余五经并未变动。为"须有检讨,仓促易知",以免"览之者造次难悟",产生"闾里之中,有夭枉之痛",孙氏打破了以前传本方证分开的结构,创立了方证同条、比类相附之法,开方证治三者结合之法门。

孙氏认为治伤寒不出麻、桂、青三法。"寻方大意,不过三种,一则桂枝,二则麻黄,三则青龙,此之三方,凡疗伤寒,不出之也。其柴胡等诸方皆是吐下发汗后不解之事,非是正对之法"。这些观点,孙氏皆以"论曰"标明,使阅者不惑。

《千金翼方》为后世研究《伤寒论》版本及文字考证提供了原始资料,得到了后世医家的高度评价。王朴庄《伤寒论注》即"以《千金翼方》为宗"。

《伤寒论》的定型化及第一次研究高潮
——宋金时期的《伤寒论》研究

宋朝建立后,社会稳定,经济、科学等均得到了迅猛的发展,火药、指南针、印刷术的发明,被认为是北宋时期具有世界意义的成就。这些对医学的发展影响极大。

宋仁宗庆历年间，平民毕升创造了活字印刷术，这一发明为世界印刷史上的一大创举，促进了印刷事业发展。宋代雕板印刷的盛行，不仅刊行了大量的经史书籍，而且刊行了大量医籍。在北宋初年，刊行了《开宝详定本草》（973）。次年，又刊行了李昉等新修的《开宝详定本草》。淳化三年，刊刻了王怀隐等人编修的《太平圣惠方》。公元1026年，宋政府征集医书、医方，命医官晁宗悫、王举正等人进行整理校定，于1027年，由国子监刊行了《素问》《难经》《诸病源候论》。公元1057年，宋政府接纳了宋臣韩琦上表要求校正古医书的意见，在编修院设立了校正医书局，并由林亿、孙奇、高保衡等儒臣负责校定医书。此次校定刊行了《嘉祐本草》《图经本草》《伤寒论》（治平二年）、《金匮玉函经》（治平三年）、《备急千金要方》（治平三年）、《金匮要略方论》《重广补注黄帝内经素问》《脉经》《黄帝针灸甲乙经》《外台秘要》《千金翼方》等书。此外北宋的官方、私家，南宋的官方、私家等均刊刻了大量书籍。宋代刊刻的盛行，特别是北宋官方校刻医书，为医籍的流传和版本的定型做出了极大的贡献。北宋开国不久，宋太祖两次诏医官修订本草，并亲自作序诏颁天下。太宗自潜邸即收集验方，即位后，诏令翰林医官院献秘方，编成《太平圣惠方》100卷。徽宗时曾组织人员重新修订《本草》《局方》，并主持编写了大型方书《圣济总录》200卷。宋代儒臣亦非常重视医药事业，如韩琦，身为宰相，曾上表要求重修医书，并成立了校正医书局。宋代的儒臣学士亦留意医药，如苏轼、沈括的《苏沈良方》，陈尧叟的《集验方》，文彦博的《节要本草图》《药准》，司马光的《医问》，高若讷的《素问误文阙义》《伤寒类要》等，宋时士人知医者颇多。据《千金要方》载：唐代"朝野士庶，咸耻医术之名，多教子弟诵短文，构小策，以求出身之道。医治之术阙而弗论。"但在宋代文人知医已成时尚，如朱肱在《伤寒百问·序》中说："近世士人如高若讷、林亿、孙奇、庞安常皆拳拳于此……"以高若讷言之，官至御史，却颇知医，据《宋史·高若讷传》载："若讷强学善记，自秦汉以来诸传记，无不该通，尤喜申韩管子之书，颇明历学。因母病，遂兼通医书，虽国医皆屈伏。张仲景《伤寒论》诀，孙思邈方书及《外台秘要》久不传，悉考校讹谬行之，世始知有是书，名医多出卫州，皆本高氏学焉。"儒臣知医在一定程度上推动了医学的发展。

一、宋金时期的《伤寒论》传本

据有关书籍记载，有线索可查的《伤寒论》传本，有以下几种：①高继冲进献本。据林亿校《伤寒论·序》云："开宝中，节度史高继冲曾编录进上。"②《太平圣惠方》收录本。《太平圣惠方》是宋廷编撰的大型方书，其卷8收录了《伤寒论》内容。③《新唐书·艺文志》著录的《伤寒杂病论》10卷本。在《旧唐书·经籍志》中只著录了《张仲景药方》15卷。欧阳修于景祐初元（1034）为修订《旧唐书》再次发掘秘府，撰写《新唐书》，《新唐书·艺文志》较《旧唐书·经籍志》又增著录《伤寒杂病论》10卷之目。④林亿校定《伤寒论》10卷本。嘉祐二年（1057）于编修院专设校正医书局，治平二年（1065）校成《伤寒论》10卷。⑤《金匮玉函经》本。林亿在校定刊行了《伤寒论》后，又校定刊行了《金匮玉函经》8卷。⑥庞安时《伤寒总病论》本。庞氏《伤寒总病论》本几乎收录了《伤寒论》的全部内容。⑦《圣济总录》本。北宋大观四年（1111）政府组织广泛收集历代方书及民间药方，历7年，于1117年编成《圣济总录》，其中载有《伤寒论》内容。⑧成无己《注解伤寒论》本。成无己首次对《伤寒论》进行全文注解，于1144年撰成《注解伤寒论》10卷。⑨郭雍的《伤寒补亡论》本。郭氏以仲景《伤寒论》为主收录了其他论治伤寒的内容。另外，如朱肱的《南阳活人书》、宋云公的《伤寒类证》、许叔微的《伤寒百问歌》等虽是《伤寒论》的内容，但由于编撰歌诀，类证编次，已看不出原《伤寒论》的内容形式，故不再算作是《伤寒论》传本。

宋金时期有线索可查的《伤寒论》传本大致如斯，但原版本均已不复见。经翻刻至今能见到的宋金时期的《伤寒论》传本，有以下几种：①林亿校定的《伤寒论》10卷本，②《金匮玉函经》本，③《太平圣惠方》中的《伤寒论》内容，④《伤寒总病论》中的《伤寒论》内容，⑤《圣济总录》中的《伤寒论》内容，⑥《注解伤寒论》本，⑦《伤寒补亡论》中的《伤寒论》内容。

（一）宋本《伤寒论》

宋本《伤寒论》林亿校定的原刻本早已不见。《伤寒论》经林亿校定后，在宋代共刊刻3次。首次刊刻版式及书中字体较大，因此，价格昂贵。

之后又有国子监刊刻的小字本和浙路小字本两种行世。这三种刊本到南宋时已流传不广，并为由此而衍化出来的各种传本特别是成无己注解本所取代。到元代则更为罕见。赵氏于 1599 年以前刊刻金·成无己的《注解伤寒论》，刊印此书以后，赵氏才得到宋版《伤寒论》，并于 1599 年予以复刻，他在刻《仲景全书·序》中说："复得宋本《伤寒论》焉。予囊知成注非全文，及得是书，不啻拱璧，转卷间而知成之荒也，因复并刻之，所以承先大夫之志欤。"并与《注解伤寒论》《金匮玉函方论》以及《伤寒类证》合辑成为《仲景全书》。我们今天所见到的称作"宋本"的《伤寒论》即指此本。

1. 宋本《伤寒论》的内容形式及与其他传本的比较

（1）内容形式　据明·赵开美复宋本可知林亿校定《伤寒论》本的内容形式如下：

伤寒论序

伤寒卒病论集

卷第一

　辨脉法第一

　平脉法第二

卷第二

　伤寒例第三

　辨痉湿暍脉证并治第四

　辨太阳病脉证并治上第五

卷第三

　辨太阳病脉证并治中第六

卷第四

　辨太阳病脉证并治下第七

卷第五

　辨阳明病脉证并治第八

　辨少阳病脉证并治第九

卷第六

　辨太阴病脉证并治第十

全书共10卷，22篇，在《伤寒论·序》下记有："太子右赞善大夫臣高保衡；尚书屯田员外郎孙奇；尚书司封郎中秘阁校理臣林亿等谨上。"每一卷正文之前均记有"汉张仲景述；晋王叔和撰次；宋林亿校正"字样。可见，宋时校勘审慎认真。

（2）关于《伤寒例》《辨脉法》《平脉法》《辨痉湿暍脉证》及诸可与不可等篇，为仲景所作，殆无很大异义。而《伤寒例》一篇，自明以后，聚讼不已。有认为出自仲景之手；有认为叔和伪作；有认为尽管其中有叔和之语，但也不乏仲景之辞。究为何如？

①历代对《伤寒例》的看法 《伤寒例》在宋本《伤寒论》中放于六经之首，《金匮玉函经》中不载。明以前医家在引用《伤寒例》内容时或冠以仲景云或冠以叔和云。如《千金要方》有："王叔和曰：夫阳盛阴虚，汗之则死……"《伤寒总病论》中说："王叔和云：土地温凉，高下不同，物性刚柔，餐居亦异。"《伤寒微旨论》云："且仲景《伤寒例》曰：桂枝下咽，阳盛则毙，承气入胃，阴盛乃亡。"明·方有执等人据黄仲理《伤寒类证》之说，认为《伤寒例》为王叔和所伪撰，当予以删除。之后从之

者、反对者蜂起。概括起来不外以下几种。

主张全文删削　最早提出的是方有执，认为"仿例而行，仲景之道反愈晦"，因而提出"伪不容有，无之可也。既应无之，削之可也，故从削"。但《伤寒例》是何人所作，方氏认为可能是成无己，这是一种推测。后世同意方氏删削的医家较多，但对《伤寒例》的作者一致肯定是王叔和而非成无己。

主张逐条批驳　持此主张的以喻嘉言为代表，他认为方氏"削去叔和序例，大得尊经之旨"，但是全文删削，不若"取而驳正之"。赞同喻氏做法的是程郊倩，作"王叔和序例贬伪"逐条批驳，完全否定，一笔抹杀。

主张学习《伤寒论》，必须先学习《伤寒例》持此主张的先有闵芝庆，他说："伤寒之不明于天下，由不得其要领，而昧夫此例者众也。反谓仲景之道晦而不明，厄于此例可乎？"继有王朴庄，他把《伤寒例》划分为13章，前3章为《伤寒论》提纲，第4~9章发挥《内经》热病证治，后4章则为随笔杂记。"合诸章观之，语语皆本《内》《难》二经，精详审慎，为后学阶梯，凡读《伤寒论》者，不可不先读此例也。"

主张《伤寒例》不单是叔和之言，亦有仲景之辞　汪苓友说："仲景《伤寒论》其杂入叔和之论颇多……其例首有四时八节气候决病法，此实出仲景手述，非叔和所能道及。今读方、喻、程三家之书，知尊仲景也。独略仲景决病法而不裁，何昧昧也。愚以《伤寒例》原系仲景之书，其中有与《内经》相悖处，大都是叔和所撰。然叔和之言亦有可采处，学者须细心体认，则前人之得失迥然自出。"陆九芝据《外台秘要》于"伤寒之病，逐日浅深"一章之前有"王叔和曰"，推断此章之前均为仲景原文，此章以后，乃叔和之言。

②《伤寒例》的内容　宋本《伤寒论》中《伤寒例》的开首一段，列出"四时八节二十四气七十二候决病法"其下小字注云："二十四气，节有十二，中气有十二，五日为一候，气亦同，合七十二候，决病死生，此须洞解之也。"（成氏注解本无此部分）其下有"《阴阳大论》云"一段，又"土地温凉，高下不同"一段为《伤寒例》的第一部分。主要论述了天时、季节、气候、地土与伤寒时气病的关系。自"凡伤于寒而为病热"至"两感于寒者"为《伤寒例》的第二部分。主要根据《素问·热论》原文以释证候，在引证原文的基础上做了若干发挥。自"凡伤寒之病，多从风

寒得之"至篇末，是发挥《难经》及《内经》的治疗原则，讨论伤寒病的服药方法，疾病传变、转归等问题。从内容上来看，一部分明显引自《阴阳大论》，大部分来自《内经》《难经》。

考诸宋前文献对《伤寒例》的记载，在《外台秘要》引"《阴阳大论》云"一段，引文最后小字注云："仲景、病源、小品、千金同。"又引"伤寒之病逐日深浅"一段，前冠以王叔和曰，后小字注云："小品、千金同。"说明隋唐乃至于南北朝时期就认为部分原文为叔和之语。又据仲景《伤寒论》自序云："撰用《素问》《九卷》《八十一难》《阴阳大论》……"可知《阴阳大论》《内经》《难经》均为仲景作《伤寒杂病论》时所参考，因此，部分有关内容可能为仲景所论及。

③《伤寒例》遵从《素问·热论》而与《伤寒论》不同 《伤寒例》的观点遵从《素问·热论》，这一点可明显看出。自"凡伤于寒则为病热"至"若两感于寒者"一段末，文字几同于《素问·热论》。在病理上，重述《热论》"伤于寒则病热"，"两感于寒而病者必死"的原则。在辨证上除加了脉诊和由于气候、季节等因素的变证变病外，其他全为《素问·热论》的内容。在治疗上遵循《素问·热论》："其未满三日者，可汗而已；其已满三日者，可泄而已。"只是将针刺泄法，改为药物。

《伤寒例》和《伤寒论》有明显的不同。《伤寒例》宗《内经》论述的是热病，而《伤寒论》论述的是外感风寒而致的"伤寒"、"中风"等证的伤寒证。《伤寒例》分伤寒为伤寒（中而即病）、温病（不即病者，至春变为温病）、暑病（至夏变为暑病）、时行等。而《伤寒论》分伤寒、中风、温病、风温四种。其中温病不同于《伤寒例》中的温病，前者为"太阳病，发热而渴，不恶寒者，为温病"；后者为伏寒得春阳外发而致。

在六经辨证上，《伤寒论》与《伤寒例》不同。《伤寒例》宗《素问·热论》以经络为六经，皆为热证、实证。以阴阳为表里，三阳为表，三阴为里。在受病方面，日受一经，次序固定。《伤寒论》则以脏腑、经络、气化等生理功能的外在表现分六经。以三阳为表证、热证、实证；以三阴为里证、寒证、虚证。在临证上，据脉证而辨；在传变上，不固守日期和次序。

在治疗上，《伤寒论》不囿于汗下两法，含有汗、吐、下、和、温、清、消、补八法，只是仲景未明确提出而已。总之，《伤寒例》和《内经》

观点一致，含有古医书《阴阳大论》的内容，又多有叔和之语，其中亦有仲景之辞。

（3）与宋前传本的比较　《脉经》成书年代约公元242年，距《伤寒论》问世约30年。本书由晋至唐300多年流传不绝。至宋，林亿、高保衡等"考以《素问》《九墟》《灵枢》《太素》《难经》《甲乙》、仲景之书，并《千金方》及《翼》说脉之篇以校之，除其重复，补其脱漏，其篇第亦颇为改易，使以类相从，仍旧为十一卷，总九十七篇"。

《千金要方》《千金翼方》二书也被宋林亿校订过。现能见到人民卫生出版社影印江户医学影北宋本《千金要方》和人民卫生出版社影元大德丁未良月梅溪书院刻《千金翼方》本。因此，能窥宋校本原貌。林亿作《新校备急千金要方例》，言明校正情况。如例云："凡诸方论，咸出前古诸家，及唐代名医加减为用而各有效，今则遍寻诸家，有增损不同者，各显注于方下，庶后人用之，左右逢其原也。"《千金》伤寒部分可窥唐时《伤寒论》之原貌。

《外台秘要》18卷共收《张仲景伤寒论》（有的地方为《张仲景伤寒》等小字注语）222条，为《伤寒论》《金匮要略》二书的内容。其条文是按类收录，以证带条文，部分条文据《千金要方》所引而加以转引。

敦煌残卷本是1900年在甘肃省敦煌县莫高窟藏经洞内发现的。均为唐时手抄本，在编号为P.3287和S.202中有《辨脉法》《平脉法》《伤寒例》残卷，有极高的文献价值，可惜内容太少，不能窥其全豹。

①内容的比较　将宋本《伤寒论》和《脉经》《千金要方》《千金翼方》《外台秘要》中的《伤寒论》部分对照可以得知：第一，唐前的《伤寒论》条文不是按三阴三阳排列的。能见到最早按三阴三阳排列的是唐代孙思邈，并且是孙氏自己调整。在《千金翼方》卷9伤寒内容前有一小序，孙氏云："遂披伤寒大论，鸠集要妙，以为其方行之以来，未有不验。旧法方证，意义幽隐。"因此，"今以方证同条，比类相附。须有检讨，仓促易知。"孙氏不仅"方证同条"，而且按三阴三阳比类相附。考《千金要方》中的伤寒条文，是按"发汗汤第五"、"宜吐"、"宜下"等名篇，其篇下首为"例曰：大法春宜吐。凡服吐药，中病便止，不必尽剂也"等治疗大纲，下列属此法条文。将其与《脉经》相对照，体例、条文、次序二者相同，只是《千金要方》中条文远少于《脉经》。第二，伤寒宜忌部分，《千

金翼方》与《脉经》大同，二书远多于宋本伤寒论。说明宋本《伤寒论》又是在前人的基础上将可与不可诸篇条文逐渐加入三阴三阳篇中。第三，《脉经》本、《千金翼方》本均未有《伤寒例》内容。《伤寒例》的内容在《千金要方》卷9引有两处，一为转引《小品》引《阴阳大论》文，一为"王叔和曰：夫阳盛阴虚，汗之则死……"一段。此两段《外台秘要》均引用，后一段内容较孙氏为多，亦冠以王叔和曰。在敦煌残卷 P.3287 中有三段系《伤寒例》内容，其载云："仲景曰：《阴阳大论》云：凡伤寒之病，多从风寒始也"至"凡两感病俱作"一段末。三段前后衔接与宋本同。

②条文的比较　宋本《伤寒论》可与不可诸篇共有条文 291 条，绝大部分条文与三阴三阳中条文重复，只有少数条文不见于三阴三阳篇中，但在《脉经》卷 7 均能找到。《千金翼方》的伤寒宜忌部分共有 151 条，多数条文不出于三阴三阳篇中，只有少数有方条文与前重复。《脉经》卷 7 第 1~17 篇内除去热病条共有伤寒条文 340 余条。又从条文对比来看，《脉经·病可吐证第五》《千金翼方·宜吐第四》、宋本《辨可吐第十九》所载 7 条内容相同，与《金匮玉函经》本亦相同。在次序方面，仅《千金翼方》本第 6 条、第 7 条前后颠倒，其他均同。

例如：

太阳病，头痛发热，身体疼，腰痛，骨节疼痛，恶风，无汗而喘，属麻黄汤。(《脉经》) 太阳病，头痛发热，身疼，腰痛，骨节疼痛，恶风，无汗而喘者，麻黄汤主之。(《伤寒论》)

《脉经》中的体例为"属××汤"，而《伤寒论》中则为"××汤主之"。另外，现见《脉经》本中只列脉证、方名，未列方药组成及煎服方法。

《千金翼方》中的伤寒内容显然经过孙氏整理。孙氏列出三阴三阳篇，又以"方证同条，比类相附"进行编排。于太阳篇用力最大，以桂枝汤、麻黄汤、青龙汤为纲，列"太阳病用桂枝汤法第一"，"太阳病用麻黄汤法第二"，"太阳病用青龙汤法第三"，其下列主症、主方、加减证及加减方。三阴三阳篇的条文排列与宋本某些地方相同，但从整体来看，宋本较之《千金翼方》其内在结构的联系性和逻辑性更加严密。

③文字的比较　将《脉经》本、《千金翼方》本、宋本中的《伤寒论》

条文逐一对照，明显看出：一是宋本中没有的条文而《脉经》《千金翼方》中均载有，且内容一致。二是条文中的个别字，宋本中未有而此两本中出现，并且往往一致。三是宋本因避讳或其他原因改动的字而在此两本中保持原样。类似这种情况的例子极多，不能一一列出，在此例举以说明。

例如：大怒无刺、新内无刺等忌刺论述分别见于《千金翼方·忌刺十二》和《脉经·病不可刺证第十二》。宋本无。

宋本"桂枝加芍药生姜各一两人参三两新加汤"，《千金翼方》《脉经》均作"桂枝加芍药生姜人参汤"。凡宋本大便硬的"硬"字，《脉经》《千金翼方》中均作"坚"字。敦煌卷子 S.202 中亦作"坚"。

又将敦煌残卷与以上三个传本相比较，发现敦煌残卷中 S.202 等行文较之 P.3287 为艰涩，且 S.202 与《脉经》《千金翼方》多有相似之处。而 P.3287 行文流畅，条文、文字与宋本相似，二者似为一个流传系统。

由此可知，《脉经》本与《千金翼方》本多有相似之处，似为一个流传系统，而与宋本不同。就现有文献资料看，三阴三阳最早见于《千金翼方》。条文编次逐渐完善，条文之间的内在有机联系不断严密，六经辨证规律的体现越发明显。

2. 林亿等对《伤寒论》的校勘情况

嘉祐二年（1057），在翰林医官院的管理下，创设了"校正医书局"，历经 10 年，校定刊行了一些医书，其中，于治平二年（1065）刊行了《伤寒论》。

（1）林亿校勘《伤寒论》所用底本、参校本　历代伤寒学家一致认为，《伤寒论》所用底本是高继冲进献本，其根据为林亿校定《伤寒论·序》中云："开宝中，节度使高继冲曾编录进上。"经过考察，认为亦不能排除用其他《伤寒论》传本作底本的可能。高继冲为荆南国末主，在《新五代史》的《南平世家》、宋史中的《荆南高氏》、宋人著的《东都事略》中均有记载。其曾祖父高季兴于公元 924 年建立荆南国，经四传，于公元 962 年传位于高继冲，次年正月（963）为宋太祖赵匡胤所灭，封继冲为荆南节度使。自此，继冲进献金银珠宝乃至"宝装弓剑，绣旗帜"等以求自保。《宋史》共记其二月、十月两次进献之物，没有记载进献《伤寒论》。继冲死于开宝六年（973）。林亿云"开宝中"曾编录进上，献书可能是投宋太宗赵光义所好。宋王应鳞《玉海》卷 63 说："太宗留意医术，自潜邸得妙方千余首，太平兴国三年，诏医官院献经验方，合万余首。"太宗在《太平圣惠方》序中亦云："朕昔自潜邸，求集名方、异术、玄针，皆得其要，兼收得妙方千余首，无非亲验，并有准绳，贵在救民，祛除疾苦。"并在太平兴国三年（978）"诏医官院献经验方"。从时间上看，继冲献书为开宝年间（970 年左右），距太宗下诏收集仅七八年。据陈振孙《直斋书录解题》：《太平圣惠方》一书于"太平兴国七年（982）诏医官使尚药奉御王怀隐等编集，御制序文，淳化三年（992）书成。"马继兴亦认为，《太平圣惠方》卷 8 收录的为继冲所献《伤寒论》。

《太平圣惠方》首刊于淳化三年（992），据一般文献记载，明清两朝并未重刊。现行铅印本是 1958 年据北京现存四种手抄本为蓝本排印而成，底本为南宋刊本，因此，现行《太平圣惠方》基本保持了宋时原貌。将《太平圣惠方》卷 8 伤寒部分，与宋本相比较，不难发现二者在内容、条文上有较大的差别，并且，《太平圣惠方》本正如林亿序中云："其文理舛错，未尝考证。"如：

伤寒二日，阳明受病，阳明者，胃中寒是也，宜桂枝汤。（辨阳明病形证）

阳明病，口干，但漱水不欲咽，必鼻衄也，宜黄芩汤。（辨阳明病形证）

伤寒六日，厥阴受病，其脉微浮，为欲愈，不浮为未愈也。宜建中汤。（辨厥阴病形证）

另外，宋本中部分条文的小字夹注多来自《太平圣惠方》卷 8 中。如：
阳明之为病，胃家实一作寒是也。（《伤寒论》）

阳明者，胃中寒是也。（《太平圣惠方》）

阳明病，反无汗，而小便不利，二三日呕而咳，手足厥者，其必苦头痛。若不渴不呕，手足不厥者，头不痛。一云冬阳明。（《伤寒论》）

冬阳明反无汗，但小便不利，呕而咳，手足厥，其头必痛，宜建中汤。（《太平圣惠方》）

诸脉得数，动微弱者，不可发汗，发汗则大便难，腹中干一云小便难胞中干，胃燥而烦，其形相象，根本异源。（《伤寒论》）

凡诸动气，脉微弱者，皆不可发汗，汗则小便难，脬中干，烦躁也。

（《太平圣惠方》）

由此推知，继冲进献本可能为参校本，非为底本。

林亿校定时所用底本可能为《新唐书·艺文志》又增录的《伤寒杂病论》10卷本。此本一直藏于皇家书府，至宋仁宗景祐初元（1034），欧阳修等人为撰写《新唐书》"悉发秘府之藏"，才发现《伤寒杂病论》10卷本。钱超尘氏在《北宋校定〈伤寒论〉所据底本考》一文中考证甚详。另外，前文将宋本与《金匮玉函经》本、《脉经》本、《千金翼方》本、《太平圣惠方》本进行比较，发现《脉经》本、《千金翼方》本、《太平圣惠方》本、《金匮玉函经》本在内容、体例、个别特殊字上基本一致，似为同一流传系统，而与宋本《伤寒论》差别较大。

从避讳字上来考察也发现宋本与《脉经》本至《金匮玉函经》本的流传不同。它本均未避隋文帝杨坚之讳，惟有宋本改"坚"为"硬"。避杨坚之讳的宋本在隋朝校写或誊抄过。查《隋书·经籍志》，载有仲景书目为"梁有《张仲景辨伤寒》十卷，亡。《张仲景方》十五卷。《张仲景疗妇人方》二卷"。可见，隋时可能校写过《张仲景方》。隋朝去后魏不远，此书可能来源于高湛《养生论》所载的王叔和编次《张仲景方论》36卷本。

经隋校定过的《伤寒论》（是单纯《伤寒论》还是包括杂病部分不得而知）在唐代有流传，并且和《金匮玉函经》同时并传。在敦煌卷子中尚能见到两种载有《伤寒论》的残卷。一为编号 P.3287，存有《辨脉法》和《伤寒例》的部分内容的残卷。一为编号为 S.202，存有《辨脉法》的部分内容。将之与宋本《伤寒论》和《金匮玉函经》比较，则发现 P.3287 和宋本一致，而 S.202 与《金匮玉函经》属同一流传系统。例如，P.3287 避杨坚之讳，改坚为硬；而 S.202 则不避讳等等。另外，P.3287 与宋本亦有不同之处，可以应用残卷来校勘宋本。

（2）林亿校勘《伤寒论》的方法

①对校　所用对校本有继冲进献本、《伤寒论》其他单行本、《金匮玉函经》。兹举数例如下：

脉蔼蔼如车盖者，名曰阴结也。一云秋脉。

趺阳脉浮而涩……故知脾气不足，胃气虚也，以少阴脉弦而浮一作沉才见，此为调脉，故称如经也。

若反滑而数者，故当知屎脓也。《玉函》作溺。

阳明之为病，胃家实一作寒是也。《太平圣惠方》卷八实作寒。

②本校　林亿亦采用了本书前后互校的方法。例如：辨发汗吐下后脉证并治第二十二大黄黄连泻心汤：大黄二两，酒洗　黄芩一两　上两味以麻沸汤渍之，须臾绞去滓，分温再服。有黄芩，见第四卷中。又如：辨不可下病脉证并治第二十甘草泻心汤条方后注：有人参，见第四卷中。

⑧它校　采用了《千金翼方》《脉经》《仲景杂方》等书进行了校勘。例如：太阳病，发热恶寒，热多寒少，脉微弱者，此无阳也，不可发汗，宜桂枝二越婢一汤。（在此方之后，林亿等小字按云：）越婢汤方见《仲景杂方》中，《外台秘要》一云起婢汤。

少阴病，下利，脉微涩，呕而汗出，必数更衣，反少者，当温其上，灸之。《脉经》云灸厥阴可五十壮。

④理校　段玉裁曰："校书之难，非照本改字，不讹不漏，定其是非之难，所谓理校也。"林亿在校勘《伤寒论》时，或据别本，或据医理，订正是非多处，贡献极大。例如：

太阳病，项背强几几，反汗出恶风者，桂枝加葛根汤主之。方三。葛根四两　麻黄三两、去节　生姜三两、切　甘草二两、炙大枣十二枚　桂枝二两、去皮　臣亿等谨按，仲景本论，太阳中风自汗用桂枝，伤寒无汗用麻黄，今证云汗出恶风，而方中有麻黄，恐非本义也。第三卷有葛根汤证，云无汗恶风，正与此方同，是合用麻黄也。此云桂枝加葛根汤，恐是桂枝中但加葛根耳。

总之，林亿通过不同传本的对校，本书前后互校及它书参校，遇底本与它校本不同者，则加小字注明；于医理不通者，则小字加按语，广录别本所云，再以医理正之。校勘精当，忠于原貌，不擅改原文。

林亿校勘《伤寒论》贡献极大，首先，由于林亿校勘，《伤寒论》才得以以范本的形式流传至今。同时，因为《伤寒论》的刊刻印行，才使《伤寒论》的研究进入了兴盛时期。其次，保存了大量的宋前文献资料。

（二）宋金时期的其他《伤寒论》传本

宋金时期，除林亿校定的《伤寒论》和《金匮玉函经》外，尚有一些传本。有的是林亿校定的衍化本，有的则不是，现简介如下。

1.《太平圣惠方》本

《太平圣惠方》为太平兴国三年（978），宋政府组织医官收录各种医方进行编集，至淳化三年（992）撰成刊行。全书共100卷，内容包括医学各科。其中卷8~14论述伤寒证治。有关《伤寒论》内容集录于第8卷中，共25门，24论，方计50首。其编排体例：首为伤寒叙论，次为脉候、日数、六经形证以及可与不可诸篇，后为附方。卷8系为《伤寒论》古传本之一，可能为继冲进献本。其可与不可诸篇体例与《脉经》相类，与《千金翼方》相比，二者更为相似，似出同一流传体系。但二者在文字上亦有相当大的出入。如《千金翼方》每条之下有方者为"××汤主之"；而《太平圣惠方》卷8中均为"宜××汤"。《太平圣惠方》本的特点：一是保存了宋前《伤寒论》传本中的一些宋本中没有的处方。如神丹圆方、甘遂散方、六青散方。二是保存了宋前《伤寒论》存在而宋本中没有的条文、用方。例如：太阳与阳明病而不利，但呕者，宜葛根半夏汤（葛根、半夏、桂心、甘草、麻黄、赤芍）。阳明病，当心下坚满，不可下之，宜半夏汤（半夏、桂心、甘草）。三是《太平圣惠方》卷8伤寒内容可能以高继冲进献本作为底本进行收录，但在收录的过程中进行了加工改编。例如：卷8所附《伤寒论》处方的汤剂，在服药的剂型上均改为北宋官药局所通用的煮散法。另外，作为类书的特点是兼收并蓄各种医著中的同类内容，就其某一部分而言，可能以某一种书传本的内容为主，但也不能排除多种传本杂揉的可能。

2.《金匮玉函经》本

据马继兴考证认为，在六朝、隋、唐前后，《伤寒杂病论》古传本中有一名《金匮》的古传本，此即为《金匮要略》《金匮玉函经》的祖本。是否如此，难以详考。但《金匮玉函经》中文字，于《外台秘要》多处载有。如《外台秘要》引吴升的三家脚气论，所引"张仲景"条文，其内容基本与《金匮玉函经》同，而此段引文不见于今本《伤寒论》与《金匮要略》中。又《外台秘要》收录小柴胡汤及柴胡加芒硝汤条后有小字注云："出《玉函经》。"说明《金匮玉函经》在唐，甚至在唐前已有流传。另外，从条文、内容、体例来看，似与《脉经》本中的《伤寒论》同属《脉经》本流传体系。

《金匮玉函经》经后人校定刊行后，又于宋元祐年间及南宋刊印过，但流传并不广泛。现见本为清·康熙年间上海陈世杰据何焯手抄宋本的刻印本。他在重刻张仲景《金匮玉函经·序》中云："惜其讹脱者多，甚或不能以句，既无它本可校，乃博考众籍，以相证佐，补亡灭误，十得八九，稿凡数易，而始可读。"可见，现见《金匮玉函经》与林亿校勘本亦有差异。全书共分 8 卷，29 篇，115 个处方。前 6 卷以论为主，卷 1、2 为证治总例、辨痉湿暍、辨脉。卷 3、4 为三阴三阳病形证治、霍乱及阴阳易差后劳复。卷 5、6 为汗吐下诸可与不可。卷 7、8 为方药。条文编次、体例及内容与《千金翼方》大致相同，且二书均有柴胡加大黄芒硝桑螵蛸一方，宋本不载。《金匮玉函经》的特点：一是卷一证治总例中的释家之言，如地、火、风、水、四神、四气、四百四病。又有引仲景之语，如："张仲景曰：哀哉，蒸民！枉死者半。"显然，叙例为后人所加，其书亦为后人整理而成。二是方与证治相分。前 6 卷为证治条文，后 2 卷论方。

3.《圣济总录》中的《伤寒论》内容

宋徽宗政和年间（1111）诏集海内名医，并出御府所藏，开始编纂《圣济总录》。于政和七年（1117）颁行天下。之后，于金大定年间、元大德年间，均有再刊。《伤寒论》部分散见于卷 20~33 中，从文字、体例上看不同于宋本，也不同于《金匮玉函经》，似为宋代官方流传的另一种《伤寒论》传本。例如：治伤寒太阳头痛发热，身热腰痛，骨节疼痛，恶风无汗而喘者，宜麻黄汤方。

4. 成无己《注解伤寒论》本

成无己《注解伤寒论》刊行于皇统四年（1144），较治平本《伤寒论》晚 79 年，严器之为作序。其书行世后极受推崇，是系统注解《伤寒论》的第一家。第二次刊行为南宋乾道年间，金大定年间亦有刊本，明朝几度翻刻。现见为明汪济川的复宋刊本。吴勉学的《医统正脉全书》和清《四库全书》均据此收入。同时，日本尚有多种传本。成无己注解本的特点：一是卷首增"运气图说"1 卷。二是每条下有注文，每卷后增有释音。三是凡重出者删去。将宋本各卷中重出条文全部删除；只保留同名的一个处方，将宋本中 25 个加减方均从正文中删除；删除宋本可与不可篇中重出的全部条文；删除林亿及前人的若干校语。四是将《伤寒论》一部分大字文改为注文。

二、宋金时期《伤寒论》研究的学术特征

宋治平年间，林亿校定《伤寒论》，使《伤寒论》得以规范化。雕版印刷技术的发展，使《伤寒论》得以多次刊刻，广布流行。从而为此时期《伤寒论》研究的兴盛奠定了最基本的条件。该时期研究的主要学术特征有以下几方面。

（一）旁收博采，研究一切外感热病

1. 宋金时期的疾病流行情况与现存宋金时期主要伤寒论著的关系

据史书记载，宋金时期疫病的流行十分猖獗，大的流行50余次。北宋时期，疫病的流行不甚严重，因此，此时期的伤寒论著均大致囿于仲景之法，尽管已指出热药之害，但不甚强烈，只是如庞安时《伤寒总病论》所载："如桂枝汤，自西北二方居人，四时行之无不应验，自江淮间地偏暖处，唯冬及春可行之。自春末及夏至以前，桂枝、麻黄、青龙内宜黄芩也。自夏至以后，桂枝内必须随证增知母、大青、石膏、升麻辈取汗也。"朱肱著《南阳活人书》也是在辛温药中加入寒凉之剂，如治太阳中风用阳旦汤（桂枝汤内加黄芩）；治伤寒发热脉数用桂枝石膏汤（桂枝汤内加石膏、黄芩、栀子、干葛）。当然，此时期并非以温药为主治疗伤寒，对伤寒发斑已有了较为深刻的认识，如朱肱说："大抵发斑，不可用表药，表虚里实，若发其汗，重令开泄，更增斑烂也，皆当化斑汤或紫雪丹大妙。"到北宋末年，由于连年战争，疫病流行严重，故李子建《伤寒十劝》谆谆告诫："伤寒头痛又身热，便是阳证，不可服热药"；"伤寒当直攻毒气，不可补益。"至金，疫病流行猖獗，刘完素则直接提出："六经传受，自浅至深，皆是热证，非有阴寒之病。"大变仲景之法，开温病之先河。可见，宋金时期的疫病流行情况和此时期内研究《伤寒论》内容主旨脉络是一致的。

2. 宋金时期对伤寒概念的认识

伤寒一词，最早见于《内经》。《素问·热论》说："今夫热病者，皆

伤寒之类也。"又云："人之伤于寒也，则为病热。"《难经》将伤寒分为五类。张仲景《伤寒论》论述广义伤寒，同时，也规定了狭义伤寒的概念和范围。晋唐时期，伤寒概念纷杂丛出，如葛洪《肘后方》："伤寒、时行、温疫三名同一种尔。"《外台秘要》也论述了伤寒、天行、温病等证治。此时期的伤寒概念明显拓宽，但是，各狭义伤寒概念之间的区别却模糊不清。基于此，宋金时期的伤寒概念主要有以下两个特点。一是继承前人，认定伤寒是一切外感疾病的总称；二是勘定了伤寒名实。朱肱把伤寒的范围规定为：伤寒（狭义）、伤风、中暑、热病、温病、温疟、风温、温疫、中湿、湿温、痉病、温毒等12种，并且全面认真地勘定了伤寒名实，他认为："天下之事，名定而实辨，言顺而事成，又况伤寒之名，种种不同。"强调定名辨实。由此，宋金时期对伤寒的认识更加明确。

3. 以《内》《难》为宗发明仲景伤寒

以《内经》《难经》为基点，研究《伤寒论》是这一时期的一大特点。在病因上，悉遵《内经》"冬伤于寒"病因说，同时有所发展。如庞安时在叙论之首就援引《素问》云："冬三月，是谓闭藏，水冰地裂，无扰乎阳。"此时，若不知摄生，犯以寒毒，即时成病，名为伤寒；不即时成病，待春阳升发，因春温而变，名曰温病；因暑气而变，名曰热病；因八节虚风而变，名曰中风等等。在发病上，遵循《内经》伏气伤寒理论，又进一步进行了阐述。郭雍在《伤寒补亡论》中说："伤寒亦名热病者，何也？《素问》三十一篇说，热病者，皆伤寒之类也。"又曰："伤寒有五何也？《难经·五十八难》曰：伤寒有五，有中风，有伤寒，有湿温，有热病，有温病是也。何以一病而有五名也？雍曰：其病皆伤于寒，其为病皆热则一也。然而，有五名者，因四时之变气而言也……总而言之，则皆曰伤寒、曰热病。"遵《内经》伏寒病因说是宋金时期的一大特征。但是，宋金时期突破了《内经》"冬伤于寒"的理论，一是提出感受时邪、风、寒、暑、湿等邪气而均可即时而发病。二是不断认识新的致病因素，深化病因学说。例如"秽毒"说，刘完素在前人的基础之上对传染因子及传染途径的认识更加明确。

在发病上，《内经》强调人体的正邪关系，正气的强弱与否是发病的关键。宋金时期论述伤寒的发病时，提出正气虚弱是发病之本，但受邪之后疾病性质盖属实。将《内经》的正邪发病理论又向前推进了一步。《内经》尚强调季节因素，认为不同的季节有不同的多发病。如《素问·金匮真言论》中云："春善病鼽衄，仲夏善病胸胁，长夏善病洞泄寒中，秋善病风疟，冬善病痹厥。"宋金时期对伤寒发病的认识亦继承了《内经》这种思想，认为季节不同，伤寒的发病亦不同，并在治疗上根据不同的季节加减用药。韩祗和《伤寒微旨论》中对每一种证候都按立春到清明、清明至芒种、芒种至立秋分立三种不同的方剂进行治疗。根据不同时令制定不同的方剂，虽有些机械，但也有一定的道理。

地理环境不同对人体的影响不同，发病也不同。《素问·异法方宜论》中早有详论。宋金时期对伤寒的发病特别强调这一点。认为不同的地域，伤寒发病不同，治疗亦不同。如庞氏说："又一州之内，有山居者，为积阴之所，盛夏冰雪，其气寒，腠理闭，难伤于邪，其人寿。其有病者，多中风中寒之疾也。有平居者，为居积阳之所，严冬生草，其气温，腠理疏，易伤于邪，其人夭。其有病者，多中暑中湿之疾也。"南北气候亦是如此，故庞氏在治疗伤寒病"如桂枝汤，自西北二方居人，四时行之无不应验，自江淮间地偏暖处唯冬及春可行之"。地域不同，方治有异。

在辨证方面，多以《素问·热论篇》的三阴三阳条文作为辨证总纲。庞安时在《伤寒总病论》卷1中列伤寒太阳证、阳明证、少阳证、太阴证、少阴证、厥阴证的条文，而以每一证的条文之首均冠以《素问·热论》篇六经条文。

郭雍《伤寒补亡论》中的六经证治几乎全录仲景《伤寒论》原文，但在每一经证治之下均首列《素问·热论》篇六经条文，前冠以"仲景曰"。朱肱认为伤寒六经即是六条经络，他以《灵枢》中的经络循行部位、生理解释伤寒六经症状，其伤寒六经症状又多来自《素问·热论》篇中的六经热证。例如《南阳活人书》卷1曰："足太阳膀胱之经，从目内眦上头，连于风府，分为四道，下项，并正别脉上下六门道，以行于背，与身为经。太阳之经为诸阳主气，或中寒邪，必发热而恶寒，缘头项腰脊是太阳经所过处。今头项痛，身体痛，腰脊强，其脉尺寸俱浮者，故知太阳受病也。"朱氏将《伤寒论》中的证候以类证的方式进行阐述，再据六经循行部位、生理特点，判定其症状的性质、病位等情况。

宋金时期对《伤寒论》的研究著作中，包括了《伤寒论》的各种治法。但是，在理论上，仍囿于《内经》"前三日汗之"、"后三日下之"的汗下二途。韩祗和、朱肱、郭雍、刘完素等医家，在论述伤寒的治疗时都援引《素问·热论》的论述作为治疗伤寒的大法。如郭雍在《伤寒补亡论·六经统论》中说："三阳经络皆受其病，未入于脏，可汗而已"；"三阴皆受病，已入于腑者，可下而已。"韩祗和治伤寒亦主张汗下两途，但其对下法又有所发挥，提出"下不厌迟"说。《四库全书总目提要》云："其可下篇不立汤液，惟以早下为大戒，盖为气质羸弱者言。"韩氏认为："凡投下药，不得务急为胜。"恐攻下过早伤及正气，邪热入里。刘完素制三一承气汤，"通治三承气汤证，于效甚速而不加害"，扩大了三承气汤的治疗范围，打破了"下不厌迟"的旧框框。在用药方面，刘氏本《内经》"酸苦涌泄为阴"，善用寒凉，大变仲景之法。

4. 以《伤寒论》为主，阐明一切外感热病

宋金时期的有关伤寒论著，或为全录仲景原文，或以《伤寒论》方证为纲目，进行类方、类证、专题研究。总之，都是以《伤寒论》为主辨治外感热病，同时，又深感其不详，故在理论、证治等方面都予以补充。

（1）补充伤寒证治　对《伤寒论》中未提到的病名，未涉及到的方药进行补充。如《伤寒总病论》中补充了妊娠杂方、小儿伤寒证、天行温病、斑痘疮、时行寒疫等18类，90余方；《南阳活人书》增补妇人伤寒、产后伤寒、小儿疮疹以及痰证、虚烦、脚气等类伤寒证，并对庞氏所增加的条文无方者补进方药；《伤寒补亡论》增入诸血证，扩充类伤寒为14种，增加了瘴毒、雾气、毒虫、射工、水毒、酒病、痈疽、豌豆疮等证治。其次，增补了《伤寒论》中有证无方者。如庞安时补入时行、湿毒、湿证、暍证、暑病、风温、温疟、湿温等各证共20余方。朱肱又补热病、中暑、湿病、温疫、风温、风湿、温疟、痉病、温毒、两感伤寒各证共60余方。再次，增补了《伤寒论》中方证不全者。如庞安时对可发汗证、不可发汗证、可下证、发汗吐下后杂证、伤寒劳复、阴阳易证等增方60余首。朱肱对阳明、太阳、伤风、少阳、阴阳易、伤寒轻证、结胸、痞、呕、霍乱、哕、协热利、湿毒利等增方50余首。

（2）活用经方，补《伤寒论》未备之法　韩祗和指出："古今治伤寒无出于仲景方，仲景尚随证加减药味，量病而投之……今人医者，见古方中有加减，竟即依方用之；若方中无加减，竟不能更张毫厘，所谓胶柱也。"故而金元医家多灵活加减，运用经方。如庞安时应用麻黄、桂枝等方随节气、地域不同而加寒药，并对暑病表证，自制代桂枝并葛根汤（桂枝、芍药、知母、生姜、甘草、黄芩、葛根、大枣）、代麻黄汤（麻黄、桂枝、杏仁、知母、黄芩、甘草）、代青龙汤（麻黄、石膏、知母、桂枝、甘草、杏仁、生姜、大枣）等。郭雍亦指出："仲景伤寒所以不分妇人……学者皆可随病于男子药证中以意选用也。"刘完素则于大承气汤中加入甘草，名三一承气汤，通治可下诸证。另外，补仲景未备之法。一是辛凉解表法。庞安时应用桂枝石膏汤（石膏、栀子、生姜、桂枝、黄芩、甘草、升麻、葛根）治伤寒表热证，并说："凡发汗，以辛甘为主，复用此苦寒药者，何也？然辛甘者，折阴气而助阳气也，今热盛于表，故加苦以发之。"从而变辛温为辛凉。二是表里双解法。刘完素自制双解散，开表里双解之先河。三是清营凉血法。治伤寒鼻衄及吐血不尽，庞氏应用地黄汤（生地黄、牡丹皮、芍药、犀角屑）清营凉血。

（二）开创新法，探讨辨证施治规律

宋金时期的伤寒医家，一方面以《伤寒论》为主，遍收历代医药书中有关诊治伤寒的内容而补之；另一方面，对伤寒证治的规律进行深入探讨，开创了一些新的方法，如类方、类证、专题发挥、临床研究等。

1. 以方类证

以方类证的研究方法是按《伤寒论》之方编次条文，使方证相从，归纳证候类型，揭示方证之间的内在联系，进而进行比较的一种研究方法。此法唐代孙思邈首开其端，其在《千金翼方》中以"方证同条，比类相附"重新编次研究《伤寒论》。至宋，李柽的《伤寒要旨》亦用"列方于前，而类证于后"的方法进行研究。朱肱《南阳活人书》卷12、15按方编次条文，清代名医徐灵胎说："前宋朱肱《活人书》亦曾汇治法于方后，但方不分类，而又无所发明，故阅之终不得其要。"尽管如此，徐氏十分推崇朱肱，认为"大有功于仲景者，《活人书》为第一"。

（1）李柽的《伤寒要旨》 李柽，南宋医家，著《伤寒要旨》2卷，刊行于宋乾道七年（1171）。现能见到宋代原刊本（有残缺）。李氏的以方类

证研究，是将《伤寒论》中的方剂列于前，然后将《伤寒论》中有关条文列于后，打破三阴三阳的排列顺序。如五苓散下列七证、四逆汤下列十三证等。正如《直斋书录解题》云："列方于前，而类证于后，皆不外仲景。"

（2）朱肱的《南阳活人书》 朱肱的以方类证研究并非如徐大椿所言"方不分类"，而是不如徐氏将《伤寒论》之方分为十三类明确罢了。在《南阳活人书》中能明显地看出其分类情况，如桂枝汤（类）、麻黄汤（类）、柴胡汤（类）等，前列主方主证，在主方之下将《伤寒论》中所有主方所治条文皆按六经次序排列于其下，后列加减方证。不能类分之方剂，多以《伤寒论》中原处位置列于方前，述证于后。如桂枝汤（类）：在其下列桂枝汤主治条文24条，之后列桂枝汤方药组成、煎服方法，再次列加减方证。共有桂枝麻黄各半汤、桂枝二麻黄一汤、桂枝加桂汤、桂枝加附子汤、桂枝去芍药加附子汤、桂枝去桂加茯苓白术汤、桂枝去芍药加蜀漆龙骨牡蛎救逆汤、桂枝加芍药生姜人参新加汤、桂枝加芍药汤、桂枝加大黄汤、桂枝甘草龙骨牡蛎汤、桂枝甘草汤、桂枝人参汤、桂附汤、桂枝加葛根汤、桂枝加厚朴杏子汤18个加减方。朱肱打破了《伤寒论》六经条文原有的排列顺序，将《伤寒论》中凡以桂枝为首的汤证，皆列于桂枝汤方证之下，其缺点是，明显不属于桂枝汤类的方剂，如桂枝甘草汤、桂枝人参汤、桂附汤等均列其下，这样，对于类方，揭示同类方之间的内在联系易于造成混乱。

（3）《通真子伤寒括要》的以方统证 刘元宾《通真子伤寒括要》是按照以方统证进行编次的。共采《伤寒论》要方31首，有桂枝汤证、桂枝芍药汤证等。最后为犀角散证，此证为刘氏所加。刘氏的编排方法是以方证取名，下汇聚《伤寒论》中同方证条文，后示方剂。如桂枝汤证，下有《伤寒论》中桂枝汤所治条文15条，后有桂枝汤方药组成及煎服法。

宋金时期的以方类证研究尽管略显粗浅，但对后世影响很大。首先归纳了证候类型。疾病所表现的症状千差万别，不管病在何经，出现何种症状，只要症状所揭示的病理机制一致，为同一证候类型，即为同一方剂所治之证。其次揭示了方证之间的内在联系。正如柯琴所言："仲景制方，不拘病之命名，惟求证之切当，当其机，得其情，凡中风、伤寒、杂病，宜主某方，随手拈来，无不活法。"方之于证，惟求对应切当，方剂作为治法的体现，是针对证候而定，证候又揭示了疾病发展某一阶段的病理本质。故而疾病不同，若表现出相同的证候，即应用同一方剂。再次，揭示了某一类方剂之间的内在联系及区别。一类方剂均由某一主方化裁而来，其所治证候病理本质相类，在病理本质上有着共性，因此，可据一方灵活化裁，加减应用。

2. 类证研究

类证研究是以《伤寒论》中主症（症状）为核心，归纳汇集具有同一方证的条文，通过分析、比较、综合，从而进行界定、鉴别证候（症状），揭示仲景辨证规律的一种辨证方法。此法首见于宋·刘元宾的《伤寒括要》，之后有朱肱的《伤寒百问》、成无己的《伤寒明理论》，金·宋云公以表解的形式作《伤寒类证》，明清以降，众多医家均采用此法，大大丰富和发展了这一研究方法。古时证症混用，加之历史的局限，对疾病各层次的认识并不十分深刻，即使疾病也常用一组症状来概括。宋金时期类证研究贡献最大的为朱肱、成无己。

（1）朱肱《伤寒百问》中的类证研究　朱肱《伤寒百问》包含了各种层次的证，其中既有《伤寒论》中具体症状和证候，又有广义伤寒下的各种病以及类伤寒证。他从疾病、证候、症状三个层次进行了研究。

①疾病层次　首先辨广义伤寒下的各病。强调定名辨实，他说："天下之事，名定而实辨，言顺则事成，又况伤寒之名，种种不同，若识其名，纵有差失，功有深浅，效有迟速尔。"他将伤寒、伤风、热病、中暑、温病、温疟、风温、温疫、中湿、湿温、痉病、温毒十二种广义伤寒下的疾病，类列一处，列以症状、病名、治疗用方。其次，辨类伤寒证。将痰证、食积、虚烦、脚气汇集一处，与伤寒鉴别，他说："痰证、食积、虚烦、脚气与伤寒相似，实非伤寒也。所谓朱紫相陵，玉石不分。"故列一处，以辨识伤寒与类伤寒证。朱肱对疾病层次的辨识主要从三个方面进行：一是定名与辨实。脉证与病因统一是定名的关键。例如，温病病人首见"发热，恶寒，头疼，身体痛，其脉浮紧"之证，此是因"春暖之气所发"。所以，朱肱说："春月伤寒谓之温病。冬伤于寒，轻者夏至以前发为温病，盖因春温暖之气而发也。"又如，"一身尽痛，发热身黄，小便不利，大便反快者，此名中湿也，风雨袭虚，山泽蒸气，人多中湿，湿流关

节，须身体烦痛，其脉沉缓为中湿。"可见朱肱是以证名病，以初发的证候为依据，结合病因进行认识，实质上是疾病过程中的一个阶段。因此，辨实亦即辨此证候的病理本质。如湿温之"实"，为"湿热相薄"；风湿之"实"为"风气与湿气相薄"。二是辨证与辨病。所辨出的"实"，即为所名疾病的病理基础，"因名识病"即通过病名就可抓着疾病的本质，确立病名，抓着病之"实"。反过来，又以病统证，将《伤寒论》中所有病理本质有共通性的条文类列于下，使之成为一体，将辨证辨病有机地结合起来。例如，伤寒（狭义）病名下有《伤寒论》条文证治4条，其病理本质均为"寒闭肌表"，但又各自不同，轻者只与桂枝麻黄各半汤；证轻脉弱者用桂枝二越婢一汤。三是类伤寒病的鉴别。对于类伤寒与伤寒的鉴别，首先指明病理本质不同，如云痰证的恶寒发热，恶风自汗为中脘有痰所致。另外，指出特异证的重要性。"中脘有痰，亦令人憎寒，发热，胸膈痞满，有类伤寒，但头不痛，项不强为异"。"头痛、项强"即为伤寒的特殊症状。

　　②证候层次　在证候层次，朱肱主要研究了伤寒的基本证候、《伤寒论》中特殊命名的证候和固定汤证。基本证候是指辨治伤寒的最一般的纲领证候。朱肱把表里阴阳作为基本证候，汇列一处，并指出辨识这些证候的重要性。他说："治伤寒须辨表里，表里不分，汗下差误，古人所以云桂枝下咽，阳盛则毙；承气入胃，阴盛以亡。"又云"治伤寒须识阴阳二证"，阳证似阴，阴证似阳，阴阳格拒，稍有差误，则性命危殆。他明确界定了"表证"、"里证"、"阴证"、"阳证"的概念。对《伤寒论》中结胸、痞之类仲景给予特殊命名的证候，朱氏首以仲景原义予以界定命名，次解释其病机，下列《伤寒论》中属于此证的所有条文（个别证下有仲景以外的属于此类证治的条文），明确其证治。例如结胸一证，他说："心下紧满，按之石硬而痛，此名结胸也。"他解释结胸的机理说："伤寒本无结胸，应身热下之早，热气乘虚而入，痞结不散，便成结胸。"之后，列大结胸、小结胸、水结胸等诸条文，明其证治。仲景《伤寒论》往往方证同条，因此，形成了一种方证相对的固定形式。据此，后世医家多以方名证。例如，麻黄汤证、桂枝汤证、真武汤证等。朱氏在《伤寒百问》中将其列出，并和其他类似汤证进行鉴别。例如真武汤证，朱氏将其归纳为："大凡发汗过多，即身𥆧动振摇，虚羸之人微发汗，便有此证，俱宜服真武

汤。"将真武汤归为汗后伤阳身𥆧动之证型。同时，又将真武汤证与心脾阳虚所致的水气上冲的茯苓桂枝白术甘草汤证相鉴别。

③症状层次　症状是构成证候的最基本单位，它不象证候和疾病那样有一定的固定结构，单据一个症状不能定其病位病性以及正邪消长情况，必须参合其他脉证，方能定其属性和处方。把具有同一性质的一类症状并列一处，然后掺合其他脉证逐条分析，既可揭示出同一类证之间的差别及其病理本质，又可辨识某一症的不同属证型。例如，在论发热一卷中，朱肱将发热、热多寒少、潮热、伤寒似疟、汗后寒热、汗后仍发热、下后热不退统于发热一项，然后再逐条分析。如往来寒热条下说："往来寒热有三证，小柴胡汤、大柴胡汤、柴胡桂枝干姜汤。"分列三证证治，可谓层次分明。

朱氏从疾病、证候、症状三个层次进行分析，建立了三级类证形式，对疾病、证候的鉴别贡献极大。但早期的类证总有其不完善性。以证名病，将疾病以证的形式表现出来，其本身就不全面。另外，其类证形式多为方证条文的排列，在疾病、证候的病理本质上探讨较少，缺乏深度，并且也没有形成类证鉴别体系。尽管如此，朱氏类证研究的贡献及对后世影响仍然较大。

（2）成无己《伤寒明理论》的类证研究　《伤寒明理论》将《伤寒论》中50个核心症进行辨析，其目的正如严器之序中云："旨在定体、分形析证，若同而异者明之，似是而非者辨之。"成氏从分形析证两个方面进行研究，其类证研究更加条理化、规范化、系统化，可谓类证研究之典范。

①定体　所谓定体，即阐明病象、鉴别疑似证，以界定症状的内涵，揭示症状的病理本质。例如，在《伤寒明理论·发热第一》中说："发热者，谓怫怫然发于皮肤之间，熇熇然散而成热者是也。"又如恶寒，他说："惟其风寒客于营卫，则洒淅然恶寒也；惟其营卫之受风寒，则啬啬然不欲舒也。"在确定病象之后，便鉴别疑似证。如发热与潮热、寒热、烦躁相鉴别，他说："与潮热、寒热若同而异，与烦躁相类而非。烦躁者在内者也。潮热之热，有时而热，不失其时；寒热之热，寒已而热，相继而发；至于发热，则无时而发也。"其对恶风、恶寒亦鉴别精细，揭示了每个症状的基本特征。如云恶风，见风则恶，若居密室之内，帏帐之中，则坦然自舒也。至于恶寒，则待风而寒，虽身大热但不欲去衣，甚至向火覆

被不能遏其寒；而寒热之寒，是寒热更作，热至则寒无。再次，揭示了病证的病位及其病理。如恶寒一证，他说："恶寒一切属表，虽是里证悉俱，而微恶寒者，亦是表未解也。"其病机为"风寒客于营卫之中也"。成氏对于症状的界定，从描述病象、鉴别证候、病理本质三个方面着手，这样，每一个症状都一目了然，有了极为清晰的含义和界限，使人们能更清晰地把握每一个症状。

②析证　证即证候类型。析证即根据症状的轻重，参合兼证、脉象等来确立证候类型，明确证候病机，继而确定治疗原则和所用方药。单纯一个症状并不能判定证候类型，成氏以症为纲，汇集具有同一症状的证候，排列一处，进行鉴别。如辨无汗有伤寒在表及邪行于里、水饮内蓄及亡血久虚等不同证候。认为表证无汗乃寒邪袭表，"腠理闭也"。邪气在里无汗，则因"邪气内传，不外熏发"所致；其水饮内蓄者，因"水饮散而为津液，津液布渗而为汗，即水饮内蓄而不行，则津液不足而无汗"；至于亡阳久虚，则因于"诸阳为津液之主，阳虚则津液虚少故无汗"。这样，从主症和兼症的内在联系上，分析出不同证候的内在病机，确立证候类型，进而确立治疗原则和所用方药。成氏采用了多种方法进行析证，在《伤寒明理论》中有充分的体现，归纳起来有动态析证法、层次析证法、横向析证法三种。析证的目的是为了鉴别证候，确立证候，提高临床诊断的正确率。成氏的类证研究，将证的鉴别更加系统化、完善化，其析证的方法和步骤亦为后世鉴别诊断的楷模，对中医证候鉴别诊断学的形成和发展贡献极大。

3. 专题发挥

宋前的《伤寒论》研究，或为收集整理，或为编次条文，没有对《伤寒论》中某些问题作一专题研究。各种专题研究的方法首见于宋代。早期有韩祗和的《伤寒微旨论》，之后，庞安时、朱肱、许叔微、成无己、郭雍、刘完素等均对《伤寒论》中的原文或某一命题引伸提炼，申述自己的观点，从理法方药各个方面进行探讨，因而，对《伤寒论》辨证规律的理解更为深刻，在广度和深度上不断拓展。

宋金时期设立专题研究最有代表意义的为韩祗和和许叔微。韩祗和著《伤寒微旨论》两卷，分伤寒源篇、伤寒平脉篇、辨脉篇、阴阳盛虚篇、治病随证加减药篇、用药逆篇、可汗篇、可下篇、总汗下篇、辨汗下药力轻重篇、温中篇、小大便篇、蓄血证篇、阴黄证篇、劳复证篇15个专题，既有理法方药的专题研究，又有脉证的探讨，确能阐述伤寒奥旨，发明仲景未尽之意。惜其书曾经亡佚，据《四库全书总目》载："原本久佚，今采掇荟萃，复成完帙，谨依原目，厘为上下两卷。"许氏《伤寒发微论》亦为两卷，共22论。首论伤寒72证候，其次是许氏学习以及体会的札记。有桂枝汤用赤白芍论、伤寒慎用圆（丸）子论、伤寒以真气为主论、动脉阴阳不同论等等。对有关伤寒病的证候、脉象、治法以及用药等诸方面进行论述。论理精深，深得仲景心法。诚如汪琥所云："此皆发明仲景微奥之旨，书名发微，称其实也。"

　　另外，一些医家不仅对《伤寒论》中的内容列专题进行研究，而且于《伤寒论》之外，属伤寒学的内容亦列专题进行探讨之。例如，庞安时《伤寒总病论》中尚有暑病、时行寒疫、天行温病、小儿伤寒等专题。朱肱《南阳活人书》中亦设有妇人伤寒、小儿疮疹等专题。郭雍、刘完素等均列专题进行研究，丰富和发展了仲景《伤寒论》的内容，在更深和更广的角度探讨了伤寒的辨证施治规律。

4. 病案分析法

　　我国古代文献中所见到的最早的病案是西汉淳于意的"诊籍"。但应用病案分析方法研究《伤寒论》者，首见于许叔微。许氏在《伤寒九十论》中应用病案分析的方法论述了《伤寒论》中的90个方证，既有成功病例记载，又有失败的病例。其论述方法是，首先以《伤寒论》中的方证作为标题，其次叙述病例，再以《伤寒论》《内经》理论进行分析。其特点一是以《伤寒论》条文作为准绳，分析得出证候类型，再投以方药。如许氏所记羽流将军病，其初往来寒热，心烦喜呕，他医与小柴胡汤。许氏诊之脉洪大而实，云此为"热结在里"，属大柴胡汤证。他说："仲景云：伤寒十余日，热结在里，往来寒热者，与大柴胡汤。"与大柴胡汤两剂而愈。二是以辨证施治为准则灵活应用仲景法。如《伤寒论·麻黄汤证》载一病人患伤寒，其证见"发热、头痛、烦渴，脉虽浮数无力，自尺以下不至"。许氏诊为"虽麻黄证，而尺迟弱"，于是遵仲景"尺中迟者，营气不足，血气微少，未可发汗"，先投以建中汤加当归、黄芪调中补虚。"及六、七日，脉迟方应，遂投以麻黄汤"，汗出而愈。三是充分收集脉证，注重细微差别在辨证中的作用。脉证资料的充分详实是鉴别诊断的基础，但特殊症状又能反映出疾病的更深层病机。许氏诊治一病人，伤寒数日，身热，头痛恶风，大便不通，脐腹胀膨，他医或认为大承气汤证，或认为小承气汤证，或欲用蜜导。许氏又问其小便，诊其脉，见有"小便频数"，"六脉下及趺阳脉浮而涩"，定为脾约证，投以麻子仁丸而愈。

（三）探微索隐，重视理论研究

宋前的书籍主要靠传抄，因此仲景《伤寒论》的传播并不广泛。《伤寒论》的研究仅仅限于转录、汇集、编次整理，宋代方迎来《伤寒论》研究的兴盛，在理论上取得了重大突破。

1. 温病新感病因理论

在病因上，对温病病因提出新感病因说。温病是广义伤寒病的一种，《伤寒论》说："太阳病，发热而渴，不恶寒者，为温病。"温病的记载最早见于《内经》，认为是伏邪为病。《伤寒例》引《阴阳大论》之文说："冬月伤寒不即发者，寒毒藏于肌肤，至春发为温病，至夏发为暑病。"此说遂为多数医家所宗。郭雍对此提出异议，他认为温病既有伏邪而发，又有新感温病。他说："冬伤于寒，至春发者，谓之温病；冬不伤寒，至春自感风寒温气为病者，亦谓之温；及春有非节之气中人为疫者，亦谓之温。"至春自感温气为病，显然是新感温病，不唯此，春有非节之气而致的传染病，也称为温病。并明确指出伏邪、新感风温之气、新感非节之气，"三者之温，自有不同。"在郭雍之前，许叔微对风温的论述亦从新感立论，他认为仲景《伤寒论》中之风温，"大抵温气大行，更感风邪则有是证，今当春夏病此者多，医作伤寒漏风治之，非也。"显然，许氏的风温病因是指新感而言。

2. 对病机理论的阐发

伏气伤寒说导致了宋金时期对伤寒入里化热理论的阐发。此说首见于《内经》。《伤寒例》引《阴阳大论》文又有发挥。认为冬季伤于"寒毒"，即发者为伤寒，不即发者寒毒藏于肌肤，至来年春夏再发为温病、暑病。宋金时期的伏气伤寒病机论多源于此而又有所发挥。韩祗和在《伤寒微旨论》中首揭《伤寒病源》，认为伤寒病源，源于阳气内郁结。他说："夫伤寒之病，医者多不审察病之本源，但只云病伤寒，即不知其始之阳气内郁结。"又云："伤寒之病，本于内伏之阳为患也。"立春之前，寒毒伤人，传于内之脏腑，内伏之阳为寒毒所折，深藏于骨髓之间，应时不得宣畅，轻者得春阳之气，伏阳得发；其重者遇夏天炎热之气，伏阳不得停留。或阳气为外邪所引而发泄。韩氏的内伏阳气学说较前人更加详明。一是揭示了内伏之阳所形成阳热火旺的体质是伤寒发病之本；二是为伤寒转化为热病找到了理论根据，从而指导临床用药；三是启迪完素，进一步完善阳热怫郁理论。刘氏将这种病理过程分为三个阶段。首先是玄府闭塞。外感风寒之邪，首致玄府闭塞，其原因是"寒能收引"。玄府即汗孔，为气机出入的门户，寒邪袭表，导致玄府闭塞，气机不能通畅为伤寒初始病机。其次为阳气怫郁。外邪侵袭人体，玄府闭塞，气机不畅，阳气被郁不能外达。一方面由于机体的自我调控机制的作用，调动体内阳气趋于体表与外邪抗争；另一方面，由于玄府闭塞，阳气出于体表，必然形成郁结肌腠的病理变化。正如刘氏所说："寒主闭藏，而腠理闭密，阳气怫郁，不能通畅，怫然内作，故身燥而无汗。"再次为郁而化热。刘氏认为伤寒病热的来源，主要由郁而致，他以自然界为喻，说："水本寒，寒极则水冰如地，而冰下之水反不寒也，冰厚则水温，即闭藏之道也。或大雪加冰，闭藏之甚，则水大温而鱼乃死矣。"寒邪侵袭人体而病热亦是这个道理，"盖寒伤皮毛，阳气怫郁不能通畅，则为热也"。由此，刘氏系统地阐发了伤寒病热的整个病理过程。

3. 阐发辨证理论

辨证施治是中医理论的核心，也是《伤寒论》精髓。宋金时期着眼于辨证施治规律的探讨。除了应用类证、类方、专题发挥、临床病案分析研究《伤寒论》辨证施治规律外，尚从六经、八纲、三纲鼎立等方面进行探讨。

（1）以经络论三阴三阳，重视经络辨证　早期的《伤寒论》传本中没有六经之词。林亿校定《伤寒论》亦是"辨太阳病"、"辨阳明病"等，也只是言及三阴三阳病，而不说六经。自朱肱以经络辨伤寒，认为伤寒是"足太阳膀胱经受病也"、"足阳明胃经受病也"等。之后，医家论述三阴三阳不再说三阴三阳病，而是说六经病。以经络论伤寒不是朱氏独创，其首见于《素问·热论》："伤寒一日，巨阳受之，故头项痛，腰脊强；二日阳明受之……"朱肱据此认为《伤寒论》中所言太阳、阳明、少阳、太阴、少阴、厥阴之病，是足三阴三阳的经络为病。他在《活人书》序中云："张长沙《伤寒论》其言奥雅，非精于经络不能晓会。"又云："治伤寒先须识经络，不识经络，触目冥行，不知邪气之所在。"十分强调经络辨证。用经络辨治伤寒，在宋代早期，韩祗和不仅认为三阴三阳即是六经，而且认为伤寒受病只受于足三阴三阳，而不传手三阴三阳。他从理论上进行阐述说："人之生也，禀天地阴阳气，身半以上同天之阳，身半以下同地之阴，或四时有不常之气，阳邪为病则伤于手经也；阴邪为病则伤于足经也。故寒毒之气中于足经也。"此足以说明韩氏认为《伤寒论》中三阴三阳即是六经。以经络辨治伤寒的目的在于揭示三阴三阳方证的本质，找出理论上的依据。首先，朱肱用之六条经络循行及生理特点，来解释三阴三阳的发病、证候及转归机理。把伤寒的症状，用经络的生理及循行部位来揭示，目的是归纳证候类型。因此，他十分强调辨识经络，只有辨识经络，才能正确地判定证候和症状的归属。若不识经络，触途冥行，往往病在太阳，反攻少阴，寒邪未除，正气受伤。其次，朱肱在充分认识六经循行及生理特点的基础上，将《素问·热论》的六经病证与《伤寒论》中所载证候相结合，总结出辨六经病的证候指征，列于卷首，作为纲领证，并绘图说明经络的循行情况。再次，运用经络学说判定证候和症状的归属。证候是由一组有特定联系的症状构成，如发热恶寒、头项痛、腰脊强这组症状均与太阳膀胱经有关。足太阳膀胱经主表，风寒袭表，腠理闭密，正邪交争而发热恶寒，腰脊头项为太阳经循行之处，风寒袭表，太阳经脉不利，则头项痛、腰脊强。由此可以判定证候的归属，确立证候类型。单个具体症状无法判定其归属，但朱氏参以其他脉症，判定其病在何经。如朱肱辨识身痛一证时说："太阳、少阴、厥阴皆有身体痛，当以外证与脉别之。"太阳身痛有表未解和脉浮紧；阴证身体痛有自利脉沉等。另外，根据能反映其病理本质的特异症状定其归属。如云："发热而恶寒者，属太阳也。"朱氏从太阳经的生理特点进行解释说："盖太阳主气，以温皮肤分肉，寒气留于外，皮肤致密，则寒栗而发热也。"这样，上升到理论上辨析证候，从更深的层次上揭示其证候本质，进而探讨其辨证施治规律。

总之，伤寒六经方证的本质是《伤寒论》的关键。朱肱从经络的角度提出来讨论，开拓了后世医家研究《伤寒论》的思路，从此，后世医家纷纷对六经的实质进行探讨，展开争鸣。

（2）探索八纲辨证　在《伤寒论》中蕴有八纲辨证的内容，但并没有提出八纲辨证。宋金时期某些医家着意于阴阳、表里、虚实的阐发，虽未形成八纲辨证体系，却已蕴育了八纲辨证的雏形，为后世八纲辨证的形成奠定了良好的基础。朱肱论治伤寒重表里辨证。一是辨表里。朱肱云："治伤寒须辨表里，表里不分，汗下差误，古人所以云：桂枝下咽，阳盛则毙，承气入胃，阴盛以亡。"伤寒有表证、有里证、有半表半里证、有表里俱见证、有表热里寒证、有表寒里热证等。在治疗上有宜汗、有宜和解、有宜先解表后攻里，因此，应当仔细分辨。另外，他对同一症状的表里辨证有较为深刻的阐述。如发热一证，均是发热，身热不渴为表有热；厥而脉滑为里有热。表有热用小柴胡加桂主之，里有热用白虎加人参汤主之。可见，表里辨证不能仅仅以某种症状为依据，必须全面分析。二是辨阴阳。朱氏说："治伤寒须识阴阳二证。""阳候多语，阴证无声；阳病则旦静，阴病则夜宁；阳虚则暮乱，阴虚则夜争。"阴阳消息，症状各异。朱氏不仅重视一般阴阳证的鉴别，而且尤重视疑似证的鉴别。他认为阳证似阴，阴证似阳，似是而实非，若同而迥异，辨识不清，则性命立迫。如身微热，烦躁面赤，脉沉而微，此名阴证似阳。若不察脉，误为实热，反与凉药，则气消而成大病。又手足逆冷，而大便秘结，小便短赤，或大便色黑，脉沉而滑，此名阳证似阴。在表里阴阳辨证的过程中，朱肱十分重视脉象。他认为："大抵问而知之以观其外，切而知之以察其内，证之与脉不可偏废。"又云："苟知浮、芤、滑、实、弦、紧、洪属于表；迟、缓、微、涩、沉、伏、濡、弱属于里。表里内外，阴阳消息，以经处之，亦过半矣。"尤其是"阴极发躁，阳极似阴"，更当详辨脉象，才不至于有误。

许氏论治伤寒重表里虚实。他认为仲景《伤寒论》的辨证关键在于明表里虚实。他说："伤寒治法先要明表里虚实，能明此四字，则三百九十七法可坐而定也。"可见，在繁杂的伤寒辨证中，许氏以"表里虚实"四字，作为一种提纲挈领的辨证方法。他对表里虚实的辨证注重脉证合参，在《伤寒百证歌·表里虚实歌》中说："脉浮而缓表中虚，有汗恶风腠理疏。浮紧而涩表却实，恶寒无汗体焚如。脉沉无力表虚证，四逆理中为对病。沉而有力紧且实，柴胡承气宜相应。"可见，他是从脉象、症状的特点上进行辨析，从而确立表实证、表虚证、里实证、里虚证，归纳出证候类型。在治疗上"麻黄汤类为表实而设也，桂枝汤类为表虚而设也，里实承气之类，里虚四逆、理中之类"，设立相对方药。许氏的表里虚实辨证将阴阳寒热有机地结合起来。如《伤寒百证歌·恶寒歌》："恶寒发热在阳经，无热恶寒病发阴，阳宜发汗麻黄辈，阴宜温药理中宁。"将寒热阴阳表里联系起来进行探讨。另外，许氏还着重于疾病过程中表现出的阴阳表里寒热虚实错综复杂关系的辨析。他在《伤寒百证歌》中列有表里寒热、真热假寒、似里而实表、似表而实里、阳证似阴、阴证似阳等歌进行辨析，丰富发展了伤寒辨证理论。

（3）承前启后，阐发"三纲鼎立"《伤寒论·辨脉法》云："寸口脉浮而紧，浮则为风，紧则为寒，风则伤卫，寒则伤营，骨节烦疼，当发其汗也。"王叔和作《脉经》时，又将之收录到《脉经·卷七·辨可发汗证第二》中，在其条文下有"宜麻黄汤"三字，并非指桂枝汤、麻黄汤、青龙汤三证，而是麻黄汤一证。风伤卫、寒伤营、风寒俱中伤营卫是言麻黄汤证的病机。至唐，孙思邈在《千金翼方》中方将其列为桂枝汤、麻黄汤、青龙汤三证，他说："夫寻方之大意，不过三种，一则桂枝，二则麻黄，三则青龙。此之三方，疗伤寒不出之也。其柴胡等诸方，皆是汗吐下后不解之事，非是正对之法。"许氏正是在此基础上提出了"三纲鼎立"说，他在《伤寒百证歌·伤寒病证总类歌》中说："一则桂枝二麻黄，三则青龙如鼎立，精对无度立便安，何须更数交传日。"在此，许氏强调了方证相对，只要方证相对，不计其他，服之便安。"桂枝、麻黄、青龙皆表证发汗药，而桂枝治汗出恶风，麻黄治无汗恶寒，青龙治无汗而烦，三者皆欲微汗解。"许氏对方证之间的本质联系亦进行了揭示，他在《伤寒发微论·论桂枝麻黄青龙用药三证》中说："桂枝治中风，麻黄治伤寒，青龙治中风见寒脉，伤寒见风脉。"又以风伤卫、寒伤营来解释伤寒用桂枝汤、麻黄汤，他说："大抵二药皆发汗，而桂枝则发其卫之邪，麻黄并于营卫而治之，固有浅深也。"可见，许氏所言营卫，非营卫气血功能意义上的营卫，而是以营卫说明病邪的浅深。由以上可以看出，桂枝汤、麻黄汤二方证之间的本质联系及区别辨析准确透彻，而对青龙汤只流于一种"中风见寒脉"的表象认识，没有真正揭示寒邪闭表较甚内有郁热的病理本质。因此，临证难以抓着要领，认为"青龙一证尤难用，必须形证谛当，然后可行"，"以桂枝麻黄各半汤代之，盖慎之也。"其实是没有抓着方证之间的本质联系。

4. 对仲景理法方药的探讨

成无己《伤寒明理论》4 卷，前 3 卷言证，后 1 卷论方。后 1 卷又名《伤寒明理药方论》，于仲景 112 方内，择常用方 20 首进行阐发。人但知成氏首注伤寒，而鲜知其以仲景方发挥了《素问》的制方理论。成氏析方首先以证带方，方证结合进行辨证，进而确立处方大法，最后论方。所谓辨证，就是辨某方之证。成氏首录经文，作为辨方证的依据和准则，进而辨疑似证，以界定此方证。成氏从三个方面对仲景方药作了探讨。一是对仲景之方均以君臣佐使进行探讨。如桂枝汤，桂枝味辛性热用以为君；芍药味苦酸微寒，用以为臣；甘草味甘平，用以为佐；生姜味辛温，大枣味辛温，二物为使。又如半夏泻心汤，黄连、黄芩味苦寒，以黄连为君，黄芩为臣，以降阳升阴，半夏、干姜味辛温，故干姜、半夏为佐，甘草、人参、大枣补脾和中而为使。二是本之于药之性味，以《内》《难》理论作解释。例如温中健脾的理中丸，他说："人参味甘温，《内经》曰：脾欲缓，急食甘以缓之，缓中益脾必以甘为主，是以人参为君。白术味甘温，《内经》曰：脾恶湿，甘胜湿，温中胜湿必以甘为助，是以白术为臣。甘草甘平，《内经》曰：五味所入，甘先入脾，脾不足者，以甘补之，补中助脾，必先甘剂，是以甘草为佐。干姜味辛热，喜温而恶寒者，胃也。胃寒则中焦不治，《内经》曰：寒淫所胜，平以辛热，散寒温胃必以辛剂。"三是总结方之功用，以方验法。成氏在分析了半夏泻心汤的药物组成之后得出：中气得和，上下得通，阴阳得分，水升火降，则痞消热除。这样，方之功用合之于法，方证联为一体，将仲景制方之法剖析得淋漓尽致。成氏的《伤寒明理药方论》表面上看来是在论方，实则是以方带证，方证结合，探讨组方规律。首以君臣佐使剖析组方原则，其次强调治方之体、组方之用本之于药之气味，并且指出方证相合才能有效。成氏论方远超出论方的范围，实则探讨整个辨证施治过程和规律。其论方虽仅有 20 首，但对后世方剂学的形成和发展贡献极大。

（四）探讨温热、伤寒研究的变革

温病是广义伤寒的重要分支，对温热病的研究在《内经》时代就早已存在，并且存在着不同学说的争鸣。《伤寒论》中亦有不少条文论述温热证治。宋金时期对温热病的研究，虽然以伤寒统帅外感热病，立足于《伤寒论》探讨某些温热病的内容，但是，已经认识到《伤寒论》的局限性，如在用药上指出麻桂之难用，若应用麻桂之剂，需加黄芩、知母等寒药，同时，也认识到温热病所具有的特殊性，如新感温热病因、发斑、传染等。在此仅枚举斑痘疮、传染以及以火热论伤寒三个方面，简述温热病研究的内容以及伤寒研究的变革。

1. 斑与痘疮

宋金时期对斑已有深刻的认识，认为："病证属阳，误投热药，或当汗不汗，或当下不下，或汗下未解，阳热内燃，蒸溽外迫，热毒入胃，皆致发斑。"并且指出，发斑多见于胸腹。当时，对发斑的顺证和逆证亦认识较为深刻。若斑点小而稀疏，色常鲜红为顺证，易治。若如锦纹隐起，或初发色红，渐次微黯，良久黯又转甚，面色肌肉暗晦，是为逆证，其医治困难。在鉴别诊断方面，已能明确鉴别斑、痘疮和疹。郭雍在《伤寒补亡论》中云："斑与痘疮、隐疹实是三种。伤寒热病发斑谓之斑，其形如丹砂小点，终不成疮，退即消尽，不复有疮；温毒斑即成疮，古人谓毒热疮也。舍是又安得别有热毒一疮？后人谓豌豆疮，以其形似之也。温毒疮数种，豌豆疮（天花）则其毒之最者，其次水疱麻子（水痘）是也。又其次麸疮子（麻疹）是也。"同时，又对麸疮和隐疹（荨麻疹）进行了鉴别。郭氏认为麻疹的"麸皮不成疮，但退皮尔。以其不成疮，故俗谓之麸疮。又与隐疹不同，隐疹者，皮肤发痒，搔之则隐疹垄起，相连而出，终不成疮，不结脓水，亦不退皮，忽尔而生，忽尔而消，亦名风尸也。"可见，郭氏对斑与豌豆疮、水疱麻子、麸疮描述十分详细准确，其病机认识深刻。同时，又将麸疮与隐疹进行了明确的区分，这一点是宋前所没有的。晋之于隋唐，已有对疮疱的论述，但其言皆不甚详。宋金时期对痘疮已有了较深刻的认识。首先，在痘疮的成因上，认为与伤寒大异，"伤寒感至寒之气，温毒感冬温之气"，感温毒之气而成疮，又有豌豆疮、水疱麻子和麸疮三种。其次，对疮疱的临床表现也认识十分清楚，并且指出毒邪内陷的"倒靥"证。例如郭氏云：豌豆疮"脓胞生七日，方长灌脓成痂，然后愈……水疱（水疱麻子）生数日圆满水出则愈。麸疮则随出随焦，他处再出再焦，如是遍及全身。"其毒邪内陷的倒靥证，豌豆疮则色紫甚，脓血欲干；水疱麻子则色干不明；麸疹多才出忽不见。在治疗上，禁用寒凉大下，方用升麻汤、牛李子膏透发毒邪。

2. 伤寒传染论

《素问·刺法论》中说："五疫之至，皆相染易，无问大小，病状相似。"《伤寒例》中亦提出"时行之气"说，认识到四季气候的反常，引起某一种疾病，在某一季节内大面积的发生。隋唐之际，创造性地提出了"乖戾之气"，并指出人感之多相染易。在传播途径上提出了消化道传染的"食注"说。刘完素在前人的基础上将传染说又向前推进了一步，他特立《伤寒传染论》一篇专门论述，明确指出传染因子为"秽毒"，他说："夫伤寒传染之由，因闻大汗秽毒，以致神狂气乱，邪热暴甚于内，作发于外而为病也。"在传染途径上提出了呼吸和接触传染两途。前者主要因闻大汗秽毒，后者则因经常接触，"多染亲属，忧戚侍奉之人"。在前人消化道传染基础上，完善了传染病的传播途径。另外，刘氏十分重视传染的内在因素，他说："劳役者，由神气怯弱，易为变乱故也。"确立了治法、方药，并且指出"若误以热药解表，不惟不解，其病反甚而危殆也。"伤寒传染说对后世温病学理论的形成影响很大。

3. 以火热立论，论治伤寒

仲景《伤寒论》以寒立论，研究外感热病。但至刘完素却以火热立论，论治伤寒，大变仲景之法。尽管其研究的对象是伤寒，却实开温病之先河。为何完素主火热？究其因不外以下几个方面。第一，古今运气不同是伤寒变革的基础。北宋时期运气学说十分盛行，官方规定习医者学习《内经》而且考试运气。因此，经过数十年的提倡，《内经》理论以及运气学说渐成医生的指导思想，故而刘氏认为古今运气不同，用药当异。他说："余自制双解、通圣之剂，不遵仲景法桂枝、麻黄发表之药，非余自玄，理在其中也。故此一时，彼一时，奈五运六气有所更，世态居民有所变。"古今变动思想是完素变革伤寒的基础。第二，《内经》理论以及前人对温热病论述的影响。完素伤寒遵从《内经》，完全上承《内经》之旨，认为"伤寒汗病，经直言热病，而不言其有寒"。因此，他认为《伤寒论》中四逆、姜、附之热药非为伤寒而设，而是用治杂病。另外，宋前温热病的论述对他的影响极大，特点是宋代已清楚地认识到麻桂辛热之剂治疗外感病的局限性，若稍用之不当则出现发斑、发狂等证，甚至危及生命。因此，此时期纷纷进行加减，或用苦寒、甘寒之品重新组方。这直接影响了完素伤寒学术思想的形成。第三，疫病的流行是完素变革伤寒理论的根本原因。据《金史》《宋史》记载，宋金时期，疫病流行颇多，例如公元1127年"建炎元年三月，金人围汴京，城中疫死者几半"；又公元1151年"暑月工役多疾病，诏发燕京五百里内医者使治疗"等等。《伤寒直格》的成书年代正处在宋金疫病流行最为猖獗的时期。诸多方面的原因，导致了仲景伤寒理论的变革。

（1）伤寒病机——火热　刘完素对伤寒病机提出了"六经传受，自浅至深，皆是热证，非有阴寒之病"的观点，认为伤寒是热病，即使开始没有"热"一类的症状，最终也要变热。他说："伤寒汗病，本末身凉不渴，小便不黄，脉不数者，未之有也。"

①提出"汗病"概念，旨在明确病机　在长期临床观察的实践中，刘完素发现众多的外感病均有汗出一症，《内经》云："阳加于阴谓之汗。"故完素认为，外感初起内郁火热，迫液外出即为汗。由此他着重阐发了汗出的机理，认为"乃阳热之所为，非阴寒之所能也"，同时，他又提出汗病概念，认为"一切内外所伤，俱有受汗之病，名曰热病，通谓之伤寒"。由此而知，完素认为汗病即是热病，二者通谓之伤寒，其别立一名，旨在明确伤寒病机在于火热。

②释阴阳为表里，说明表里皆热　朱肱以寒热释阴阳，完素以《内经》为据予以驳斥，他说："且《素问》伤寒直云热病，诚非寒也，其三篇名曰《热论》《刺热篇》《评热病篇》及诸篇明言为热，竟无寒理，兼《素问》及《灵枢》诸篇运气造化之理推之则明为热，诚非寒也。"说明伤寒无寒病。那么，三阴病又如何解释呢？完素在深刻理解作为对立双方的阴阳概念的基础之上，指出划分伤寒的阴阳不能以寒热属性来分，当以表里部位而分。他说："辨伤寒阴阳之异证者，是以邪热在表，腑病为阳；邪热在里，脏病为阴也。"这样一来，一反朱肱以寒热分阴阳而为表里分阴

阳，认为火热在表为阳，火热在里为阴，为确立伤寒六经均为热在理论上铺平了道路。

③身热恶寒，指明邪热在表　身热恶寒一证，仲景《伤寒论》最早以表寒为病机进行论述和治疗。刘完素认为身热恶寒均属热证，对宋前表寒证提出异议。他说："身热恶寒，此热在表也。邪热在表而浅，邪畏其正，故病热而反恶寒也。或言恶寒为寒在表，或言身热恶寒为热在皮肤寒在骨髓者，皆误也。"同时，他又引仲景法曰："身热恶寒，麻黄汤汗之，身凉即愈，然则岂有寒者欤？"仲景麻黄汤证，宋前均认为风寒在表，刘氏对此证的认识与众不同，认为是表热证而非表寒证，用麻黄汤的目的在于辛温开表之玄府，玄府一开，表热随汗而泄。

正是基于这种认识，他提出在辛温药中加入寒凉之品，或直以辛凉药物宣散郁热，为后世温病学的辛凉解表法奠定了基础。同时，将"头项痛，腰脊强，身体拘急，表热恶寒，不烦躁，无自汗"的麻黄汤证亦视为表热证，这正是刘氏的不足之处。

（2）火热病机的形成　刘氏认为外感寒邪首致玄府闭塞，闭而不通则阳气怫郁，最后郁而化热。如前所述，对六淫之一的寒邪致病阐发了由闭—郁—热的病理过程，但伤寒病因，完素并非认为只有寒邪一种，并且还认为有四时不正乖戾之气、运气兴衰变动以及传染等因素，因此，往往得病便为热证。寒邪可以导致怫郁，阳热同样也可以导致怫郁。完素认为"阳热则发郁"、"热则郁结"。其机理喻为如火炼物，热极则相合。在此，完素已经认识到由寒闭致郁和由阳热致郁的不同，他认为前者因寒性凝敛，玄府闭塞，在里之阳趋表，而致表热内郁；后者则为邪热郁结，导致气机闭塞的一种病理变化。但是，刘氏认为均为郁热，因此，在治疗上并未明确地将二者区分开，而是统用辛凉开发郁闭。

（3）伤寒病的治法特点及其用药　寒闭的最终结果导致郁热，阳热同样引起怫郁，因此，刘氏治疗伤寒重在郁、热二端。"热"、"郁"形成之后，二者又相与影响，互为因果，故清热有利于开通郁结，开郁则热邪得以解除。因此，其治法特点在于开郁清热。在此仅举其表热证、表里俱热证、里热证，代表其阶段性的治法用药略述之，窥其治法特点。

①表热证

［症状］头项痛、腰脊强、身体拘急、表热恶寒、无自汗，或头面目

痛、肌热鼻干，或胸满而喘、手足指末微厥，脉浮而紧。

　　[病机]表热怫郁　不能开通

　　[治则]辛凉解表　开发郁结

　　[方药]益元散

　　[组成]滑石六两，甘草一两，葱白豆豉汤调下四钱，日三服。

　　[方解]方中滑石味甘淡、性寒，具有淡渗通利之性，善清热利湿以开郁结。甘草甘平，清热解毒，调和内外。又煎葱白豆豉汤送下，二药为葱豉汤，辛开宣散，共凑辛凉解散郁热之功，特别适宜于夏令表证。

　　②表里俱热证

　　[症状]一切风热怫郁所致筋脉拘倦、肢体焦痿、头目昏眩、腰脊强痛、耳鸣鼻塞、口苦咽干、胸膈痞闷、咳呕喘满、唾涕稠黏、肠胃燥结、便尿淋闭等症。

　　[病机]怫热郁结　表里俱病

　　[治疗]开通内外　表里双解

　　[方药]防风通圣散（或双解散）

　　[组成]防风、川芎、芍药、大黄、薄荷、麻黄、连翘、芒硝各五钱，生石膏、黄芩、桔梗各一两，滑石三两，荆芥、白术、栀子各二钱五分。共研细末，每服两钱，水一大盏，生姜三片，煎至六分温服。

　　[方解]本方应用麻黄、荆芥、生姜、薄荷辛味药物宣通表热怫郁，从表祛邪；大黄、芒硝、滑石、栀子等苦寒通透药物，通透清解里热结滞，使热由二便而出；石膏、黄芩、连翘寒凉清热，使阳热得通，郁热得解；当归、白芍、白术、川芎、甘草，养血健脾，兼制苦寒之太过，使宣、清、通而不伤正。此方开通内外，清上泻下，为表里双解之剂。吴昆认为其作用可使"营卫和谐，表里通畅，故曰双解，本方名曰通圣，极言其用之妙耳。"完素表里同治，内外分消，突破了《伤寒论》先表后里的规则，在治法上大大前进了一步。

　　③里热证

　　[症状]表证罢而实者，症见腹满咽干、烦渴、谵妄、心下按之硬痛、小便赤涩、大便结滞，或热甚喘咳、闷乱惊悸、狂癫、目痛、口疮、舌肿、喉痹、痈疡、阳明胃热斑，脉沉等。

　　[病机]表证已罢　里热郁结

[治则] 通下里热郁结

[方药] 三一承气汤

[组成] 大黄半两，芒硝半两，厚朴半两，枳实半两，甘草一两。

[方解] 完素于大承气汤中加入甘草，合大、小、调胃承气汤三方于一方，化峻剂为和缓平剂，通治三承气汤，且无过与不及之害，并指出见有可下之证即可应用，打破了"下不厌迟"的旧框框。

刘完素以火热论治伤寒，自成体系，并且创制新方，另开新法，大变仲景伤寒理论和治法，并为温病学的建立奠定了基础。

（五）以经解经，开注释之先河

《伤寒论》问世以来，对其进行全文注释者，成氏为第一家，诚如汪琥所说："成无己注解《伤寒论》，犹王太仆之注《内经》，所难者在于始创耳。"从《辨脉法》起，至《发汗吐下后病脉证并治》止，凡10卷22篇，成氏将其全面注解，无一缺遗。王肯堂赞之曰："解释仲景书者，惟成无己最为详明。"自成氏始，后世注释研究《伤寒论》成为《伤寒论》研究中的主流。

1. 以经注《论》，简明朴实

成氏注解《伤寒论》以仲景自序"撰用《素问》《九卷》《阴阳大论》……"为线索，溯本求源，直接引用《内经》《难经》之文，阐明《伤寒论》，忠于仲景原意，不擅自为说，朴实简明。

（1）以经解论，溯本求源　以经解论即用《内经》《难经》之文，来阐明《伤寒论》。成氏于《注解伤寒论》中，每引《内》《难》《本草》等理论来发明仲景之学，探求其本源。如《伤寒论》中"少阳之为病，口苦、咽干、目眩也"，成氏引《内经》释曰："有病口苦者，名曰胆瘅。"又引《甲乙经》曰："胆者，中精之府，五脏取决于胆，咽为之使。少阳之脉起于目锐眦，少阳受邪，故口苦、咽干、目眩。"引证准确，解释明了。又如"亡血家不可发汗，发汗则寒栗而振"一条，成氏以《灵枢》作解，他说："《针经》曰：夺血者无汗，夺汗者无血。亡血发汗，则阴阳俱虚，故寒栗而振摇。""伤寒下利，日十余行，脉反实者死"一条，成氏解为："下利者，里虚也，脉当微弱。反实者，病胜脏也，故死。《难经》曰：

脉不应病，病不应脉，是为死病。"成氏还以《神农本草经》解释用药理论，他对伤寒火迫亡阳的桂枝去芍药加蜀漆龙骨牡蛎救逆汤方的解释说："阳气亡脱，加龙骨牡蛎之涩以固之。《本草》云：涩可去脱。"成氏不仅对《伤寒论》原文以经释之，而且对仲景的用药理论亦以《内经》之理发明之。如对小柴胡汤的解释，他说："《内经》：热淫于内，以苦发之。柴胡、黄芩之苦以发传邪之热。"

（2）朴实简明，忠于原著　成氏注解的另一大特点是朴实简明，贴切公允，往往注解之文不及原文多，而且，能解则解之，不能解则存之，不擅自改动原文，对有异议之处则在注释中注明。如对"太阳病，外证未解，脉浮弱者，当以汗解，宜桂枝汤"一条注释为："脉浮弱者，荣弱卫强也。"解释简明，切中病机。又如"伤寒表不解，心下有水气，干呕发热而咳，或渴、或利、或噎、或小便不利、少腹满、或喘者，小青龙汤主之"一条，成氏注为："伤寒表不解，心下有水饮，则水寒相搏，肺寒气逆，故干呕发热而咳。《针经》曰：形寒饮冷则伤肺，以其两寒相感，中外皆伤，故气逆而上行，此之谓也。与小青龙汤发汗散水。"解释贴切中的，即使今天对此条的阐释亦不能超出成氏所解。又对方后加减法"若喘者，去麻黄加杏子半升"，宋前医家认为麻黄主喘，疑非仲景意，成氏引《金匮要略》注为："其人形肿，故不内麻黄内杏子，以麻黄发其阳故也。喘呼形肿，水气标本之疾。"指出水气为标，本虚标实，不用麻黄以辛散发其阳，耗其真。可见，成氏临床经验丰富，确能阐发仲景之精微。

2. 训诂注释，别开生面

医学书籍的训诂，盖全元起开其端，之后，有王冰注《黄帝内经》。对《伤寒论》文字的训释，成无己为第一家。

（1）注音　成氏于每卷之后均有释音，为在此卷中出现的生僻字注音。其注音方法有二种：一为同音字注音。如见，音现；痞，音备。二为反切注音。如衄，女六切；芤，苦候切。有时于注音后进行释意。如洒析，上所下切，下音析，寒惊貌；谵，职廉切，病人寐而自语也。

（2）释意　成氏于仲景原文每条之下均进行释意。如《伤寒论·平脉法第三》："营卫流行，不失衡铨。"成氏释为："衡铨者，称也，可以称轻重。《内经》曰：'春应中规，夏应中矩，秋应中衡，冬应中权。'营行脉中，卫行脉外，营卫与脉相通，上下应四时，不失其常度。"又如《伤寒论·辨脉法第三》："脉蔼蔼如车盖者，大而厌厌聂聂也。与阳气郁结于外，不与阴气和杂也。"后世医家，如王履、王肯堂、汪琥等认为，成氏注伤寒不过随文释意，但成氏的随文释意，多从文字的本意出发，然后再以本义释其内在机理，故此，其注越显古朴允正。对原文中个别难以理解的字的注释，一是从字的本义上进行训诂，二是从字的引伸义上进行训诂。如："若过十三日以上不间，尺脉陷者，大危。"成氏注："间者，瘥也。"间为閒的后出字，閒的本义是月光照进门缝中，引伸为间隔，即为痊愈，所以训为"瘥"。三是对误文的训释。如对伤寒所致的太阳病中，"痓、湿、暍三种，宜应别论，以为与伤寒相似，故此见之"。对痓字的训释，成氏注曰："痓当作痉，传写之误也。痓者恶也，非强也。《内经》曰：肺移热于肾，传为柔痓，柔为筋柔而无力，痓谓骨痓而不随，痉者，强也，《千金》以强直为痓。经曰：颈项强直，口噤背反张者痓。即是观之，痓为痉明也。""痉"字，《说文》训为："强直也。"可见，痓为痉之讹文。四是以通语释雅言，如成氏对阳旦汤的解释："阳旦，桂枝汤别名也。"又如注懊侬，成氏说："懊侬者，俗谓鹘突是也。"鹘突是指含混不清的感觉。基于医学书籍的特点，他常从医理上进行注释，如"翕翕者"，成氏注为："翕翕者，熇熇然而热也，若合羽所复，言热在表也。"又如："病人身大热，反欲得近衣者，热在皮肤，寒在骨髓也；身大寒，反不欲近衣者，寒在皮肤，热在骨髓也。"成氏注曰："皮肤言浅，骨髓言深，皮肤言外，骨髓言内。"

（六）编撰歌诀，普及推广伤寒学术

以编撰歌诀形式来推广普及伤寒始见于宋代。早期有刘元宾的《通真子伤寒括要诗》。据《中国医籍考》载刘元宾《脉要新括》自序记"宋熙宁九年（1077）卢陵通真子自序"，知其为神宗间名医。之后有许叔微《伤寒百证歌》、李先知《活人书括》、钱闻礼《伤寒百问歌》、杨士瀛的《伤寒类证活人总括》，均以七言歌诀的形式编撰。许氏的《伤寒百证歌》5卷，将张仲景《伤寒论》的主要内容编成歌诀100首，其间又取《诸病源候论》《千金》《外台》以及华佗、宋迪、孙兆、孙尚、孙用和、朱肱等的论和方补入，使之更切合临床应用。钱闻礼的《伤寒百问歌》共编歌93

首，对朱肱的每一证均编一歌，下列朱肱《伤寒百问》的内容，个别治疗朱肱未有者，则取李梴《伤寒旨要》、庞安时《伤寒总病论》补之，盖无所发明。李先知认为：《伤寒论》之后，惟《活人书》最为切当，恐世医未得要领，于是，"撮其机要，错综成文，使人人见之，了然明白，故目之曰《活人书括》。即一证作一歌，或言之未尽，则至于再，至于三"。后又有杨士瀛《伤寒类证活人总括》，"其书大旨以仲景论并《活人书》总括成书"，每条以歌诀贯其首，在仲景与朱肱两家之外，间有自己发挥之处。

编撰歌诀的目的是简单明了，提要钩玄，易于背诵，易于流传。因此，宋金时期编撰歌诀对《伤寒论》的流传起了较大的作用。

承先启后
——明代的《伤寒论》研究

明代初期，《伤寒论》临床研究极为兴盛。形式、方法上多承袭宋元遗风，较少注重《伤寒论》原文的理论阐释，多以切合实用为要，在临证过程中验证、发挥、补充《伤寒论》。该时期《伤寒论》文献数量较少，但不乏佳作。如陶华《伤寒六书》在研读、理解《伤寒论》原文基础上，结合作者心得，全面阐述了伤寒的病因，六经的传变，诊脉的方法，证候的表里寒热、阴阳虚实及伤寒与杂病的鉴别，伤寒的辨证用药等。特别是对伤寒证候的分辨，最为详尽，极切临床实用。刘纯《伤寒治例》注重法式理例，临床实用，不斤斤于《伤寒论》条文之辨析，"其法详审精密，于仲景原论之外，而能杂以后贤方治。"他如黄仲理《伤寒类证》、王履《医经溯洄集》、楼英《医学纲目·伤寒部》、许宏《金镜内台方议》、何渊《伤寒海底眼》等，均着意于探求《伤寒论》辨证论治规律，而疏于对原文的注释或版本的考订。该时期《伤寒论》研究的对象，是以《伤寒论》为主体的广义伤寒病，亦即一切外感病。这种研究模式对明中后期医家影响极大，以致成为明代《伤寒论》研究的主要形式。

明代中期，《伤寒论》研究陷入低谷。研究规模、文献数量均较前后时期为小。该时期医家仍以广义伤寒病为研究对象，但在研究方法、临证经验等方面皆无甚大突破。缺少倾力于《伤寒论》原文且对后世较具影响的大家，却对注疏考校等纯理论性研究极为轻视。如吴绶尝曰："近代虽有伤寒书迭出者，而欲尚文法词赋，意在音韵，殊不知失其本义。"考究明代中期《伤寒论》研究状况之成因，大致有三：首先，该时期医家未能摆正广义伤寒病与《伤寒论》、伤寒与温病的关系，缺乏对《伤寒论》辨证论治规律的理论概括，因而难以解脱《伤寒论》具体治法与临床不相适应之困扰，其次，明代中期本草学及临床各科全面发展，《伤寒论》统赅百病的局面开始改变。医家的着眼点已多方向扩展，相对忽视了《伤寒论》研究；另外，涨落循环的不断延续，是科学发展的必然趋势。

明代后期，《伤寒论》研究蜂起，规模之大，对后世影响之深，均可称道。该时期既有以《伤寒论》为中心，研究广义伤寒病者，又有专力于《伤寒论》原文，通过注疏训解、考校订正等文献学方法，探求仲景辨证规律者。此期《伤寒论》研究的突出特点是形式多样、著作量大、流派始成。现存明代《伤寒论》文献多为该时期作品。如方有执《伤寒论条辨》寻求端绪，排比成篇，对《伤寒论》原文"章句圈绝，庶便初学易读"。王肯堂《伤寒准绳》以证为纲，类比原文，集众家精要注疏《伤寒论》。张遂辰《张卿子伤寒论》悉依成本，旁采诸家，诠释原文甚为精详。另如张介宾《伤寒典》、李中梓《伤寒括要》、戈维城《伤寒补天石》、陈长卿《伤寒五法》、万全《伤寒摘锦》等，均较具影响。该时期尚有许多综合医著，如李梴《医学入门》、赵献可《医贯》、方隅《医林绳墨》等，多有对《伤寒论》内容之研究、发挥。

一、明代《伤寒论》研究的状况

明代的《伤寒论》研究受时代学风、社会因素等影响，表现为起伏、多变的状态。以下从明代的《伤寒论》传本、伤寒书目的著录、《伤寒论》的注释校勘等方面，具体考察明代《伤寒论》研究状况。

（一）明代的《伤寒论》传本

明代的《伤寒论》传本主要有三种：宋本、成无己注解本、其他传本。

1.宋本《伤寒论》

（1）宋本《伤寒论》流传简况　北宋以前，《伤寒论》在流传过程中显晦离合，颇多歧异，衍化出多种不同形式的传本系统。有鉴于此，北宋校正医书局于治平二年（1065年）对《伤寒论》进行了一次较详细的校勘整理。这是我国历史上第一次以官方名义对《伤寒论》进行的校勘整理，它结束了《伤寒论》传本歧出、经文讹衍倒错时出的混乱局面。第一次整理出了一个《伤寒论》标准本，使《伤寒论》内容和文字基本定型。由于宋本只有白文和校注，没有注释，不便研读，故南宋以后即流传不广。明代初、中期，尚有少量宋本流传。约隆庆、万历年间，除少数藏书家偶或有之，社会上已极难见到宋本。基本论据有二：

①《永乐大典》和《医方类聚》著录《伤寒论》原文时，参照了宋本。从内容上分析，宋本具有两个重要特点，独别于成注本和其他传本，可作为判断宋本的依据：第一，宋本（赵开美复宋本，下同）卷2《伤寒例第三》正文之前，列有"四时八节二十四气七十二候决病法"，自"立春正月节斗指艮"，至"大寒进十二月中指丑"，共24句，173字。其后小字注云："二十四气，节有十二，中气有十二，五日为一候，气亦同，合有七十二候，决病生死。此须洞解之也。"此"决病法"其他各本中均不见。第二，林亿等的校语。据统计，宋本中共有林亿等大段校语9处，均在太阳篇。分别注于桂枝加葛根汤、桂枝麻黄各半汤、桂枝二麻黄一汤、桂枝二越婢一汤、小青龙汤、柴胡加芒硝汤、大黄黄连泻心汤、甘草泻心汤、白虎汤后，记作"臣亿等谨按……"。成无己注解本、《金匮玉函经》中均无同样校语。《永乐大典》残本卷3614、卷3615（寒部）保留部分《伤寒论》内容。经与宋本、成注本对校，共有原文95条（第1~95条），悉依成注本而录。但在桂枝加葛根汤、桂枝麻黄各半汤、桂枝二麻黄一汤、桂枝二越婢一汤、小青龙汤后，全文著录林亿等校语，仅个别字与宋本有异。记作"林亿等校正云：谨按……"。《医方类聚》卷27~63为伤寒门，包涵《伤寒论》全文，亦依成注本著录之。然卷28《伤寒例》篇首录有"伤寒论四时八节二十四气七十二候决病法"，卷42、43分别于桂枝加葛根汤、桂枝二越婢一汤、小青龙汤、柴胡加芒硝汤、大黄黄连泻心汤、白虎汤后录有林亿等校语，与宋本只字不差。记作"伤寒论注曰：臣亿等谨按……"。这些内容足以证明两书编辑之时参照了宋本。

②某些医家如王肯堂、赵开美等藏有宋本。通过与赵开美复宋本以及成无己注解本的原文对校，可以发现现存明代《伤寒论》文献大多是以成

注本为底本。仅王肯堂《伤寒准绳》著录原文时参照了宋本。言王氏参照宋本的依据有二：其一，王氏曾以宋本为凭，校改成注本原文之误。《伤寒准绳》中有"某某，宋版作某某"，"某，时刻作某，今以宋本正之"样校语。例如《太阳篇》："太阳病，先下而不愈，因复发汗，以此表里俱虚，其人因致冒，冒家汗出自愈。所以然者，汗出表和故也。里未和，然后复下之。"（复宋本）成注本"先下而不愈"，"下"后有"之"字。"里未和"，"里"前有"得"字。《伤寒准绳·郁冒篇》依照成注本著录本段原文，但"里未和"前径删"得"字。出校语曰："里未和，时刻作'得里和'，或增'未'字而不去'得'字，则舛于文理。今以宋本正之。"其二，《伤寒准绳·总例》"四时伤寒不同"篇全文著录宋本"四时八节二十四气七十二候决病法"，并 37 字小注，另于白虎汤证条文后引录林亿等校语。以此可证王肯堂藏有宋本无疑。王氏所藏是否北宋原刻，颇耐推敲。依《伤寒准绳》成书年代（1604 年）推，王氏所据宋本有可能是赵开美复宋本（1599 年）。但细校原文可知，王肯堂所据宋本与赵氏复宋本尚有微小差异。例如《太阳篇》桂枝汤方后注云："……若一服汗出病差，停后服，不必尽剂。若不汗，更服依前法。又不汗，后服小促其间……"（复宋本）"后服小促其间"，成注本作"后服小促役其间"。《伤寒准绳》作"后服小促其间"，但又夹行小注曰："小促，宋版作'少从容'。"

王肯堂乃当时名家，对版本的选择当甚精审，所记校语应较可信。因此可以推断，王氏所据宋本非赵开美复宋本，可能为北宋原版或早于赵氏的另外一种复宋本，并可推问：今人所据赵氏复宋本与北宋原椠是否完全相同？惜仅此一例，难以为凭。

（2）赵开美复宋本的贡献　从北宋治平二年至明万历年间，凡 500 余年。雕版印刷术愈趋兴盛，医籍刊行量日加，宋本《伤寒论》有否复刻已难考据。依现有文献记载，其间无人复刻，几濒于绝世。幸赖赵开美摹刻，后学才得见宋本体貌。

赵开美（1563~1624 年），又名琦美，字仲朗，号元度、清常道人，常熟虞山人。历官刑部贵州司郎中，授奉政大夫。赵氏为万历年间著名藏书家和校雠家，家有藏书室"脉望馆"，每有善本。为寻宋本《伤寒论》，赵氏颇费周折。从其父那里，赵氏就听说有宋本，但从未一见，且"书肆间绝不可得"。万历乙未（1595）年，同郡名医沈南昉（明卿）曾示予赵开美《伤寒论》，然亦成无己注解本，且"鱼亥不可正，句读不可离"。无奈，赵氏于万历二十七年（1599年）又购得数本成注本，"字为之正，句为之离，补其脱落，订其舛错"，与《金匮要略》汇刻在一起，名《仲景全书》。未料刻完之后，"复得宋版《伤寒论》"，赵氏"及得是书，不啻拱璧，转卷间而后知成之荒也，因复并刻之"。又兼收宋云公《伤寒类证》3卷。

赵氏复宋本刻迄至清初极少传世。喻昌曾言："今世所传，乃直秘阁林亿所校正，宋人成无己所诠注。"乾隆三十七年（1772年）修《四库全书》，仅著录成无己《注解伤寒论》10卷，而无宋本《伤寒论》之目。约清初时，《仲景全书》传入日本，藏于枫山秘府，日本遂出现多种赵本的复刻本。最早的是1668年（日本宽文8年）刊《仲景全书》本。日人最早影刻赵本《伤寒论》的是堀川济氏，刊于1856年（日本安政3年）。1923年和1931年，恽铁憔和上海中医书局曾据堀川济本再影印。

赵氏于宋本存亡垂绝之际而摹刻之，对《伤寒论》的传世和后世的《伤寒论》研究具有不可估量的贡献。赵开美复宋本具有两个特点：①逼真宋版。赵氏校雠、刊刻医书功力极深，且学风严谨、认真。据有关学者鉴定，赵氏摹刻的《伤寒论》，从每面行数、每行字数、行距、字体，到墨色的浓淡，都保存了宋本《伤寒论》的原貌。在版本学上具有很高的学术价值。日本医家丹波元简称其"虽非原本，文字端正，不失治平之旧路"。②校对精细。赵氏摹刻宋本时，对全书进行了细致校对，极少讹误。刘渡舟等曾对北京图书馆收藏的《仲景全书·伤寒论》原刻本仔细通校，校出5个讹刻字，即《辨脉法》"冬月盛寒，欲裸其身"，"阴气内弱，不能胜热，故欲裸其身"。裸误作"裸"。《辨脉法》"时夏月盛热，欲著複衣"等，複误作"複"。《平脉法》"卫气疎，疎则其肤空"，"荣盛，则其肤必疎"。疎误作"疎"。《辨发汗吐下后病脉证并治》"此欲作谷疸"，"疸"误作"疸"。

由于赵氏复宋本的特点，加之北宋原版今已无存，故今人又称赵氏复宋本为"宋本"，足见赵氏功绩之大。

2.成无己《注解伤寒论》

宋本出，研习《伤寒论》有了标准。宋代庞安时《伤寒总病论》、郭雍《伤寒补亡论》、朱肱《南阳活人书》、韩祗和《伤寒微旨论》、许叔微

《伤寒百证歌》等，虽对理解《伤寒论》大有裨益，但未从根本上解决宋本没有注释、不便学用之不足。金皇统四年（1144 年）成无己依据宋本对《伤寒论》作全面而详细的注释。既有医理之阐发，又有一些文字训诂和校勘，颇便医家研习。刊行后，几乎取代了北宋白文本，成为流传最广的《伤寒论》传本。

成注本首次刊行于金大定十二年（1172 年），这种金刊本早佚。元大德八年（1304 年）孝永堂复刻成注本，此本今亦亡佚。现仅存年代不详的元刻本。成注本的大量传世，有赖明代的多次复刻。既知的明刻本有：正德四年（1509 年）熊氏种德堂刊本，嘉靖二十四年（1545 年）汪济川刊本，嘉靖三十九年（1560 年）熊氏刊本，万历二十七年（1599 年）赵开美《仲景全书》本，万历二十九年（1601 年）吴勉学刻《医统正脉全书》本，明代同德堂刊本，以及其他明刊未详本。其中，汪济川刊本刻印俱佳，是今传世的范本。赵开美《仲景全书》本亦字画清楚，书品甚佳。可以认为，明人刊刻成注本，对其传世具有重要意义。

考察有关文献得知：成无己《注解伤寒论》是明代最为通行的《伤寒论》传本。以下几点可为佐证：①通过对校发现，现存明代《伤寒论》文献，绝大多数为研习成注本之结晶。即或王肯堂《伤寒准绳》，亦只是以宋本校改成注本中的某些讹误而已。②《永乐大典》残本中的 95 条《伤寒论》原文，完全按照成注本的顺序、分段、释语著录之。朱橚等的《普济方》卷 121~147 为"伤寒门"，其中卷 127~129 全文著录《伤寒论》，从篇章次第到注释内容，一本成无己注解本。③朝鲜医家金礼蒙的《医方类聚》，著录《伤寒论》原文时，一如成无己注解本。日本现存最早的《伤寒论》活字印本，即是元和至宽永前期（明泰昌元年，1620 年左右），根据汪济川刊《注解伤寒论》复刻的。

成注本于明代广泛流传的原因大致有三：

（1）内容基本原于宋本　成注本共 10 卷，与宋本相较，有部分文字的增删。其新增的部分主要有：卷首增"图解运气图"；在《伤寒论》原文下增加成氏注语，各卷末增入"释音"一项。其删去部分主要有：删除宋本各卷中所有重出处方，将 25 个加减方从正文移入第 10 卷末；删去宋本卷 2 "辨太阳病脉证并治上"至卷 10 "辨发汗吐下后病脉证并治"篇首的子目性条文，以及卷 8~10 "可与不可"中的所有重出条文；删去宋本中所谓王叔和校语（大字记文），以及林亿等的若干校注。又将《伤寒例》的部分文字改作注文。经过这些处理，成注本在内容、编次、篇章结构上仍大同于宋本，不失为研读《伤寒论》的佳本。

（2）便于学用 《伤寒论》语言看似平易，有些句子明白如话，但许多句子和字词却相当费解。特别是把医理和训诂恰当地结合在一起，更非易事。因而只有白文和部分校注的宋本，便不若成注本切于实用。成氏对《伤寒论》的注释详尽公允，从冷僻字的注音、释义，到博引《内经》《难经》《神农本草经》等理论诠释原文，每能冰释疑难，发明仲景旨意，极便于研读。这是明代成注本流传特广的重要原因。

（3）刊行量大 刊行量大是促使成注本广行于明代的原因之一。因其流传之广，又不断促进了成本的复刻印行。从赵开美"刻仲景全书序"中可知，明代书肆中便可购得成本。王肯堂所谓"时刻作某"，也反映出成注本刊刻之普遍。明人对成注本的多次刊刻为其传世作出了贡献，也对今日的《伤寒论》研究具有积极意义。

3. 其他《伤寒论》传本

在既知的《伤寒论》传本中，除却宋本和成注本，《金匮玉函经》《脉经》本和《千金翼方》本当是最主要的别本。

《金匮玉函经》亦校定于北宋治平年间，明代仅少数医家著作中有引用本书者，如孙一奎《赤水玄珠》、龚廷贤《寿世保元》、李时珍《本草纲目》。个别书目如《菉竹堂书目》中录有《金匮玉函经》之名。总体上看，《金匮玉函经》在明代很少流传，影响极小。

《脉经》中的《伤寒论》内容，是编次、篇章结构上不同于宋本的《伤寒论》古传本。明代复刻《脉经》10余次，其中的《伤寒论》内容自然会随着《脉经》的流传而广传于世。从传世数量上讲，《脉经》本是仅次于成注本而流传较广的《伤寒论》传本。

《千金翼方》卷9、10基本收录了《伤寒论》全文。明代《千金翼方》传世较多，故其中的《伤寒论》内容也为明代传本之一。然而缘于成注本的广泛流传，明代鲜有以《脉经》本或《千金翼方》本为底本或校本者。因此，包括《千金要方》《外台秘要》《太平圣惠方》等书中的部分《伤寒论》内容在内，对明代伤寒学者较少影响。

此外，明代朝野上下竞相刻书。尤其是明朝后期，资本主义开始萌芽，各地工商业蔚为发达，雕版印刷业进一步商业化，刊印医书亦作为谋利手段愈加兴盛。清人赵吉士曾记述："歙吴勉学……广刻医书，因为获利，乃搜古今典籍，并为梓之，刻资费及十万。"在明人刊刻的医籍中，《伤寒论》文献占一定数量，其中又以前人伤寒著作居多。例如：官刊的有内府司礼监经厂本《伤寒活人指掌提纲》、南直隶徽州府刊《伤寒书》、湖广两省布政司刊《伤寒全书》等，坊刻如福建建宁书坊刻《伤寒指掌图》《此事难知》等，私刻如吴勉学校刻的《古今医统正脉全书》中辑伤寒著作 17 种等等，不一而足。明代刊刻和前代传世的《伤寒论》文献，构成了一定数量的《伤寒论》派生著作系统。这些著作中的《伤寒论》内容多不完整，全然没有《伤寒论》传本的基本体貌，但它们对《伤寒论》多层次、多角度的研究、发挥、注释等，却有裨于《伤寒论》之研读。因而明代医家不同程度地接受一家或数家的观点，诉诸自己的研究中。

（二）明代著录伤寒书目概况

1.著录概略

目录之学，向为学中第一紧要事。宋元以降，《伤寒论》文献日多。著录其目，渐为明代学者所重视。观其类别，大略有二：

（1）中医专科书目中的伤寒书目　我国较早的医书目录是明·李濂撰写的《李嵩渚医书目录》4 卷，此书早佚，内容已不可考。现存最早的医学专科书目是明末殷仲春的《医藏书目》（一作《医藏目录》）。

殷仲春，字方叔，号东皋子。据《医藏书目》洪邦基序云，仲春博学多识，尤精医理，治病多有奇效。《医藏书目》共著录医书 449 部，分为 20 大类，称 20 函。每函以佛家《如来法藏》名称作为标题，函前冠以小序。其中正法函（第 2 函）为伤寒类书目，计 39 部。这也是我国现存最早的独立分类的伤寒书目，为后人的伤寒书目研究提供了有益的启示。殷氏在函前小序中对伤寒类著作的学术渊源、学术流派特点及其演变作了简要说明："张机仲景以天纵之才，以生民为惧，分六经证治，此不能一辞为赞。李东垣深究内经，阐明药性，辨明内外之伤，立调补阴阳之法。张洁古梦人凿胸纳书，而医业最精。刘河间立热病法，而治法迥异，非操戈

—

于仲景，实羽翼于长沙。钱仲阳之论肾常不足，朱丹溪云相火有余，更超千古。谦甫、好古、安常、安道不失邯郸，千金、十书当为正典。"然而，殷氏分类多涉牵强，各类之间略显糅杂而无伦。除正法函外，其他函中也杂有伤寒书目，且有重复。值得称道的是，殷氏著录之书，都是亲眼所见，不臆录，不转录，资料可靠。

（2）医书中散见的伤寒书目 明代刊行医籍数量空前，许多医书中散见伤寒书目，此不赘述。

2. 著录特点

明代学者著录伤寒书目的特点是简单、不完整。以《医藏书目·正函法》为例，虽将伤寒书目独立分类，但著录过于简单。仅记书名、卷数和作者，没有解题，函前小序也较简略。其他医书中散见的伤寒书目，由于其著录目的不在于纲纪群籍、提要钩玄，故更不完整。大多仅记书名，部分录有卷数、作者，仅个别书目有解题。如徐春甫的《古今医统大全》"采摭诸书目录"中"伤寒论、南阳活人书、伤寒指微论"名下记有简单的内容提要。由此可知，明代学者对伤寒著作的目录学研究处在较低水平，尚无完整、系统的伤寒书目。究其原因，大致有二：其一，伤寒著作相对较少。伤寒著作的大量问世始于宋代。据曹炳章先生考，宋朝计57种伤寒著作，金朝20种，元朝30种。宋代以前的伤寒专著则寥若晨星，即或两宋至元问世的百余种伤寒著作，较具影响且能传至明代者亦只居其少数，明代医家较常引用者不及30种。著作量不大，研读方便，无繁杂之虞，便没有编制专门伤寒书目之必要性。其二，每位医家占有的伤寒著作数量有限。有明一代，官方对医籍整理不甚重视。治《伤寒论》者亦多轻于《伤寒论》文献的搜集整理，绝大多数私淑一家或几家。每位医家占有的《伤寒论》文献数量较少。更由于地域、时间、观念的限制，伤寒学者之间的交流极少，使原本数量较少的伤寒著作愈显稀少，以致多数医家终生只得几种伤寒著作。加之明代学者极重实用而疏于《伤寒论》的文献学研究，撰辑专门伤寒书目便不具备可能性。

（三）明代《伤寒论》校勘状况

校勘是研究《伤寒论》的传统方法。晋代伊始，仲景原著即不得复见。王叔和撰次而成《伤寒论》，林亿等校定整理成宋本，即大量运用了校勘方法。有明一代，成注本广泛流传，辗转复刻，鲁鱼亥豕在所难免。即令宋本也绝非无处可校。然而，受科技文化大环境及历史条件的影响，明代伤寒学者极少工于校勘之事。现存明代《伤寒论》文献中，绝大多数几与校勘无涉。仅方有执《伤寒论条辨》对原文多有校改，王肯堂《伤寒准绳》对个别字词有所勘定。两家校勘过程中，常用对校法。例如：《太阳篇》："伤寒五六日，中风，往来寒热，胸胁苦满，默默不欲饮食，心烦喜呕，或胸中烦而不呕，或渴，或腹中痛，或胁下痞硬，或心下悸，小便不利，或不渴，身有微热，或咳者，与小柴胡汤主之。"（成注本）方有执《伤寒论条辨》依成本引录本条，并与《脉经》本对校："伤寒五六日，中风，往来寒热，《脉经》作'中风，往来寒热，伤寒五六日之后'。心烦作'烦心'。心下作'心中'。'身有'作'外有'。"《伤寒例》："尺寸俱弦者，少阳受病也，当三、四日发。以其脉循胁络于耳，故胸胁痛而耳聋。"王肯堂注："……高文庄本作'脉从巅入络肾，还出别下项挟脊抵腰中'"。这显系膀胱足太阳之脉。两相比较，底本义胜，高文庄本义晦难解。高本今已难考，极可能是另种《伤寒论》传本。

　　《厥阴篇》："伤寒本自寒下，医复吐下之，寒格更逆吐下，若食入口即吐，干姜黄芩黄连人参汤主之。"王肯堂疑本条有脱文，校语中运用了对校和理校之法。"寒格更逆吐下"后小字注曰："《脉经》作'更逆吐，食入即出'。"又按曰："本自寒下，恐是本自吐下，玩'复'字可见。盖胃寒则吐，下寒则利。胃寒者不宜吐，医反吐之，则伤胃气，遂成寒格。下文文气不贯，当有缺文。"王氏校语颇有道理。

　　他校和本校之法亦见应用。例如：《伤寒例》："……此三经皆受病，未入于府者，可汗而已。"王肯堂注曰："'府'字《素问》作'藏'字，理胜。盖府为阳，藏为阴也。又况传阳明者非入府而何？"《阳明篇》："伤寒瘀热在里，身必黄，麻黄连轺赤小豆汤主之。"方有执校注："轺，《本草》作'翘'……轺本使者小车，乘马者无义。疑误。"《太阳篇》："伤寒脉浮滑，此以表有热，里有寒，白虎汤主之。""里有寒"令人费解，林亿等曾有校注。王肯堂结合林亿校语，恰当运用了本校、理校之法，语可服人："前篇云热结在里，表里俱热者，白虎汤主之。又云其表不解，不可与白虎汤，此云脉浮者，表有热，里有寒者，必表里字差矣。又阳明一证云，脉浮迟，表热里寒，四逆汤主之。又少阴一证云，里寒外热，通脉四逆汤主之。以此见差明矣。又阳明篇曰：脉滑而疾者，小承气汤。既用承气，是为里热也。又厥阴篇曰：脉滑而厥者，里有热，白虎汤主之，是谓滑为里热明矣。况知母石膏性皆大寒，岂应以水济水？"

校勘之事最忌臆测，更忌轻改原文。明代学者于此多欠谨严，任意改书之风甚盛。在这种学风的影响下，方有执《伤寒论条辨》中，对原文多有改动。举如：《太阳篇》："太阳中风，脉浮紧，发热恶寒，身疼痛，不汗出而烦躁者，大青龙汤主之。若脉微弱，汗出恶风者，不可服之。服之则厥逆，筋惕肉瞤，此为逆也。大青龙汤方。"（复宋本）成注本无"大青龙汤方"五字，吴勉学校刻《医统正脉》本《注解伤寒论》中误作"大青龙汤主之"。方有执则据黄仲理之说，径改作"以真武汤救之"。出校语曰："末后六字，旧本'大青龙汤主之'黄氏正之如此。盖既曰不可服，服之为逆，则安得又有'大青龙汤主之'之文？传写之误甚明。黄氏正之甚是，当从之。后人又因其更改致疑，并六字皆删之。删之则上篇第25条（宋本第82条）无凭证据，故存殊以备通考。"通校《伤寒论条辨》，知方氏未见宋本。质疑"大青龙汤主之"六字，甚合医理、文理。径改为"以真武汤救之"，则有鲁莽灭裂之失。方氏未知宋本中"大青龙汤方"五字，只是附于条文后面的方名，与药物组成、制用方法为同类内容，非属正文。《医统》本"大青龙汤主之"显系传写之误。

《辨脉法》中有两段条文，原顺序为："问曰：病有战而汗出，因得解者，何也？答曰：脉浮而紧，按之反芤，此为本虚，故当战而汗出也。其人本虚，是以发战，以脉浮，故当汗出而解也。若脉浮而数，按之不芤，此人本不虚，若欲自解，但汗出耳，不发战也。"另段："问曰：病有不战而汗出解者，何也？答曰：脉大而浮数，故知不战汗出而解也。"方有执重新拆合为两段，第一段自"问曰：病有战而汗出"至"故当汗出而解也"。第二段则为："问曰：病有不战而汗出解者，何也？答曰：若脉浮而数，按之不芤，此人本不虚，若欲自解，但汗出耳，不发战也。"其中原文第二段"脉大而浮数，故知不战汗出而解也"一句被删掉。其下小字注曰："此旧本皆二节而颠倒差错，各不相同，今得蜀僧来本如此，故从而订之。"方氏所谓"蜀僧来本"已不可考，设若有之，仅据一种校本便径改底本，也未免草率。方有执削《伤寒例》更资为训。方氏认为，《伤寒例》"为后人之伪，明亦甚矣……伪不容有，无之可也，既应无之，削之是矣，故从削。"尽管《伤寒例》在内容、基本观点等方面有与《伤寒论》不谐和之处，值得商榷；但方氏没有充足确凿的文献资料依据，仅据推理，便认定整篇《伤寒例》全系伪文而全文删削，极欠妥当。

以上诸例可以看出，王肯堂对《伤寒论》原文之校勘，态度谨慎、方法正确。方有执则多有主观臆断之举，颇不足取。无怪后学时有诋诃。王、方二家大抵代表了明代学者校勘《伤寒论》的水平、状况。

（四）明代《伤寒论》注释状况

注释是研究《伤寒论》的重要方法之一。金·成无己《注解伤寒论》开全文注释之先，其后代不乏人。与时代文化风尚和医学整体水平相适应，明代的《伤寒论》注释独具特点。尤其是明代后期，《伤寒论》研究日渐兴盛，许多医家对《伤寒论》的注释各具只眼，互有发挥。明代医家对《伤寒论》的注释大抵可分两类：一类是全文注释《伤寒论》，以方有执《伤寒论条辨》、张遂辰《张卿子伤寒论》为代表。本类注释较为全面、系统。另类是在研究《伤寒论》辨证论治规律的同时，兼对某些内容进行注释。现存明代《伤寒论》文献多属此类。以王肯堂《伤寒准绳》、张介宾《伤寒典》、陶华《伤寒六书》、李中梓《伤寒括要》等较具影响。

1. 注释体裁

（1）单注　是某位医家对《伤寒论》的注释。方有执《伤寒论条辨》、李中梓《伤寒括要》、张介宾《伤寒典》、卢之颐《伤寒金镞疏钞》、闵芝庆《伤寒阐要编》、万全《伤寒摘锦》、许宏《金镜内台方议》等概属此类。其中以方有执注释全面、系统而最具代表性。除却《伤寒例》，方有执对《伤寒论》原文逐条注释，虽重新编次多有失当，但训释之详，实令诸多伤寒学者难以望其项背。方氏训解原文最常用章句方式，即对每条原文，先解释字词，再串讲大意。如对太阳病提纲证的训释："太阳者，膀胱经也……乃六经之首，主皮肤而统营卫，所以为受病之始也……脉见尺寸俱浮，知为病在太阳之证也。项，颈后也。强痛者，皮肤营卫一有感受，经络随感而应，邪正争扰也。恶寒者，赅风而言也。风寒初袭表而郁于表，故不胜，复被风寒外迫而畏恶之。及其过表而入里，则不复恶，仇雠之义也。此揭太阳之总病，乃三篇之大纲，以下凡首称太阳病者，皆指此而言之。"注释详明，切于学用，对后学影响较大。

单注形式的《伤寒论》文献，集中代表了某家的《伤寒论》研究成果，从不同角度、不同层次发明了仲景旨意，有益于《伤寒论》研究的深化。同样，也由于各家认知水平、角度之不同，某些著作中不可避免地存有一家之偏。

（2）集注　集注是文献研究的传统方法之一。将这一方法大量应用于《伤寒论》的注释，则始自明代。前人伤寒著作的较多传世，是运用集注方法的必要条件。集注《伤寒论》在于综合各家精旨，择善而从。

明代集注《伤寒论》者不在少数：《永乐大典》残本卷3614、3615，汇录20余家之说，注释《伤寒论》原文。汪机《伤寒选录》辑诸家论述，少加隐括，分条备注《伤寒论》原文。对仲景有论无方者，则参考诸书之有方者补之。意在"临证一览，而诸说皆在于目"。陆彦功《伤寒类证便览》"博参诸家之书，附会其说"。赵开美《集注伤寒论》"采成氏注释之外，凡二十有二家"。楼英《医学纲目·伤寒部》、刘纯《伤寒治例》彰仲景旨趣于各家发明之中，使"诸家之同异得失，得以曲畅旁通"。张遂辰《张卿子伤寒论》亦采诸家"深得长沙精义"者，"以补六经未发之旨也"。诸如此类，各有所长。明代集注《伤寒论》最精者，则属王肯堂《伤寒准绳》。

王氏《准绳》采摭繁富，分类详明，博而不杂，大抵反映了集注方法的特点。王氏精心筛选30余家之说，引用较频者亦10余家。如成无己、朱肱、王海藏、吴绶、张兼善、赵嗣真、云岐子、戴元礼、李东垣、朱丹溪、黄仲理等，皆治《伤寒论》有成者。凡论述精辟者，王氏多大篇引用。如王履《医经溯洄集》"张仲景伤寒立法考"、"伤寒温病热病说"两篇，论寒温异同、仲景立法旨趣详洽公允。肯堂大为赞许，于《准绳》中全文采录。又如《伤寒准绳·发热》一篇，较大篇幅收辑了"宋元诸贤表证发热治例"，详列张洁古、王海藏、韩祗和等关于表证发热的论述、治法、方药等。尤为可贵的是，《准绳》中保留了一些现在亡佚的资料。如韩祗和《伤寒微旨论》原书早佚（今本系清代修《四库全书》时据《永乐大典》辑录而成），《准绳》引自该书资料8处。尤以"韩祗和和解因时法"收录最为详尽，列证6种，附调脉汤、薄荷汤、防风汤、香葛汤、发表汤、七物柴胡汤、解肌汤等 15 首方剂。另如张兼善《伤寒发明》、黄仲理《伤寒类论》等，《准绳》均有节录。王氏广搜博引，遴善而从，使仲景隐奥发明于诸贤议论之中。为研究明及明以前的《伤寒论》研究状况提供了便利。

王氏一般是先列仲景原文，次采后贤注疏中义较胜者。遇有他人注语尚不能明，或有舛误者，则附以自己的注释。王氏释论多能切中肯綮，发前人之未备。例如《太阳篇》："太阳病，先下而不愈，因复发汗，以此表里俱虚，其人因致冒，冒家汗出自愈……"成无己注云："冒者，郁也。下之则里虚而亡血，汗之则表虚而亡阳。表里俱虚，寒气怫郁，其人因致冒……"肯堂不赞同成注："成氏以郁训冒，疑未莹。按：（说文）冒字从曰从目。冒即小儿及蛮夷头衣也。此致冒者，谓若物蒙敝其目也。是昏迷之义。今以冒为郁，不惟失六书之本旨，且失病情及仲景之意也。"王氏离析字形，以形索义，释义贴切，令人叹服。这种广采众家的注释方式，具有三个优点：可以帮助习《伤寒论》者全面理解，以防一家之偏；总结、反映了前人及当时代的研究成果和水平，利于后人继承；保留了部分亡佚资料，益于后学研究。反之，以采他人之说为主，作者本人的注疏相对太少，不利于研究的深化。这亦决定了集注方法难以成为注释《伤寒论》之主流。

2. 注释内容

明代医家注释《伤寒论》所涉及之内容，主要包括解词、解句、注音等。

（1）解词　明代医家的注释，以实词居多，尤多于某些难于理解的病证名称的训释。例如：《太阳篇》："伤寒六七日，发热，微恶寒，支节烦疼，微呕，心下支结，外证未去者，柴胡桂枝汤主之。"王肯堂释曰："支节、支结复不同。支节犹云枝节，古字通也。支结犹云支撑而结。当活看，不可拘泥文字。"又释"郑声"："郑字，《书》曰：郑，重，频繁也。又曰殷勤也。郑声，谓止将一事频繁殷勤言之。"闵芝庆《伤寒明理论删补》释"烦"："烦者，不能安静之貌，较诸躁则轻焉。"方有执释"眩冒"："眩，目无常主而旋转也。冒，昏蒙不明也。"释"痞"："言气隔不通而否塞也。"李中梓释"瘛疭"："瘛者，筋脉急而缩。疭者，筋脉缓而申。一申一缩，手足牵引搐搦。风主动摇故也。"症状特点、病因病机昭然若揭。张介宾释"蓄血"："伤寒蓄血者，以热结在里，搏于血分，留瘀下焦而不行也。"陶华释"气逆"："气逆者，气自腹中时逆上冲也。"释"四逆"："手足厥冷不温，谓之四逆。"

对《伤寒论》中的某些虚词，明代医家也有训释。例如：《太阳篇》："风家，表解而不了了者，十二日愈。"方有执注："了了，犹惺惺也。言中风之病，外证俱罢，大势已除，余邪未尽，犹未复初也。"《太阳篇》："太阳病，项背强几几，反汗出恶风者，桂枝加葛根汤主之。"成无己最早注曰："几几者，伸颈之貌也。动则伸颈，摇身而行。""几几，音殊。短羽鸟飞几几也。"自此，历代注家多从之。明代如方有执等亦从此说。王肯堂、李中梓则独发己见。王肯堂曰："《诗·幽风·狼跋》云：赤舄几几。注云：几几，绚貌。绚……状如刀衣鼻，在屦头。言拘者，取自拘持，使低目不妄顾视。按：此可以想见项背拘强之状。若作鸟羽释，则几当音殊，而于拘强之义反不切矣。"李中梓亦曰："按：《诗·豳风·狼跋》云：赤舄几几。注云：几几，拘貌。言不敢左右顾视也。借以喻项强之状也。""旧注鸟羽，未当。今正之。"王、李二氏释"几几"为"拘持、拘强"之义，较之成无己释语更合医理、文理。近有学者赞同此说，考"几几"本字为"掔掔"（今音qīn，古音jīn），表示拘紧僵持不灵活的状态，为是。

（2）解句　解句是明代医家注释《伤寒论》的主要内容。其中最常使用串讲原文大意的方式。注者多将原文重新归并分类，对其旨意作简括说明，以助后学进一步理解。举如张介宾诠释"下利"，先简括辨证要点："凡杂证下利，多责于寒。伤寒下利，有寒有热。盖热邪传里，则亦有下利之证，但寒利最多，热利则仅见耳。治者当辨寒热。"次将有关下利原文15条按"寒利、热利、表里俱病而下利、下利之当攻者"分为4组，串讲大意。如寒利8条（第277、307、309、314、316、317、353、364条），张氏按曰："此诸论乃皆言寒利之当温也。如所云手足厥逆、恶寒腹痛、脉微欲绝、下利清谷之类，此固阴寒之甚者也……若其脉虽数而无力，外虽身热而不恶热，内虽渴而不喜冷，此其内本不热而病为下利者，悉属虚寒……若以寒利作热利，妄用寒凉再损胃气，则无有不死。"所释切中要旨。张遂辰除遵成无己注释而外，串讲经文也有其独到之处。如《辨痉湿喝脉证》篇："风湿相搏，一身尽疼痛。"成无己注："风湿相搏，则风在外，而湿在内。"张氏不赞同成注："风湿相搏，法当汗出而解，正如前条麻黄加术，使微微蒸发表里气和，风湿俱去。若成注似以表言风，以里言湿，则不可。"王肯堂《伤寒准绳》注释阳明病，先将原文分为"阳明病、胃实不大便、自汗、不得卧、潮热、谵语、狂乱、循衣摸床、渴、呕、干呕"几类。每类之中先释概念，次列有关条文及前人训释之精者，再串讲原文。如"潮热"一类，先释曰："潮热者，若潮汛之来，不失其时，一日一发，按时而发者，谓之潮热。若日三五发者是即发热，非潮热也。潮热属阳明，阳明旺于未申，必于日晡时发乃为潮热。"次列第137、209、208、215、220、214、212、229、231、104、201条原文，以及成无己、朱丹溪、王海藏、吴绶、朱肱有关释语，且附己意加以串讲。第215条："阳明病，谵语，有潮热，反不能食者，胃中必有燥屎五六枚也。若能食者，但硬耳。宜大承气汤下之。"王肯堂注曰："胃热当消谷引食，反不能食者，胃中有燥屎而实也。若能食者，胃中虚热，虽硬不得为有燥屎。玩'但'字，则末句恐当在'若能食者'之上。燥屎在大肠而曰胃中者，伤寒传胃不传大肠，治病必求其本，故仲景从本言之。况承气能下燥，大肠同为燥金也。"可谓阐释精当。这些内容对准确理解仲景学术思想多所启发。

（3）注音　明代医家为《伤寒论》中冷僻字注音者较少。仅方有执《伤寒论条辨》、张遂辰《张卿子伤寒论》、吴绶《伤寒蕴要全书》中有此项内容。其中以方有执注音最为详尽，几近不胜其烦。其注音方法有直音和反切两种，又以反切最多用。例如：《太阳篇》："风温为病，脉阴阳俱浮，自汗出，身重，多眠睡，鼻息必鼾，语言难出。若被下者，小便不利，直视失溲；若被火者，微发黄色，剧则如惊痫，时瘈疭……"方有执注："鼾，音旱。溲，音搜。痫，音闲。瘈，音炽。"《太阳篇》："太阳之为病，脉浮，头项强痛而恶寒。"方有执注："强，群养切。恶，影固切。"又桂枝汤方证条文后注曰："啬，审革切。淅，心吉切。翕，晓吉切，去上声。"另如"潝，照吉切。""懊，影考切。""晡，帮孤切。""瘕，厘牙切。""卒，清勿切。"等等，不一而足。

3. 注释方法

明代医家注释《伤寒论》，最常使用义训方法，尤多用直训法。例如：

《平脉法》:"寸口脉缓而迟,缓则阳气长,其色鲜,其颜光,其声商,毛发长……"方有执注:"鲜,丽也。光,辉也。商,清也。长,美也。"《太阳篇》:"病在阳,应以汗解之,反以冷水潠之,若灌之,其热被劫不得去……"方有执注:"潠,喷之也。灌,溉之也。被,蒙也。"在《伤寒论条辨》中,尚可见互训、递训方式。例如:《平脉法》:"问曰:脉有相承,有纵有横,有逆有顺,何也……"方有执注曰:"纵,直也,横者,纵之对;顺,从也,逆者,顺之反。"又"肾沉、心洪、肺浮、肝弦,此自经常,不失铢分。"方有执注曰:"经,正也。常,久也,亦经也。"此互训例。递训者如:《辨不可下篇》:"无阳阴强,大便硬者,下之必清谷腹满。""夫病,阳多者热,下之则硬。"方有执注曰:"强,犹言多也。""多,犹言胜也。"另如《辨阴阳易差后劳复》:"大病差后,从腰以下有水气者,牡蛎泽泻散主之。"方有执注:"水气,肌肉肿满而虚浮。"又:"营,血道也。""唾,口液也。""痹,湿病也"等,则用义界的方式,准确、简炼地阐明了语词所指的内容或语词意义的本质和属性。除义训方法外,某些医家偶用形训和声训法。例如《少阴篇》:"少阴病,得之一二日,口中和,其背恶寒者,当灸之。附子汤主之。"方有执注曰:"背字从北从肉。北,天地之阴方也。北肉为背。人身背阴之处也。"王肯堂释目眩之"眩":"目眩之眩,其字从目从玄,谓其眼中黑暗也。"此为形训之会意法。声训者如《平脉法》:"……谷入于胃,脉道乃行,而入于经,其血乃成……"方有执注曰:"经,径也。"要之,明代医家注释《伤寒论》的显著特点是内容丰富。各家多能独发己见,补前人之未备。集注方法的运用,进一步丰富了注释内容。方有执、王肯堂、张遂辰等家著作的问世,更把明代的《伤寒论》注释推向了较高水平。总体上论,注释方法和形式较为单一,是其不足。

二、明代《伤寒论》研究的学术特征

历代医家对《伤寒论》的研究,无不受制于同时代政治、经济、科技文化水平等因素。明代特定的社会环境必然影响、限定着《伤寒论》研究的模式,而铸成鲜明的特征。

（一）注重临床实用，研究广义伤寒病

与前后朝代相较，明代治《伤寒论》者更明显地具有崇尚实用、注重临床倾向，尤以明代前中期为甚。明代医家绝大多数是在临证过程中研究《伤寒论》，或结合临床综合阐释，或择其精要进行临床验证、发挥，总以切合实用为要。临床研究的深入广泛，拓宽了《伤寒论》研究范围，加深了对《伤寒论》辨证指导意义的认识。陶华《伤寒六书》、吴绶《伤寒蕴要全书》、戈维城《伤寒补天石》、陈文治《伤寒集验》、李中梓《伤寒括要》等，集中反映了这一特征。其具体表现可概括为：①强调临床实用，不注重《伤寒论》原文的注疏、考校等理论性研究；②认为《伤寒论》原书缺略，多在广义伤寒病范围内予以补充；③兼收并蓄，各个时期、各家各派及民间经验均在采撷之列，以羽翼伤寒病辨治方法；④文字通俗，理法方药易于掌握；⑤因于杂收各家，理论上叶有俗说庸见，方药也有驳杂之失。由其特征鲜明，后人又把该类医家称作通俗伤寒派。明代医家对《伤寒论》的临床研究，大抵表现在以下三个方面。

1. 研究伤寒病证

伤寒病证，历有广狭二义。受前人思想影响，明代医家对伤寒概念的认识，也首先是从广义上去理解的。如王履云："夫伤寒、温暑，其类虽殊，其所受之原则不殊也。由其原之不殊，故一以伤寒而为称。"陶华也附和王说："……夫受病之原则同，亦可均谓之伤寒。"李中梓《伤寒括要》更在朱肱基础上提出了伤寒16证，曰伤寒、伤风、伤寒见风、伤风见寒、温病、温疟、风温、温疫、温毒、热病、伤暑、伤湿、风温、痉等。张介宾《伤寒典·伤寒总名》引《素问·热论》观点阐释广义伤寒之概念，言："凡病温病热病，而因于外感者，皆本于寒，即今医家皆谓之伤寒，理宜然也。"基于这种观点，明代医家在研究伤寒病证时，既潜心于《伤寒论》所述病证，又对其他外感病证多有补充。把握伤寒病证特征，是辨证治疗之关键。仲景述证精而简，其中奥旨全凭个人领悟。正如陶华所言："治伤寒先明脉证，脉证不明，取方无法。脉证既明，工中之甲。"陶氏在《伤寒家秘的本》《伤寒明理续论》中反复阐述常见伤寒病证70余种。如胸胁满、结胸、痞、腹满、腹痛、小腹满6证临床常见，而易混淆。陶

氏结合临证经验详加辨别。辨胸胁满曰："胸满者，膈间气塞满闷也，非心下满。胁满者，胁肋下胀满也，非腹中满。盖表邪传里，必先胸以至心腹入胃，是以胸满多带表证，宜微汗。惟胁满多带半表半里，小柴胡加枳桔和之。"辨小腹满："小腹满者，脐下满也。若胸满、心下满、腹中满，皆为邪气而非物。今小腹满，则为有物而非气。若小便利者，则为蓄血之形。小便不利，此乃溺涩之证。"陶氏辨析，既抓住了病证特点，又阐明了病邪性质、虚实、表里，证之临床必事半功倍。王履《医经溯洄集》设"伤寒四逆厥辨"、"呕吐哕干呕咳逆辨"等篇，研究某些伤寒病证甚为详尽。如辨呕吐哕等证："夫仲景以声物兼出而名为呕，以物独出而名为吐，以声独出而名为干呕。"又形象地描述了咳逆和哕逆的证象及其鉴别："咳逆、哕逆不同。咳逆言其声之才发而遽之，虽发止相续有至数十声者，然而短促不长，有若咳嗽之咳然，故曰咳逆。哕逆则言其似欲呕物以出，而无所出，但声之浊恶长而有力，直至气尽而后止，非如干呕之轻而不甚，故曰哕逆。二者皆由气之逆上而作，故俱以逆言之。"小便自利和小便数，临床常有疑似之处。李中梓辨曰："小便自利有在表者，有在里者，有因热者，有因寒者，六经俱有此症……小便数者，频欲去而不多也。在三阳经有表里之分，在三阴经并无此症。不可不详辨也。"又辨咳嗽一证："有声无痰者，咳也。有声有痰者，嗽也。肺主气，肺伤则气逆而咳。"戈维城《伤寒补天石》述证130余种，"举凡四时感证，无论正伤寒、类伤寒，分条辨治，各极其妙"，极切临床实用。例如：差后病证，《伤寒论》中计有差后劳复、差后发热、差后腰以下有水气、差后喜唾、差后虚羸少气、脉已解而日暮微烦几条。戈氏则在此基础上，设"伤寒差后一动有八变、差后喜唾吐逆、差后虚弱、差后昏沉、差后浮肿、差后颐疮、差后豌豆疮、差后饮酒复剧、差后食复、差后劳复"等篇，详加辨识，力求发仲景言外之意，补《伤寒论》未备之证。吴绶论述伤寒病证既详且明。如发黄一证，吴氏归纳为8种：一曰瘀热在里发黄，其黄如橘子色；二曰湿热发黄，身黄如似熏黄，暗而不明；三曰寒湿发黄；四曰痞气发黄；五曰结胸发黄；六曰蓄血发黄；七曰内伤于寒，寒食相搏，停于中州而发黄；八曰阴证发黄，并详述了八种发黄的病因病机、脉证特点等，实发仲景所未详。何渊《伤寒海底眼》以标本分六经病证。如"足太阳膀胱经论"："是以伤寒初起，其症有头项痛、腰脊强、恶心、拘急、身体痛、骨节疼、恶寒发热，此太阳经标病也……故一二日间，脉浮数、发热烦渴、小便不利者，此热已入于膀胱经，为太阳经之本病矣。"于此，邪袭肌表、病在经络为标，邪热入里、病在脏腑为本。对准确把握证候机转，指导治疗具有一定意义。张介宾《伤寒典》以八纲统领伤寒病证之辨别，旨在阐明病证机理、辨证规律。张氏逐列发黄、结胸、便血、谵语郑声、胸胁腹满、呕吐哕、下利、吐蛔等24证，昭以辨证方法。如结胸一证，张氏总结有关条文后得出三点结论：①结胸证既可因误下而成，又可不因下而邪实渐深，结聚于胸。"近代伤寒诸书云：未经下者，非结胸也。岂不谬哉？"②结胸证惟太阳少阳二经误下者有之，阳明一经独无。盖凡病入阳明胃府已实，故可下而无害。③辨结胸证，重在心腹胀满硬痛而手不可近。应与但满不痛的痞满证相鉴别。另如陈文治《伤寒集验》载证106种，刘纯《伤寒治例》例证96条，楼英《医学纲目·伤寒部》、王肯堂《伤寒准绳》逐列病证80余种，陈长卿《伤寒秘要》列六经病证66则等等，皆为研究伤寒病证之珍贵资料。

2. 验证、补充伤寒诊法

《伤寒论》对脉诊多有论述。宋代以前，辨证立法的主要依据是脉证。宋元以降，伤寒诊法日渐充实，许多医家对伤寒病证的诊察，已在脉证合参的基础上，强调了察色、察目、察舌、察身等一系列诊察方法。有明一代，临证各科迅速发展，诊病方法更趋完善，不少医家特别强调四诊合参的必要性。如李时珍的《濒湖脉学》虽以论脉为主，却特别提到："世之医病两家，咸以脉为首务。不知脉乃四诊之末，谓之巧者尔。上士欲会其全，非备四诊不可。"李梴在《医学入门》中反复强调问诊之重要性，并列出55条应询问事项。张介宾则写下了极便后学的"十问歌"等。明代伤寒学者及时吸收了诸多诊断学成果，以补伤寒诊法之不足。陶华首重伤寒脉象，《伤寒六书》中反复讨论伤寒诸脉。如《伤寒琐言·伤寒用浮中沉三脉法》篇，详细描述了大、浮、动、滑、沉、涩、弱、弦、微等脉象及主症。又在《伤寒家秘的本》"论浮脉形法主病"、"论中脉形法主病"、"论沉脉形法主病"、"伤寒伏脉辨"、"辨脉虽浮亦有可下者脉虽沉亦有可汗者"等篇中反复强调。吴绶《伤寒蕴要全书》对望诊方法多有补充。在辨伤寒诸证之前，先备列"察色要略、察色面图、察目、察鼻、察唇、察耳、察舌、察身"诸法。如"察鼻"一节,通过观察鼻之色泽、润燥、动态等,辨识病邪之寒热虚实浅深。尝曰:"鼻头色青者,腹中痛,苦冷者死。微黑者水气,黄色者小便难,白色者为气虚,赤色者为肺热,鲜明者有留饮也。鼻孔干燥者,属阳明之热,必将衄血也。鼻孔干燥,黑如烟煤,阳热之热深也。鼻孔冷滑而黑者,阴毒之冷极也。鼻息鼾睡者,风温也。鼻塞浊涕者,风热也。鼻孔煽张者,为肺风肺绝而不治也。"吴氏对舌质、舌苔、舌形态的辨察更为系统、精当。王肯堂则承袭吴氏,对望诊诸法多所研究。戈维城《伤寒补天石》除详尽论述各种伤寒脉象外,还专篇讨论了"面色、看目法、察耳法、察鼻法、察唇齿法、舌苔、察声法"等望诊、闻诊方法。"察耳法"言:"伤寒耳聋属少阳,宜和解。久病耳聋属气虚,元气复实耳自聪也。伤寒耳聋为常例,但舌卷、唇青、囊缩耳聋者为难治。耳黑枯燥曰肾败,盖肾开窍于耳也。少阳之脉络耳中,凡耳聋、耳痛、耳肿,皆属少阳风热。"可见戈氏对伤寒诊法研究之深透。张介宾《伤寒典》"看目""舌色辨"两篇论述甚精,结合邪之表里浅深辨舌苔曰:"凡邪气在表,舌则无苔。及其传里则津液干燥而舌苔生矣。若邪犹未深,其在半表半里之间,或邪气客于胸中者,其苔不黑不涩……若阳邪传里,胃中有热,则舌苔不滑而涩……大都舌上黄苔而焦涩者,胃府有邪热也。"李中梓亦对"察色、察目、察鼻、察口唇、察舌、察耳、察身、察声、察脉"诸法多有阐发。又明确强调四诊合参,特别是问诊的重要性:"夫伤寒者,病势险重,症绪繁多。若非问因、察症、正名,未有不误者也。凡至病家,未诊先问,最为要法。"

综观明代医家对伤寒诊法的研究,一是围绕《伤寒论》所述病证,在广义伤寒病范围内,验证仲景脉证合参之法。再是强调四诊合参在伤寒病诊断上的意义,其中最多望诊方法之补充,又以察舌方法研究最为深透。对后世诊断学的发展,尤其是温病诊法的完善,具有积极的影响。

3. 丰富伤寒治法、方药

《伤寒论》载方113首。仲景以理立法,以法立方,其方法度谨严,功专效宏。仲景用方之深层意义,在于昭人以活法。诸如麻、桂之汗法,理中、四逆之温法,瓜蒂之吐法,承气、陷胸之下法,白虎、栀豉之清法,建中之补法,柴胡、泻心之和法,以及抵当之消法,实已赅中医之八大法门，外感、杂病概莫能外。因而，明代某些医家在研究《伤寒论》治疗方法时，多着眼于其普遍指导意义的阐发。如方有执明确提出："读之者皆知其为伤寒论也，而不知其乃有所为于伤寒而立论，所论不啻伤寒而已也……所以法而世为天下则，方而世为万病祖。"林澜在《伤寒折衷·自序》中亦言："伤寒有论，岂仅为伤寒立法也？得其意于治他病乎，何有天下未有精伤寒而不能治杂病者也！"力图确立《伤寒论》为"天下则，万病祖"的地位。王履也认为，《伤寒论》治法虽专为风寒所感之狭义伤寒设，但温暑等一切外感杂病莫不可借用，"苟得其所立法之意，则知其书足以为万世法。"尽管如此，《伤寒论》的具体辨治方法上的某些缺略，已难以全面适应临床需要。因此，明代多数医家对伤寒具体治法、方药补之又补。如张介宾《伤寒典·伤寒无补法辨》，否定了庸医"伤寒无补法"之说，从扶正与祛邪的辨证关系上阐明了《伤寒论》言外之意。详尽补述了扶正祛邪、标本虚实、表里先后治则、治法的运用规律。实堪为研究《伤寒论》治则治法之借鉴。

研究《伤寒论》方药较具代表性的人物为明初许宏。许氏《金镜内台方议》据成无己注释，将《伤寒论》113方按汤、散、丸分为三类，加以注释、发挥。既便于初学理解，又利于临证应用。这是第一部专门研究《伤寒论》方药的著作。由于《伤寒论》述证、载方毕竟有限，宋元以降，许多伤寒专著中已对方剂颇多补充。承前人成果，明代医家立足于《伤寒论》原方，多所发挥、补充。这种补充多基于广义伤寒之概念。例如：陶华除研究、应用经方外，还化裁经方，创立新方37首。所创黄龙汤、柴葛解肌汤、再造散等方，皆为后学推崇。如再造散由黄芪、人参、桂枝、甘草、熟附子、细辛、羌活、防风、川芎、煨生姜组成基本方。与麻黄附子细辛汤方义相近。但麻附辛汤只是助阳发汗，再造散还可以补气扶正，且方中表药较多，较之麻附辛汤力量更强，所主证候也较重。对平素阳气不足，感冒风寒者，每可助阳益气解表而收良效。他如何渊《伤寒海底眼》除《伤寒论》113方外，增补了许多后人方剂和加减法。如清肺饮及13种加减法，小续命汤及加减20法，补中益气汤及加减23法，温胆汤及加减16法，二陈汤及加减24法等，辨治伤寒约达500种方法。缪存济《伤寒撮要》选录《伤寒论》及后世名家之方264首，记录其主治、药物、用法及加减法。陈文治《伤寒集验》载方494首，吴绶《伤寒蕴要全书》收录200余方，陆彦功《伤寒类证便览》增方至344首。史暗然《伤寒论注》载仲景原方91首，采《金匮》升麻鳖甲汤等22方补之，另采《和剂局方》治四时感冒如香苏饮等方11首，附以补方8首、刘河间治夏月感冒方6首。陈长卿《伤寒五法》设治法数门，以门列方，每方详录主治、组成、服法、加减法等。王肯堂《伤寒准绳》载方386首，戈维城《伤寒补天石》补入五积散、普济消毒饮、黄连解毒汤等方。另如王肯堂《伤寒准绳》卷末，采诸家之说，发明仲景113方中所用90种药性，意在详究"长沙用药制方之遗意"。吴绶《伤寒蕴要全书·伤寒药性主治要略》中杂收有关药物198种，逐一论其性味、功效、适应病证。方有执《伤寒论条辨本草钞》对《伤寒论》所用药物之"具钞而附说"等，均对阐明仲景用药规律颇具启发。明代医家研究《伤寒论》方药的内容可括为三：①《伤寒论》原方的临床验证及理论探讨；②在整体观念、辨证论治思想指导下，扩展原方使用范围；③补充、创立新方，适应临床需要。

（二）方法多样，肇伤寒学术论争之端

医之门户分于金元。伤寒学派内部的学术论争，流派之分则发端于明代。明代《伤寒论》研究的另一显著特征是方法多样，明代医家继承、发扬了前贤创立的诸多方法，又多创新，使《伤寒论》研究方法臻于完善。特别是明代后期，各家标新立异，互有新说，伤寒学派内部的学术论争亦由此而始并日趋活跃，对后世产生了极大影响。依研究重点、目的之不同，明代医家研究《伤寒论》的方法大率可分为以下几种。

1. 以症类证法

以症类证是探讨《伤寒论》辨证论治规律的一种重要方法。它是以症状为核心，分门别类，把《伤寒论》中具有同一症状的若干方证条文汇集起来，通过分析、比较和综合，揭示仲景辨证论治规律的方法。这种研究方法肇始于宋代，其发端者为刘元宾《伤寒括要》。代表人物当首推朱肱，朱氏《伤寒百问》中主要采用了以症类证的研究方法。金·成无己《伤寒明理论》则在朱肱基础上，把类证研究推向了新的高度。受前人影响，明代类证研究极为兴盛，且类证编排形式多样，各得其长。从现代文献分析，以症类证是明代医家阐发《伤寒论》辨证论治规律的主要方法，多数

伤寒著作都是以类证方式归类《伤寒论》内容。明初黄仲理涵濡仲景之书20余年，乃折衷条析类证，分门为卷，成《伤寒类证》。是书以脉法精纯、有证有论有方的《伤寒论》条文为内篇，以精粗相驳者为外篇，以其有论无方无证者为杂篇。意在使学者不待披检，而门类方论脉证已粲然。黄氏《伤寒类证》在明代影响较大，诸如方有执、王肯堂、吴绶、张遂辰等家均不同程度地接受了其中的观点。惜该书今已亡佚。陆彦功《伤寒类证便览》一本黄氏："门分类析，胪列条贯，且以无己之论，冠置各类之首。仲景之说，圈别旧注之外。"又"病其中少有阙疑，于是附会众说，及补遗经验药方。"亦丰富了类证研究方法。

　　明代类证研究较突出者，当属陶华《伤寒明理续论》《伤寒家秘的本》，吴绶《伤寒蕴要全书》以及戈维城《伤寒补天石》，三者基本代表了明代前、中、后三个不同时期的类证研究水平。陶华《伤寒明理续论》"因观成无己《明理论》止五十证，辨究详明，惜其未备。于是乃集所见所闻，以类附例，斟酌而损益之。"从春温变热、痓证始，至不仁、霍乱、瘥后昏沉止，逐列71证。每证均论其基本病象、病因病机、辨证要点、治法、预后等，甚为详明。陶氏《伤寒家秘的本》亦列证75种。两者虽间有重复，然皆长期临证实践之结晶，类证研究之心得。在有明一代的影响，实非他人可比。吴绶比类各种伤寒证（症）130余例，详其辨证方治。戈维城《伤寒补天石》续集以症状为纲，从恶风恶寒、发热始，至自利、便脓血、百合病止，列证90种。辨析详治，便于学用。上三家均吸收了宋金医家类证研究的成果，在其研究过程中，充分体现、发挥了前人创立的症状鉴别的一般方法和原则。他如楼英《医学纲目·伤寒部》之分六经列主证而类归原文，王肯堂《伤寒准绳》、陈文治《伤寒集验》对类证研究成果之汇集，闵芝庆《伤寒明理论删补》对成氏《明理论》之充实、发挥等，均进一步提高了类证研究水平。

2. 以方类证法

　　以方类证是把《伤寒论》中具有相互关联的方剂分组归类，以方名证，汇集相关的条文方证，通过比较、分析和综合，探求《伤寒论》辨证论治规律的一种研究方法。唐·孙思邈是其开山。而真正系统的《伤寒论》类方研究实发端于明初许宏。许氏《金镜内台方议》类编《伤寒论》113

方，释义平实简明，较大程度推进了类方研究的水平。许氏《方议》归类简明，全书 12 卷，先按汤、散、丸分《伤寒论》113 方为三大类。每类再以基本方为纲，加减方为目，归并为若干项，方证条文悉归其后。每方逐列治证、组成、用法、禁忌，附以议论，阐发制方之义。意较微者，复设问难以明之。议论平实，条理明晰。"其说虽以成注为主，然亦多所发明。"尤其问难部分，颇有启发性，对探讨仲景辨证思想大有裨益。诚如冯士仁言："令不知医者，自病自药，简方俱可无误；令深于医者，鉴轻重权衡、毫厘千里之辨，不敢轻下一匕。"如桂枝汤类，先列桂枝汤主症、组成、煎服法；次为"桂枝汤议、议用桂枝汤法、桂枝汤戒、议用桂枝、议用芍药"；再次为"桂枝汤证"，列《伤寒论》桂枝汤条文 19 条，"服桂枝汤后"列仲景用桂枝汤后条文 5 条；最后为"疑问"，以问答形式阐述桂枝汤方证要点、辨证规律等。以桂枝汤为基本方加减衍化的 18 首方剂均列其后，每方复列主症、汤议、疑问等。举如桂枝汤"疑问"中共有四难："问曰：中风证，本自汗，又复发汗者何也？答曰：风伤卫气，则卫气不固，时自汗出者，乃身中时常有微汗溅溅然，非有大汗也，必用桂枝汤以固卫气，而解肌表中之邪风。必作一阵大汗出，则风邪皆散也。"又问难曰："中风证，有服桂枝汤无汗出者，复用麻黄汤发之可否？""桂枝下咽，阳盛则毙何也？""桂枝汤发汗复用姜枣，麻黄汤发汗不用姜枣何也？"逐一作答。这些问题，皆医者易于迷惑之处，一问一答，则释疑难于平易之中。又如"大承气汤证"一项内，逐列有关条文 25 条，议曰："仲景所用大承气者 25 证，虽曰各异，然即下泄之法也。其法虽多，不出大满、大热、大实，其脉沉实滑者之所当用也。"许宏删繁就简，从繁乱的二十五证中，提炼出大承气汤证的四大主要指征，既便于后学，又深得仲景辨证论治之精髓。许氏类方详明实用，可谓治《伤寒论》之独辟蹊径者。惜该书流传很少，未得后世医家的更多重视。之后，明代某些医家亦部分采用了这一研究方法。陈文治《伤寒集验》卷 4~6，从桂枝汤到大白术汤，广采包括《伤寒论》113 方在内的方剂 494 首。也以基本方为核心，加减方类从，再以方类证。仅桂枝汤及其加减方便收载 34 首。其内容虽过于驳杂，但仍不失为类方研究《伤寒论》的较好参考。张介宾《伤寒典·伤寒治例五十八》，分伤寒方为汗散、温中和中、清里、吐涌、攻下、培补 6 大类，下分 15 小类。李中梓《伤寒括要》以方例证，探究制方精义，简述临证应用等，堪资研习。这种类方研究的方法，其意义决不限于对《伤寒论》方剂的分析，而是以方剂为核心，全面阐发仲景辨证论治过程中理法方药之间的逻辑性内涵。运用这种方法，可以深刻揭示方与证之间的特定对应关系，以及方证之间的相互联系。

3. 重编整理法

重新编次整理，是医家广泛运用的《伤寒论》研究方法。从王叔和撰次整理《伤寒论》，孙思邈"方证同条，比类相附"，至林亿等校定而成宋本，以及宋金元各代医家的类证、专题研究等，几乎都对《伤寒论》原文次序进行了不同程度的重编整理，以求阐明仲景辨证论治规律。尽管重编整理方法渗透在各家的研究过程中，且各家对原文次序也存在着不同的看法，但明代以前诸多医家对孰为仲景《伤寒论》旧貌的问题没有过多讨论，重编的目的在于切合实用，便于发挥。由方有执《伤寒论条辨》之作俑，重编之风大兴，重编的目的亦演变为恢复《伤寒论》旧貌。以致伤寒学派内部的学术论争由此而趋于公开、激烈。先于方有执，明代某些医家曾对王叔和编次《伤寒论》多有微词。如王履尝曰："王叔和搜采仲景旧论之散落者以成书，功莫大矣。但惜其既以自己之说，混于仲景所言之中。又以杂脉杂病，纷纭并载于卷首，故使玉石不分，主客相乱。"又言："夫叔和之增入者，辨脉平脉与可汗可下等诸篇而已。其六经病篇，必非叔和所能赞辞也。"黄仲理更明确提出："辨脉法、平脉法、伤寒例三篇，叔和采摭群书，附以己意。虽间有仲景说，实三百九十七法之外者也。"汪机《伤寒选录》承王履观点，认为："六经至劳复八篇，为仲景《伤寒论》之正，余皆叔和采述仲景之他书，又附以己意者，为三百九十七法之外矣。"黄仲理等的观点对方有执影响极大。陶华《伤寒琐言》对王叔和撰次、成无己注解亦多异议："晋太医令王叔和得于散亡之余，诠次流传，其功博矣。惜乎以己论混经，未免穿凿附会。成无己因之顺文注释，并无缺疑正误之言……遗祸至今而未已也。"以上诸家，止于这种直观推测，对如何恢复仲景旧貌，怎样才算仲景旧貌等问题未加议论。方有执则旗帜鲜明，认为《伤寒论》初乱于王叔和编次，再乱于成无己注释，其"颠倒错乱甚殊"，故需"重考修辑"。方氏潜心《伤寒论》数十年，撰成《伤寒论条辨》，重点对《伤寒论》原文编次重订，力图恢复仲景之旧，还其本来面目。方氏重编《伤寒论》的较大举措是削《伤寒例》，他认为《伤寒例》纯属王叔和之伪，虽经成无己注释，终非仲景原文，应当首先削去，"以复其初云"。重编原文的重点是太阳篇，方氏将太阳篇原文重新组合为卫中风、营伤寒、营卫俱中伤风寒3篇。凡桂枝汤证及其变证类条文汇为卫中风篇，共66条，20方。凡麻黄汤证及其变证类条文，以及条文首冠"伤寒"二字者，汇为营伤寒篇，共57条，32方。营卫俱中伤风寒篇，则汇青龙汤、白虎汤诸方证及有关变证、坏证，共38条，18方。这3篇分列于前3卷，是全书的重点。另外，方氏认为"辨脉法、平脉法"两篇，"皆叔和述仲景之言，附己意以为赞经之辞"，仍可保留，故重考订而移置于篇后，两篇合称为"辨脉法"，与"辨痉湿暍病脉证"篇合为第7卷。对其他篇章方氏亦作了相应调整，如阳明与少阳两篇为第4卷，太阴、少阴、厥阴3篇为第5卷，温病、风湿、杂病、霍乱病、阴阳易、差后劳复为第6卷，第8卷保留了诸可与不可等内容，以备临床参考。方氏对《伤寒论》的重订措施，绝不只是条文的重编整理，而是反映了他对伤寒病证发生发展、传变转归的实践与认识。如对太阳篇的编次，就突出表明了三层含义：①由于感受风寒邪气不同，中伤人体的病位层次不同，所以发病方式与证候类型亦各不相同，有"卫中风、营伤寒、营卫俱中伤风寒"三种；②因于发病方式与证候类型不同，其传变、转归也不一样，各有各的变证；③尽管发病方式与证候类型不同，传变与转归不一，但都属于太阳病，必定有其共同的病理基础，即"营卫不和"。这应是方氏重新归类编次太阳篇的实质意义，方氏对太阳篇的编次方法，经喻昌补充，概括为"三纲鼎立"说。对此，历来多有微词。事实上，"三纲鼎立"之说，有孙思邈倡言于前，许叔微、成无己等引述于后，方有执等只是加以发挥而已。当然，用风伤卫、寒伤营、风寒两伤营卫来解释桂枝汤、麻黄汤和大青龙汤的方证机理，过于机械教条，既不合《伤寒论》原旨，又不切临床实际。《脉经》中明确提出："脉浮而紧，浮则为风，紧则为寒，风则伤卫，寒则伤荣，荣卫俱病，骨节烦疼。可发其汗，宜麻黄汤。"说明风则伤卫、寒则伤营本为互文见义。清初张志聪等亦进一步从理论上辨驳其非。但另一方面，从历史的角度看，方氏按三纲分类，不失为一种条理清楚、系统性强的编次方法。方氏重编整理《伤寒论》有其失：一是轻易删改原文，二是轻言自己的编次方式最接近仲景原貌。前者表现在整篇删削

《伤寒例》，以及对某些条文的部分删改。《伤寒例》是否王叔和撰，难以断言。从内容上分析确有与《伤寒论》不太相合之处。早在唐代，王焘便认为《伤寒例》中部分原文为王叔和之语，如《外台秘要》引用"伤寒之病，逐日浅深，以施方治"云云一段时，明确冠以"王叔和曰"，后小字注云"小品、千金同"。即令如是，全面否定《伤寒例》，以致整篇删削，则失之轻率。诚如闵芝庆所言："吾不敢谓此例皆仲景言也，中有搜采仲景旧论，录其证候等语，岂仲景言乎？不敢谓此例非仲景言也……谓叔和附以己意则可，谓全非仲景之言则不可。"方有执断言自己编次整理后的《伤寒论》最合仲景原貌，对王叔和、成无己每多诟厉。所言既乏文献根据，又过于武断，颇不足取。

4. 以经释论法

以经释论的方法，创始于成无己。成氏释论全面系统、朴实简明，深得明代医家之赞许。王肯堂曾言："解释仲景书者，惟成无己最为详明，虽随文顺释、自相矛盾者时或有之，亦白璧微瑕，固无损于连城也。"李中梓亦与王氏观点相近，史暗然《伤寒论注》则"但尊成氏旧注"。《永乐大典》残本中所存第95条《伤寒论》原文，每条均首引成氏注语。明代尊崇成氏最力者，当推张遂辰。张氏为明末治《伤寒论》代表人物之一。与方有执相反，他"尊王赞成"的观点甚为畅明。曰："诸家论述，各有发明，而聊摄成氏引经析义，尤称详洽。虽抵牾附会，间或时有，然诸家莫能胜之。"故张氏在研究《伤寒论》过程中，一袭成无己创立的以经释论法，编次上亦"悉依旧本，不敢去取"。即于成氏注解，亦毫未变动。遇有成氏释义未明之处，则取成氏其他著作如《伤寒明理药方论》等有关内容，以"成氏云""成无己云"等方式补于注释中。使得成氏释语更加详彻，以经释论方法更加完善。如释桂枝汤方义，成氏三引《内经》经文作为释论依据，但对姜枣之用的解析尚未尽意。张氏遂引《伤寒明理药方论》之语释曰："桂枝用姜枣，不特专于发散。以脾主为胃行其津液，姜枣之用，专行脾之津液，而和营卫者也。"又恐后人不解麻黄汤不用姜枣之意，复言："麻黄汤不用姜枣者，谓专于发汗，不待行化而津液得通矣。"与成氏原注相得益彰。对成氏注解难以苟同之处，张氏或采前人注解之精要，或发己意以辨之。如《平脉法》："荣气盛，名曰章。"成无己注曰："章者，暴泽而光。荣者，血也，荣华于身也。荣盛故身暴光泽也。"遂辰不赞同成氏所释"章"字之意，曰："此章字，责其暴者也。成注暴泽而光，安得为病脉。"即便对成无己持反对态度的方有执，也十分注意溯源穷流，本《灵》《素》《难经》诸书而参究《伤寒论》之理，以求《内》《难》和《伤寒论》理论的互证发挥。《伤寒论条辨》中亦多用以经释论方法，如《太阳篇》："伤寒，腹满谵语，寸口脉浮而紧，此肝乘脾也，名曰纵，刺期门。"方有执释"寸口"曰："寸口，气口也。《五脏别论》：帝曰：气口何以独为五脏主？岐伯对曰：胃者，水谷之海，六腑之大源也。五味入口，藏于胃，以养五脏气，而变见于气口也。故寸口主脾胃。"张遂辰继承、发扬了成无己以经释论方法，在后世影响较大。清代张志聪、张锡驹、陈念祖等家多从之。由于张遂辰和方有执对成注本原文顺序及其内容看法不一，且各有遵从者，《伤寒论》研究史上的学术论争由方、张始而益趋激烈。这种论争的结果是极大地深化了清代乃至近代的《伤寒论》研究。

5. 专题研究及其他

专题研究以《伤寒论》中某个（类）问题为对象，综合运用多种方法，在深化研究的过程中，揭示仲景某些学术精髓。明代专题研究《伤寒论》的代表为王履《医经溯洄集》，是书收录论著 21 篇，其中专题讨论伤寒问题者 8 篇。深入、细致地研究了《伤寒论》治则治法、方药、伤寒与温病的关系等。王氏能摆脱前人窠臼，察微识短。如对"三百九十七法"之说多所异议："于三百九十七法内，除去重复者，与无方治者，止以有方治而不重复者计之，得二百三十八条。""若以法言，则仲景一书无非法也，岂独有方者然后为法哉？"立论准确，论述精辟，深得后学赞誉。舌诊是明代医家专题研究之重点。伤寒舌诊专著有张吾仁《伤寒辨舌世验精法》、申斗垣《伤寒舌辨》、陶华《伤寒点点金书》。其他《伤寒论》文献中，除专于原文注疏者外，大多有舌诊内容的专篇论述，丰富了伤寒诊法。摘要研究《伤寒论》者，有万全《万氏家传伤寒摘锦》，重点选摘《伤寒论》中有关六经脉证治法条文，间采《内经》等医籍有关论述为补充，注释简明切要。如对太阳篇麻、桂、大青龙汤证机理的研究，万氏曾明确提出，中风与伤寒一为表虚，一为表实，而大青龙汤证为风寒表实兼热邪。正确解释了三证、三方之机理。清代柯韵伯《伤寒来苏集》对三证的正确阐释实导源于此。汪机《伤寒选录》、孙在公《伤寒捷径书》等，亦摘要研究《伤寒论》，各有侧重，多有发挥。明代某些医家在探求《伤寒论》辨证论治规律的过程中，尚运用了病案分析法，或以气化学说释《伤寒论》等法。如王肯堂《伤寒准绳》、张介宾《伤寒典》中均记有部分病案，以佐证辨治伤寒之得失。熊宗立《伤寒运气全书》"以病者所生年月日时，合得病之日期，推等五运六气，与伤寒六经证候。""谓某日当得某经，某经当用某药，而以张仲景一百一十有三方，按法施治。"目的在于"使后学能推此法，不须问证察脉"。其说虽涉玄虚，然作为一家之言，必有其得。卢之颐《伤寒金铋疏钞》较为明确地提出了气化学说，陆彦功《伤寒类证便览》"布运气诸图于前"，吴绶《伤寒蕴要全书》亦用较大篇幅论述了五运六气的内容。清代张志聪《伤寒论纲目》、张锡驹《伤寒论直解》等对气化学说的发挥，一定程度上受到了明代医家的影响。明代另有部分医家着力于《伤寒论》的普及类研究。本类研究的重点是删繁就简，释奥为浅。著作特点为浅显易懂，便于记诵，切于学用。如李盛春《治伤寒全书研悦》将伤寒病证的辨证要点、诊治方法等寓于简明的歌括中，"太阳证伤寒歌"曰："风寒初起自膀胱，头疼发热腰脊强。有汗无汗分虚实，脉浮紧缓定端详。表虚自汗脉浮缓，疏邪实表桂枝汤。表实无汗脉浮紧，升阳发表用麻黄。其有营卫两伤者，又须审用大青汤……"龚廷贤《寿世保元·伤寒门》所录"伤寒脉歌、伤寒金口诀歌"等，朗朗上口，简明扼要。"伤寒脉歌"曰："伤寒伤风何以判，寒脉紧涩风浮缓。伤寒恶寒风恶风，伤风自汗寒无汗。阳属膀胱并胃胆，阴居脾肾更连肝。浮长弦细沉微缓，脉证先将表里看。阴病见阳脉者生，阳病见阴脉者死。"他如申相《伤寒捷法歌》、张世贤《伤寒要诀歌括》、黄升《伤寒启蒙》等，概属此类。

（三）阐发辨证理论

辨证论治是中医理论的核心，早在《内经》中已有充分体现。《伤寒论》则进一步发挥、完善之，而成为后世医家必遵的辨证论治圭臬。历代医家对《伤寒论》的研究，亦多着意于辨证论治规律之阐发。明代医家除采用类证、类方、注释等方法探求《伤寒论》辨证论治精髓外，还在继承前人有关理论基础上，从六经、八纲等方面对仲景辨证论治理论有所研讨。

1. 探求六经实质，充实六经辨证理论

《伤寒论》三阴三阳理论滥觞于《素问·热论》。宋代韩祗和首开六经释三阴三阳之先例。朱肱《南阳活人书》则释之更详，对后世影响颇大。明代医家继承前说，有所补充。多数医家从《伤寒论》的六经病证出发，结合脏腑经络气血的生理功能和病理变化认识六经，而不仅仅是足三阴三阳六条经络。其中方有执独发新说："六经之经，与经络之经不同。六经者，犹儒家六经之经，犹言部也。""若以六经之经，断然直作经络之经看，则不尽道。"并以三阳主表、三阴主里将人身部位进行了划分。清代柯琴的六经"地面说"实际上是方氏"六部说"的进一步发挥。在探讨六经病传变、合病并病等理论问题时，许多医家各有发明。因于《素问·热论》观点，某些医家穿凿成"一日太阳、二日阳明……"日传一经的六经传变理论。明代多数医家对此持否定态度。陶华论传变甚为精当："盖风寒之初中人也无常，或入于阴，或入于阳，皆无定体，非但始太阳终厥阴也。或自太阳始，日传一经，六日至厥阴，邪气衰不传而愈者。亦有不罢再传者。或有间经而传者，或有传二三经而止者，或有始终只在一经者，或有越经而传者，或有初入太阳，不作郁热便入少阴而成真阴证者，或有直中阴经而成寒证者。""假如一日至十三日，若有一毫头痛恶寒者，每日如此，不论日数多少，尚有表证未解。"张介宾亦有类似观点："伤寒传变不可以日数为拘，亦不可以次序为拘。"对成无己等家"经尽再传"之说，李中梓、闵芝庆等持有异议。成氏认为，一日太阳，至六日厥阴为传经尽，七日当愈。不愈者，再自太阳传至十二日复至厥阴，为传经尽，十三日当愈，不愈者谓之过经。李中梓则认为，一二日太阳，依次至六七日厥阴，是论其常。"若论其变，或间经，或越经，或始终一经，不可以次第拘，不可以日数限也。"大抵传至厥阴，为传经已尽，没有出而再传之理。譬犹人从户外而登堂入室，设若厥阴复出而传于太阳，尚有少阴、太阴、少阳、阳明以隔之，岂能出而再传太阳。闵芝庆与李氏观点同出一辙。合病、并病理论有助于说明伤寒六经病证传变过程中的复杂性，可以概括六经病证不能包括的某些病证。无合病并病则六经病证彼此孤立，亦难于了

解六经病证虚实互具、表里错杂的病变关系。《伤寒论》明文冠以合病、并病的条文只有 12 条，即第 32、33、36、172、219、256、268 条（合病），第 48、142、150、171、220 条（并病）。这些条文均在三阳篇，故历代医家多认为三阴无合病、并病。明代医家对合病、并病研究较多，但多宗三阴无合病、并病之说。如陶华曰："三阳若与三阴合病，即是两感，所以三阴无合病例也。"戈维城曰："合病者，或二阳经，或三阳经齐病，不传者是也。并病者，一阳经先受病，未尽又过一经，而传者是也……三阳不与三阴合病，若合病即为两感，死不治。"惟张介宾提出三阴无合病，但有并病。曰："并病者，一经先病，然后渐及他经而皆病也。""凡患伤寒而始终热有不退者，皆表邪之未解耳。但得正汗一透，则表里皆愈，岂非阴阳相并之病乎？"这些论述对丰富六经辨证理论多有裨益。

2. 阐发八纲理论

《伤寒论》以六经辨证为核心，同时蕴含八纲辨证的内容。有明一代虽无八纲之名，某些医家却能立足于八纲之实，对《伤寒论》辨证理论进行概括，以求其系统完善。其中以张介宾《伤寒典》论述最为完整。阴阳是八纲之总纲。《伤寒典》把阴阳证候主要归属于寒热之中，以提示伤寒病证的主要属性。张氏不囿于阳经之证为阳证，阴经之证为阴证，而认为："伤寒之阴证阳证，其义有二。所谓二者，曰经有阴阳，证有阴阳也……凡经之阴阳则有寒有热，故阳经亦有阴证，阴经亦有阳证。证之阴阳则有假有真，故发热亦有阴证，厥逆亦有阳证。此经自经，证自证，乃伤寒中最要之纲领，不可混也。"论述何等精辟。寒热表里反映了疾病之属性、位置，张氏常与阴阳虚实结合而为论。如辨实证发热分其表里："邪气在表发热者，表热里不热也。""邪气在里发热者，里热甚而达于外也。""寒热往来者，阴阳相争，阴盛则寒，阳盛则热也。"其辨胸胁腹满则分表里，认为胸满为表证，胁满为半表半里，腹满才入于里。虚实之辨，《伤寒论》中颇多范例，但论中对虚证述而不周。故《伤寒典》中有"补中亦能散表"、"伤寒无补法辨"等篇，对虚证及其治法多有补论。张氏认为，正气虚弱感受外邪而为伤寒病证者不在少数，伤寒之生死全在邪正虚实之转机。补虚扶正当为伤寒重要治法之一，不可偏废。张氏又从伤寒证候虚实之辨察方法上，概括仲景辨证规律，力图补《伤寒论》之未逮。

（四）促进了温病学说的形成

温病学说形成以前，有关温热病的研究，大抵附庸于《伤寒论》研究过程中。明代医家在以《伤寒论》为主体的广义伤寒病研究中，包涵大量温病内容的探讨。无疑，这对温病学说的孕育、产生具有积极影响，促进了温病学说的形成。王履《医经溯洄集》以"伤寒温病热病说"等名篇，对明以前的寒温研究进行了结论性评述，开创了温病研究的新时期。王氏从概念、发病机理和治疗原则上把温病和伤寒予以区别，认为温病不得混称伤寒，温病的发病机理与伤寒迥然不同，温病属里热外发，即使有表证亦多为里热怫郁所致。治疗上应以清里热为主，解表兼之，亦有里热清而表自解者，"决不可以伤寒六经病诸方通治也"。王氏在指出《伤寒论》于温热病治法不足的同时，又驳正了刘河间等家之偏："纯以温暑为伤寒立论，而即病之伤寒反不言及，此已是舍本徇末。"基于广义伤寒病的概念，更由于临证的需要，明代医家始终把温病作为《伤寒论》研究的内容之一，从而较大程度地丰富了温病辨治方法。如何渊《伤寒海底眼》"手经惟肺经受邪多论"等篇，大谈温热与伤寒之异治，对温热病病理机转的某些论述，正是清代叶天士"温邪上受，首先犯肺"的先声。在重视脉证，承袭前人的基础上，明代伤寒学者渐次验证、充实了一系列诊察方法。尤以辨舌、辨斑疹等方法对温病卫气营血和三焦辨证纲领的建立影响较大。王肯堂对温热病舌质、舌苔、舌形态的辨察已较为系统，王氏结合吴绶观点辨曰："凡舌鲜红者吉……赤而紫者为阳为热也，黑者亢极，为难治……苔黄而燥渴者热盛也，苔黑而燥渴者热甚而亢极也……舌卷而焦黑而燥者，阳毒热极也……凡舌肿胀、舌上燥裂生芒刺，皆热甚也。凡舌硬、舌强、舌短缩，神气昏乱，语言不清者死也。"张介宾通过舌苔变化辨邪热表里虚实，认为舌苔自润而燥、自滑而涩，由白而黄、由黄而黑，甚至焦干或生芒刺，是邪热自表入里、由浅入深之证。同是黑苔，生芒刺者为阳明实火，滑而不涩则为肾阴枯涸之象。辨证层次甚为清晰。陶华某些辨舌方法对后人产生了直接影响，如陶华曰："伤寒，舌上生苔，不拘滑白黄黑，俱用井水浸青布片，于舌上洗净后，用生姜片子时时浸水利之，其苔自退。"李盛春《治伤寒全书研悦》、陈文治《伤寒集验》"擦舌法"与陶氏方法相近。李中梓则阐扬陶氏之法："凡见舌苔，以井水浸青布，擦净舌苔，薄荷细末蜜调敷之。吐舌者，掺冰片末即收。"清代温病大家叶天士大抵因循了这种方法，探病之预后："又不拘何色，舌上生芒刺者，皆是上焦热极也。当用青布拭冷薄荷水揩之，即去者轻，旋即生者险矣。"张吾仁《伤寒世验精法》、王肯堂《伤寒准绳》、陈文治《伤寒集验》等均录有元代杜本《伤寒金镜录》舌诊 36 图。薛己《薛氏医案》中亦著录并发展了《伤寒金镜录》的舌诊内容。申斗垣《伤寒观舌心法》结合杜本 36 舌及多年临证经验，图列 135 舌，论舌诊方法详明精洽。清代大医家张璐赞誉之至，其子张登在申氏基础上，削繁正误，成《伤寒舌鉴》，对完善温病诊法产生过重要影响。辨察斑疹，虽仲景书中缺如，但隋唐以降，论述日多，明代《伤寒论》文献中更多阐发。辨斑疹不外察形态、色泽、疏密等以别热毒之轻重浅深。吴绶《伤寒蕴要全书》归纳发斑为伤寒、时气、温毒、阳毒、内伤寒、阴证六种，辨曰："大抵一发鲜红稀朗者吉，若一发如针头稠密紫赤者凶，杂黑者难治。"张介宾曰："发斑……实毒邪固结，营卫俱剧之证也……轻者细如蚊迹，或先红而后黄；重者成粒成片，或先红而后赤。轻者只在四肢，重者乃见胸腹。轻者色淡而隐，重者色紫而显。若见黑斑……则十死九矣。"李中梓更简括为鲜红者易治，紫者难治，黑者必死。认为疹属肺家，斑因胃经热毒。试与后世温疫大家余师愚，以及雷丰、陆子贤等观点相比较，若合符契。明代伤寒学者本于仲景辨治法则及前人经验，创立了一些辨治温病的有效方法。举如陶华，在采撷前人的基础上创立了不少为后学所推崇的治疗温热病的有效方剂。如攻补兼施的黄龙汤，辛凉解肌清热的柴葛解肌汤，治邪热入营、身热不退、皮肤红斑的消斑青黛饮，治热入血分、鼻衄成流、吐血不止的生地芩连汤等。陶华组方已注意到邪热在上在下、在气在血之不同，方义明确，则法谨严，对后人极具启发作用。吴鞠通治阳明热结、气阴两虚的新加黄龙汤，即由陶氏黄龙汤加减而成。余师愚用治气营两燔的清瘟败毒饮，与陶氏消斑青黛饮方义、组成极其相似。另如王肯堂《伤寒准绳》、张介宾《伤寒典》、吴绶《伤寒蕴要全书》、戈维城《伤寒补天石》、缪存济《伤寒撮要》、陈文治《伤寒集验》、陈长卿《伤寒五法》、何渊《伤寒海底眼》等，均采录了多种辨治温病的方药，涉及解表、清气、和解、化湿、攻下、清营凉血、开窍、熄风、滋阴等法。现存明代《伤寒论》文献中，除《伤寒论条辨》《张卿子伤寒论》《金镜内台方议》外，其余绝大多数皆对温病的病因病机、证候特点、诊断及治疗方法等有所论述。虽然这种研究尚止于散在、无序状态，但正是这种基础、前导性研究的不断深化、不断积累，才逐渐促成了明末清初之际温病学说的全面分化。可以认为，明代的《伤寒论》研究对温病学说的形成具有重要的催化作用。

《伤寒论》研究的第二次高潮
——清代的《伤寒论》研究

与清代特殊的历史背景相对应，清代医学也形成了自己的特点。其一是清代刊刻了大量医书，其数量是以往任何一个朝代都无法比拟的。就内容看，许多认识也是超越前人的。如以叶桂、薛雪、吴瑭等为代表的温病学家著作的大量出现。而《伤寒论》的研究也更加深入，出现了大批有价值的专著，如喻昌的《尚论篇》、程郊倩的《伤寒论后条辨》、柯琴的《伤寒来苏集》、吴谦等的《医宗金鉴·伤寒论注》、尤怡《伤寒贯珠集》、徐灵胎《伤寒论类方》等，都从各自不同的角度，对《伤寒论》进行分析、研究，对后世产生了很大影响。清代还刊刻了大量医学类书、全书、丛书，如《古今图书集成·医部全录》《四库全书·子部·医家类》《医宗金鉴》等。其二，许多医书都带有明显的考据学风之色彩，其中不乏优秀的作品，这主要体现在对《内经》《神家本草经》等的整理研究上。如俞樾的《内经辨言》、胡澍的《黄帝内经素问校义》、孙怡让的《札迻》等。他们均是清代著名的学者，精通小学，也通医理，对《素问》的校勘多有独到之处。另外，孙星衍、孙冯翼辑的《神农本草经》也为诸辑本之佼佼者。以上诸书是清代特殊学风的产物。在《伤寒论》研究中，也可寻觅至这种学风的影响。其三，具有明显的历史继承性。如研究方法、学术观点、学术风气等，都是如此。特别是有明一代《伤寒论》研究者们的学术思想与研究方法，在清代的《伤寒论》研究中，得到了继承与延续。

一、清代《伤寒论》研究的状况

从文献学角度考察清代《伤寒论》研究状况，包括对《伤寒论》的传本、伤寒书目著录、《伤寒论》的校勘及注释等状况和各自的特点进行分析，以图较准确地勾画出本时期《伤寒论》研究的文献学特征。

（一）清代的《伤寒论》传本

1. 流传情况

（1）《注解伤寒论》（成本） 通过对现存的数十种清代《伤寒论》研究著作的考察，发现几乎都是以成本中《伤寒论》的内容为研究对象，即使是官方组织编写的《四库全书总目》也只是著录了"《伤寒论》十卷，汉张机撰，晋王叔和编，金成无己注"。另外，《医部全录》所收之《伤寒论》，也是喻昌《尚论篇》的内容（此书也以"成本"中《伤寒论》内容为研究对象）。至于御纂《医宗金鉴·订正仲景全书》凡例所依据仲景全书，经查对，其所依之本亦是成无己《注解伤寒论》。故可以说，成本是清代《伤寒论》的主要传本，此与明代相同。这与成注本内容完整、便于习读、大量刊刻以及成本作为全文注释《伤寒论》的第一部著作的影响有关。

（2）赵开美复宋本 在清代，诸家多以成注本为研究对象，赵开美复宋本或治平本只是散在于个别人手中。如成书于清康熙十九年（1680）的汪琥的《伤寒论辨证广注》，虽其《伤寒论》内容与成本同，但在"纂注伤寒例"后，增加了"四时八节二十四气七十二候决病法"，内容与赵开美复宋本同。汪氏称："愚家有宋版《伤寒论》，其例首四时八节气候决病法，此实出仲景手迹，非叔和所能道及。"另外，王梦祖《伤寒撮要》"引用书目"项下同时载有"张仲景《伤寒论》"、"成无己《注解伤寒论》"，说明其中也当有赵开美复宋本。

（3）《金匮玉函经》本 《金匮玉函经》经宋臣于北宋治平三年校定并刊行。当时，宋臣将其作为《伤寒论》的别本看待，如宋臣所言："与《伤寒论》同体而别名，欲人互相检阅而为表里，以防后世之亡逸。"至清初，本书由陈世杰据何焯手抄宋本校勘后于康熙五十六年（1717）再次刊印。可以说，陈氏对《金匮玉函经》的传世，起到了至关重要的作用。现存《金匮玉函经》的最早版本，即是康熙五十六年丁酉上海陈世杰起秀堂刻本。另外，在清代还有道光十二年刊本及"聚瀛堂藏版"。但是，本书清代虽有刊行，而从研究《伤寒论》专著看，极少以此书为研究对象者。

并且，在清代还存在着《金匮玉函经》与《金匮要略》两书名混用的情况，如周扬俊据元·赵以德《金匮方论衍义》补注的《金匮要略》，其书名竟称《金匮玉函经二注》，《四库全书总目》著录徐彬《金匮要略论注》亦云"是书亦名《金匮玉函经》"。不过，从王晋三《伤寒古方通》所收的115方看，较《伤寒论》多"黄芩人参汤"、"又大陷胸汤"、"柴胡加大黄芒硝桑螵蛸汤"，而此三方恰为《金匮玉函经》所载，只是较后者少麦门冬汤（此方《金匮要略》也载），故王氏可能是以《金匮玉函经》为主研究《伤寒论》方药的。另外，个别医家研究《伤寒论》时参考了《金匮玉函经》，如张璐《伤寒缵论》、徐灵胎《伤寒论类方》，均曾以之与《伤寒论》作校勘。再者，曹禾《医学读书志》对本书有著录。总之，《金匮玉函经》作为《伤寒论》的别本，清代也少流传。

（4）其他传本 《脉经》卷7~9较集中地收录了《伤寒论》和《金匮要略》的大部分内容，其他卷还散有《伤寒论》"辨脉法"、"平脉法"的少数内容。清初到道光年间为止的不同刊本，现存有9种，但研究其中《伤寒论》内容的也极少，多只是作一些参考。如林澜《伤寒折衷》，在其卷11中除了列有"不可汗"、"可汗"等项外，另有"不可与水可与水"及"刺灸"项，虽然后者内容与《脉经》不同，但不能不说是参照了《脉经》的编排，其书前"考证诸书"中，即有"脉经，王叔和，十卷"似可视为佐证。另如汪琥《伤寒论辨证广注》"旁引古今诸医家书目"中提及"王叔和脉经"。总之，作为医学书籍，《脉经》在清代的流传是广泛的，但以其中《伤寒论》内容为主研究者则极少。

《千金翼方》经宋臣整理校定得以传世，此书卷9"伤寒上"、卷10"伤寒下"收录了有关《伤寒论》的内容，但孙氏在收录时已作了改动，即所谓的"方证同条，比类相附"。《千金翼方》自宋臣校定刊行后，历经南宋、元、明、清均有刊行，因系较早的有影响的方书，流传甚广。虽属《伤寒论》的较早传本之一，仍很少有人以此为主研究《伤寒论》，仅有个别医家以其为研究的参考。如清·林澜《伤寒折衷》"考证诸书"项下有"《千金翼方》宋人增集三十卷"之文。只有王丙《伤寒论注》认为《千金翼方》所收《伤寒论》的内容为仲景原文，并依之编排注释，是以《千金翼方》本为主研究《伤寒论》的典型。

另外，如"外台"本、"圣惠方"本等，也是作为著名方书而在清代广泛流传，同样少有以之作为《伤寒论》的传本加以研究者。

2. 流传特点

清代《伤寒论》的传本，有如下几个特点：①无新的《伤寒论》传本的发现，其传本的种类，属前代之延续。②成无己《注解伤寒论》是清代《伤寒论》的主要传本，绝大多数医家都以成本为主研究《伤寒论》。③《金匮玉函经》赖清·陈世杰校刻得以传世，故清代之于《金匮玉函经》贡献极大，但只是少数医家对此书有所引证，故此书在清代流传并不广泛。④赵开美复宋本或其他治平本刻本，在清代流传不广。⑤《脉经》《千金翼方》《外台秘要》《太平圣惠方》等，主要是由于其本身属于脉学专著及方书而得以在清代广泛刊行、流传，而以之作为《伤寒论》传本研究者甚少。

值得一提的是，日本江户时代（1603~1868）正值我国明末及整个清代，日本独特的汉方体系即建立在此期。据日本著名汉方大家龙野一雄言，在日本江户时代，成无己《注解伤寒论》流传最广。这与中国的情况是一致的。不过他们只是收录了"成本"中《伤寒论》的原文进行刊刻。

（二）清代伤寒书目的著录

1. 著录状况

随着医学的发展及对《伤寒论》研究的不断深入，清代对伤寒书目的著录，无论是数量还是水平，都超越了前代。

（1）综合性目录的著录　纪昀等人将我国历史上最大的一部丛书——《四库全书》采入或未采入的古籍提要汇编而成了《四库全书总目》（初刊于乾隆五十八年）。其中卷103~104子部13~14为医家类书目，著录医书97部共1816卷；卷105医家类存目，著录医书94部682卷。每书均录有版本及提要。其中伤寒书目有：

伤寒论注十卷附伤寒明理论三卷论方一卷。伤寒论十卷汉张机撰晋王叔和编金成无己注；明理论三卷论方一卷则成无己自撰。

千金要方九十三卷。唐孙思邈撰。

外台秘要四十卷。唐王焘撰。

伤寒微旨二卷。宋韩祗和撰。

伤寒总病论六卷附音训一卷修治药法一卷。宋庞安时撰。

伤寒直格方三卷伤寒标本心法类萃二卷。旧本皆题金刘完素撰。

内外伤辨惑论三卷。金李杲撰。

医经溯洄集二卷。元王履撰。

证治准绳一百二十卷。明王肯堂撰。

伤寒论条辨八卷附本草抄一卷或问一卷痉书一卷。明方有执撰。

景岳全书六十四卷。明张介宾撰。

御定医宗金鉴九十卷。

尚论篇八卷。国朝喻昌撰。

伤寒舌鉴一卷。国朝张登撰。

伤寒兼证析义一卷。国朝张倬撰。

绛雪园古方选注三卷附得宜本草一卷。国朝王子接撰。

伤寒类方一卷。国朝徐大椿撰。

医家类存目：

伤寒悬解十五卷。国朝黄元御撰。

伤寒说意十一卷。国朝黄元御撰。

长沙药解四卷。国朝黄元御撰。

伤寒心镜一卷，一名张子和心镜别集。旧本题镇阳常德编。

伤寒心要一卷。旧本题都梁镏洪编。

伤寒医鉴一卷。元马宗素撰。

伤寒治例一卷。明刘纯撰。

伤寒指掌十四卷。明皇甫中撰。

伤寒缵论二卷绪论二卷。国朝张璐撰。

伤寒分经十卷。国朝吴仪洛撰。

伤寒论条辨续注十二卷。国朝郑重光撰。

从其对伤寒书目著录的具体内容看，包括了书名、版本、著者姓名、学术观点、学术渊源、书之内容、体例等多方面，确可起到目录学"辨章学术"、"提要钩玄"的作用。另外，其著录还有其他几个特点，一是对张仲景原著未加著录，二是对清代的著录似带有倾向性，即多为"方一喻"体系中的著作，如《尚论篇》《医宗金鉴》《伤寒缵论》《伤寒分经》《伤寒论条辨续注》等。

在《总目》成书后约50年，清人周中孚仿效《总目》体例，著成《郑堂读书记》，共收医书152种，有关伤寒书目24种，每书有著者姓名、《总目》有否著录及提要等。其中有的是《总目》未收或新出之书，故可作为《总目》的补充本。从其著录看，无《总目》那样的倾向性。

（2）中医专科目录的著录　据史料记载，从清顺治至道光年间，曾有中医专科目录问世，如邹澍《医经书目》等，惜均亡佚。现存清人之医学专科目录，影响较大的是成书于咸丰二年（1852）的曹禾的《医学读书志》。本书共著录医书427种（除去重复），有关伤寒类书目50余种。本书的特点是按朝代先后为序，以历代医家为纲，将史志所载及所见书目罗列于各医家名下，且注明出处。每家书目之后，附以著作简介、学术观点、渊源。内容丰富，且条分缕析，言简意赅，编裁得当。无论是其对伤寒书目著录的数量之多、内容之详备，还是分类的合理性，都超过了明之《医藏目录》。

值得提出的是，日人丹波元胤编纂，成书于公元1826年（道光六年）的《中国医籍考》（原名《医籍考》）。全书共80卷，分医经、本草、食治、藏象、诊法、明堂经脉、方论、史传、运气9大类。收录了上自秦汉，下迄清代道光初年的中国医书（包括存、佚、未见）共2878种，是古代中外最大的中医专科目录。本书除直接取材于医学著作外，凡历代史书、各种书目、地志博物、艺文著述、笔记杂说等书中的有关记载，均加以搜罗，进行条分缕析，分门别类。书中卷23方论1～卷35方论13，为有关伤寒书目的著录，共收伤寒书目260余种。每种均注明出处、卷数、存佚、序言、跋语、著者传略、历史考证等项目，有的还附有作者按语。内容丰富，资料详明，对学习研究《伤寒论》，有重要参考价值，至今影响很大。

（3）医书中引书目录的著录　除了综合性目录、中医专科目录对伤寒书目有大量著录外，清代还有许多医书（包括研究《伤寒论》的专著）都在其收书目录项中，对某些伤寒书目的书名有所著录。如我国历代以来最大、最完整的一部医学类书清·陈梦雷的《古今图书集成·医部全录》，在其"本书引用医学书目"项下，共列医书116种，其中有"伤寒论"、"活人书"、"明理论"、"溯洄集"、"伤寒六书"、"伤寒全生集"等伤寒类书目。

在研究《伤寒论》的专著中，如林澜的《伤寒折衷》，其"考证诸书"项下，共列书名162种，其中有关伤寒书目有"伤寒指微"、"明理论"、"南阳活人书"等 36 种。其他如王梦祖《伤寒撮要》在引用书目项下，也列有伤寒书目 40 余种。而在汪琥《伤寒论辨证广注》"采揖古今诸家伤寒书目"项下，专列伤寒书目 47 种。

2. 著录特点

综观清代伤寒书目的著录情况，有以下特点：

（1）著录量大　这在综合性目录、中医专科目录及引书目录中均有体现。清代较大量地著录伤寒书目，其原因与伤寒研究著作的增加及人们对医书著录的重视等有关。由是也可证实清代对《伤寒论》研究的重视。

（2）条分缕析，编裁得当　清代对伤寒书目的著录，大都分类清晰，使人查阅时有规律可循。如《四库全书总目》在编排上以时代先后为序，即所谓的"通以时代为次"，并以著作名称为纲，这样，通过著述与时代的结合，达到了执简驭繁的目的，利于研究。再如《医学读书志》，也是以时代先后为序编排（《医宗金鉴》除外），但与《总目》不同的是，以各代医家为纲，罗列著作。如此，可让人从另一角度按类索书，同样可体现其内在规律性，也极便于研读。

（3）辨章学术，考镜源流　清代对伤寒书目的著录，大都带有提要，主要是叙录体形式，包括版本、作者生平、学术观点及书籍的大体内容，充分体现了目录学"辨章学术，考镜源流"的独特作用，并推动了清代及清以后的《伤寒论》研究，其影响远至今日。

（4）反映时代特征　清代伤寒书目的著录，又存在着较为明显的时代性。如从《总目》所载《四库全书》所收清代的研究《伤寒论》的 6 部著作看，注释本两部，即《医宗金鉴》《尚论篇》，其作者吴谦、喻昌皆"方—喻"体系成员；发挥本两部，即张登《伤寒舌鉴》、张倬《伤寒兼证析义》，二人皆张璐之子，而张璐即"方—喻"体系之一员。另外是论方两部，即王子接《伤寒古方通》、徐大椿《伤寒论类方》。考清代前、中期（乾隆以前）的《伤寒论》研究，确属"方—喻"体系影响最大，著述亦多，这说明《总目》之著录，反映出了当时《伤寒论》研究的主流。再如《医学读书志》，则较为明显地流露出清代崇尚汉学、唯经独尊的学风，其主要表现有二，一是在其自序中，对宋以前治经方、本草、伤寒者加以赞许，对金元医家大加驳斥，称其为"悖医经本旨"、"成门户结习"，但独赞成无己"独注伤寒"、赵以德注金匮、滑寿注难经等；反明代薛己、张介宾等"沿金元结习"，但赞方有执"治伤寒"为"守学术之正"。二是其对清代医书之著录，乃有选择地只对治医经、经方、伤寒、本草者共16家加以汇集。其中著录治伤寒者13人，如张志聪、喻昌、张璐、徐大椿、程郊倩、柯琴、陈修园等，大都是对《伤寒论》原文、原方进行注释、整理并具一定影响的人物。

（三）清代《伤寒论》的校勘

1. 校勘状况

清代是一个较为特殊的时期，由于其特定的历史环境如政治背景、学术风气，以及学术本身所具有的历史继承性等因素的综合影响，对《伤寒论》的校勘也带有历史痕迹及时代特征。

综观清代《伤寒论》文献中的校勘状况，大致可分为3种形式：一是散在于对原文注释中的校勘，如吴人驹《医宗承启》、张璐《伤寒缵论》、程郊倩《伤寒论后条辨》等等即是，此种形式最常见；二是列专门章节集中探讨，代表著作是吴谦《医宗金鉴·伤寒论注》，书中既于所释条文下随即提出校勘的具体内容，又于卷17专设"正误存疑篇"，集中罗列其校勘内容；三是以专著形式专论《伤寒论》的校勘，如程杏轩《伤寒析疑》，书中分倒序、错简、传误、脱佚、衍文、字讹、注辨、方考、会通、问难、阙疑11大项，辑诸家（多为清代医家）校勘之言列于各项下，可谓清代校勘《伤寒论》的集中体现。

（1）校勘的内容　主要是对误字、脱文、衍文、倒置、错简等多方面进行校改。

①倒置　如第46条："太阳病，脉浮紧，无汗，发热，身疼痛，八九日不解，表证仍在，此当发其汗。服药已微除，其人发烦目瞑，剧者必衄，衄乃解，所以然者，阳气重故也。麻黄汤主之。"吴人驹《医宗承启》云："麻黄汤主之句，读当在发其汗之下。"

②错简　如第160条："伤寒吐下后，发汗，虚烦，脉甚微，八九日心下痞硬，胁下痛，气上冲咽喉，眩冒，经脉动惕者，久而成痿。"吴谦《医宗金鉴·伤寒论注》云："八九日心下痞硬，胁下痛，气上冲咽喉三句，

与上下文义不属，注家皆因有此三句，不得不支离蔓衍，牵强解释……三句必是错简，当删之。"

③脱文　如第 106 条："太阳病不解，热结膀胱，其人如狂，血自下，下者愈。其外不解者，尚未可攻，当先解外，外解已，但少腹急结者，乃可攻之，宜桃核承气汤方。"徐灵胎《伤寒论类方》于"当先解外"后，增"宜桂枝汤"句，云："宜桂枝汤四字，从《金匮》（指《金匮玉函经》）增入。"

④衍文　如"辨可下病"篇原文"下利差后，至其年月日复发者，以病不尽故也。当下之，宜大承气汤"。张璐《伤寒缵论》云："此条世本有宜大承气汤五字，衍文也。详未尽之邪，可以留伏经年而发，必系寒邪，寒邪惟可备急丸温下，不应大承气寒下也。设属热邪，必无经年外伏之理。"

⑤误字　如"辨脉法"中之"脉阴阳俱紧，至于吐利，其脉独不解，紧去入安，此为欲解"。吴谦等《医宗金鉴·伤寒论注》云："紧去入安之入字，当是人字，人安谓不吐利也。"

从上述校勘内容看，清人之校勘多据经验及医理为之。缺乏书证，这一点带有普遍性。

（2）校勘的形式

①本校　如第 92 条："病发热，头痛，脉反沉，若不差，身体疼痛，当救其里，宜四逆汤。"吴谦等《医宗金鉴·伤寒论注》云："身体疼痛之下，当有下利清谷四字，若无此四字，则当温其里之文竟无着落矣。未有表病而温里之理也。阅后太阴病中云：伤寒医下之，续得下利清谷不止，身疼痛者，急当救里，宜四逆汤。其义甚明，遵经补之。"（吴氏等将第 91 条编入"太阴篇"）。此例是将《伤寒论》第 91、92 条互勘，附以己意，予以勘定，属本校之法。

②对校　如"成本""辨不可下病"篇："伤寒发热，口中勃勃气出，头痛，目黄，衄不可制，贪水者必呕，恶水者厥。若下之，咽中生疮，假令手足温者，必下重便脓血；头痛目黄者，若下之则两目闭；贪水者，脉必厥，其声嘤，咽闭塞。"张璐《伤寒缵论》于"脉必厥"之前增"下之其"三字，云："下之其三字，从《玉函经》增入。"（赵开美复宋本此处为"若下之，其脉必厥。"）此例张氏将"成本"与《金匮玉函经》对勘，

找出了不同之处，并参己意，对"成本"加以改动，此属对校法。

③他校　如"成本"第 27 条："太阳病，发热恶寒，热多寒少，脉微弱者，此无阳也，不可复发其汗，宜桂枝二越婢一汤。"张璐《伤寒缵论》认为越婢之"婢"字为"脾"字之误。云："无阳乃无津液之通称，盖津为阳，血为阴也。无阳为脾胃衰，故不可发汗。然非汗则风寒不解，惟取桂枝之二以治风邪，越脾之一以治郁热。越脾者，石膏之辛凉，以化胃之郁热，则热化津生，而脾气发越，得以行其胃液也。世本作'越婢'，言婢为小姑，比之女婢。若此则越字何所取义？二字便不贯矣。今从《外台》方正之。"张氏在此以《外台》方名与《伤寒论》方名互勘，并加以医理、文理分析，最后断定《伤寒论》"越婢"当为"越脾"。此属他校例。

④理校　清人校勘《伤寒论》，最多用理校法。此只举《医宗金鉴·伤寒论注》数例说明之。"成本"第 148 条："伤寒五六日，头汗出，微恶寒，手足冷，心下满，口不欲食，大便硬，脉细者，此为阳微结，必有表，复有里也。脉沉亦为在里，汗出为阳微，假令纯阴结，不得复有外证，悉入在里，此为半在里半在外也。脉虽沉紧，不得为少阴病，所以然者，阴不得有汗，今头汗出，故知非少阴也。可与小柴胡汤。设不了了者，得屎而解。"吴氏等云："脉细当是脉沉细，观本条下文脉沉亦在里也之亦字自知。脉虽沉紧之紧字，当是细字，本条上文并无紧字，如何说脉虽沉紧？虽字何所谓耶？必是传写之误。"吴氏等在此主以文理（也含医理）对条文中"脉细"、"脉沉紧"等进行了分析，最后定其是非，此属理校之例。

第 139 条："太阳病，二三日，不能卧，但欲起，心下必结，脉微弱者，此本有寒分也。反下之，若利止，必作结胸，未止者，四日复下之，此作协热利也。"吴氏等云："四日复下之'之'字，当是'利'字。上文利未止，岂有复下之理乎？当改之。"此亦理校例。

2. 校勘评价

从整体看，清代《伤寒论》的校勘，不如宋代做得精细，但较明代则进了一步。因毕竟诸多研究《伤寒论》的著作中存有校勘的内容。另外，出现了校勘的专门章节，甚至专著。这可以说是清代独特学风的产物。对后世《伤寒论》的校勘，也有一定的借鉴作用。特别是诸多理校方面的内容，对正确理解《伤寒论》之理法方药，开拓思路等，都起到了积极的作用。

在肯定清代《伤寒论》校勘成绩的同时，又当承认其校勘存在着明显的不足。校勘的目的，是恢复其原本之真。妄改、乱改是校勘之大戒。而清代《伤寒论》之校勘者，处理问题多武断、随意，甚至乱改原文。如柯琴《伤寒来苏集·伤寒论注》，在其认为原文有疑点处，多只据个人的认识予以纠正，且把许多条文按己意直接加以改动，或删或补，或前后颠倒，致其面目全非，又不予以说明。即使是成书于乾隆七年的御纂《医宗金鉴·伤寒论注》，其校勘内容也多有武断之嫌，只是在所校条文中，尚可见原本之貌。这样的校勘，限于本人的认识水平，往往导致本不误而为误。如第63条："发汗后，不可更行桂枝汤。汗出而喘，无大热者，可与麻黄杏仁甘草石膏汤。"第162条："下后，不可更行桂枝汤。若汗出而喘，无大热者，可与麻黄杏仁甘草石膏汤。"柯氏在其《伤寒来苏集·伤寒论注》中把两条之"汗出而喘，无大热"竟改为"无汗而喘，大热"。实际在临床上，作为肺热喘息之麻杏甘石汤证，固然有柯氏所言之"无汗而喘，大热"一类，而"汗出而喘，无大热"者也复不少。再者，从"不可更行桂枝汤"看，本条似也存在着鉴别桂枝汤证之"汗出"、"发热"之义。总之，原文并不悖医理，柯氏实不当予以改动。

分析其原因，最主要的当属明代学风之延续。明代改书可谓盛行，代表者如吴昆之《素问吴注》，随意改动且不加说明。方有执《伤寒论条辨》之"削伤寒例"亦属武断，柯氏之《伤寒来苏集·伤寒论注》成书于康熙八年（1669），去明未远，受明代学风影响，似可理解。而清乾隆时期，考据之风盛行，明之学风当已衰退，故作为御纂《医宗金鉴》校勘之随意，又在意料之外。但细究之，仍有所因。此书实为吴谦注释本之底稿，略加修定而成，况吴氏乃清初三大名医之一，又是"方—喻"体系中较有代表性之一员，观其注释及编排体例多遵方、喻可知。由是观之，其受方氏甚至整个明代风气之影响，又在情理之中。故观其著作，既有设校勘专篇之清代学风之形式，又有随意改动这一明代遗风。

（四）清代《伤寒论》的注释状况

对《伤寒论》原文的理解正确与否，关系着能否真正抓住《伤寒论》

辨证论治规律及组方用药法度。故继成无己后，特别是明清时期，《伤寒论》研究者极为重视对原文的注释、阐发，尤其是明末至整个清代，注释《伤寒论》原文成为研究《伤寒论》之主流。从清人对《伤寒论》之传本、目录、校勘、注释研究看，用力最深、成绩最大者当属注释。

1. 注释形式

（1）分条注释　即于《伤寒论》每条原文之下，作一注释。此类最为多见，如影响较大的喻昌《尚论篇》、柯琴《伤寒来苏集·伤寒论注》、程郊倩《伤寒论后条辨》、吴谦等《医宗金鉴·伤寒论注》、尤怡《伤寒贯珠集》等均是。此法源于成无己《注解伤寒论》，其优点在于较为醒目、条理，阅读方便。直到今日，《伤寒论》之注释也多为此种形式。

（2）插入注释　即夹注。指注文插入原条文中。此类较少见。夹注又分两类，一是分句注释。代表著作如徐大椿《伤寒论类方》。以第23条为例："太阳病，得之八九日，过经。如疟状，发热恶寒，热多寒少，邪也渐轻。其人不呕，非少阳。清便欲自可，无里热。一日二三度发，非疟象。脉微缓者，不浮不弦不大。为欲愈也。余邪欲退之象。脉微而恶寒者，此阴阳俱虚，不可更发汗、更下、更吐也。此三句，申明上文欲愈之故。盖由病气虽除，而正气亦衰，当静以养之，使胃气渐充，则营卫自和，若更用汗、吐、下之法，益虚其气，则病从药增，医者不审，误人多矣。"其特点为释语简捷，重点突出，但阅读时显得零乱。二是注文与原文串联成文。代表著作如陈修园《伤寒论浅注》。以第2条为例："太阳脉浮头项强痛之病，若得病而即见发热，风为阳邪，其性迅速也，且见汗出，风干肌腠而外不固也，恶寒之微，见风而始恶而为恶风，风性散漫，于浮脉之中而觉其怠缓者，此病名为中风。其命为中奈何？盖以风者善行而数变，由毫毛直入于腠理，如矢石之中人也。"此类之特点为浅显易懂，较为上口，但亦有零乱之嫌。

2. 注释体裁

（1）个人注释　清代《伤寒论》的注释，个人注释体裁较为普遍，如喻昌《尚论篇》、柯琴《伤寒来苏集·伤寒论注》、尤怡《伤寒贯珠集》等等均是。特点是集中反映著者个人之观点。上述著作都很好地反映出了著者较独特、新颖的观点，多为人称道。以《伤寒来苏集·伤寒论注》为例，在释太阳病提纲证时云："仲景作论大法，六经各立病机一条，提揭一经纲领，必择本经至当之脉证而表章之。六经虽各有表证，惟太阳主表，故表证表脉，独太阳得其全，如脉浮为在表，太阳象三阳，其脉气浮而有力，与阳明之兼长大、少阳兼弦细、三阴之微浮者不侔矣。头项主一身之表，太阳经络营于头，会于项，故头连项而强痛，与阳明头额痛、少阳头角痛者少间矣。恶寒为病在表，六经虽各恶寒，而太阳应寒水之化，故恶寒特甚，与阳明二日自止、少阳往来寒热、三阴之内恶寒者悬殊矣。凡言太阳病者，必据此条脉证。如脉反沉、头不痛、项不强、不恶寒，是太阳之变局矣。仲景立六经总纲法，与《内经》热论不同，太阳只重在表证表脉，不重在经络主病，看诸总纲各立门户，其意可知。"此段注文，柯氏分别谈了各脉证之含义及与它经类似脉证之鉴别和本条在太阳病中的普遍意义，最后强调了与《内经》六经发病之不同。可谓层层剥出，环环相扣，确可给人以启迪。

（2）集注　如周扬俊之《伤寒论三注》、吴谦等之《医宗金鉴·伤寒论注》、沈金鳌之《伤寒论纲目》等均是。此种注释之特点是，既可使读者看出著者之学术渊源、倾向，又可表明著者个人之学术观点。集注在清代《伤寒论》研究中也较多被应用，且影响也较大。如今日之《伤寒论》统一教材即是此体裁。以《医宗金鉴·伤寒论注》为例，在条文下除有著者注释外，又前后共集39位医家之言，可谓集注体裁之代表。如其释第38条大青龙汤证时云："太阳中风，脉当浮缓，今脉浮紧，是中风之病而兼伤寒之脉也。中风当身不痛、汗自出，今身疼痛、不汗出，是中风之病而兼伤寒之证也。不汗出而烦躁者，太阳郁蒸之所致也。风，阳邪也；寒，阴邪也。阴寒郁于外则无汗，阳热蒸于内则烦躁，此风寒两伤、营卫同病，故合麻、桂二汤加石膏，制为大青龙汤，用以解荣卫同病之实邪也。若脉微弱，汗出恶风者，即有烦躁，乃少阴之烦躁，非太阳之烦躁也。"后为"集注"项，共引三家之言，一是成无己"风并于卫者，为荣弱卫强，寒并于荣者，为荣强卫弱。今风寒两伤，故为荣卫俱实，所以宜大青龙汤主之也"。二是喻昌之"大青龙汤为太阳无汗而设，与麻黄证何异？因有烦躁一证兼见，则非此法不解"。三是程郊倩之"此汤非为烦躁设，为不汗出之烦躁设。若脉微弱，汗出恶风者，虽有烦躁证，乃少阴亡阳之象，全非汗不出而郁蒸者比也"。由此看出，《金鉴》之注，实将三家之言，略加修饰而成。此反映了《金鉴》遵"三纲"说之观点，表明了其学术渊源。另外，也可使读者间接了解他人之观点，可谓全面。

由于集注体裁之运用，无意中保留下了后世难见的一些佚书资料，如《张卿子伤寒论》《医宗金鉴·伤寒论注》即是。以《金鉴》为例，书中所引赵良、赵嗣真、唐不岩、王鹤田等家之言，其书已佚，后人可据其所引，以见诸家学说之一斑。

3. 注释内容

清代《伤寒论》注释之内容，主要有解词、解句、注音、分析篇章等。

（1）解词　即对词义进行表述。如：《伤寒论》第12条："太阳中风，阳浮而阴弱，阳浮者，热自发，阴弱者，汗自出，啬啬恶寒，淅淅恶风，翕翕发热，鼻鸣干呕者，桂枝汤主之。"尤怡《伤寒论贯珠集》："翕，越也，动也，盛也。"

（2）解句　即解释一个或一群句子。因《伤寒论》是以条文形式撰写的，且每一条文又相应地较短，故清代《伤寒论》之注释，多为逐条进行，而其采取的方式多为串讲，即把一条作为一个整体，予以概括性的讲述。如《尚论篇》《伤寒来苏集·伤寒论注》《伤寒论后条辨》等等均是。当然，亦有将一个条文再分段注释者，如徐大椿《伤寒论类方》。以喻昌《尚论篇》为例，在第188条"伤寒转系阳明者，其人濈然微汗出也"下，喻氏注："濈濈然者，肌肉开而微汗不干之貌。发热恶寒，呕不能食，皆伤寒之证也。伤寒无汗，何以反濈濈汗出耶？可见证已转属正阳阳明矣。即濈然汗出，则热除呕止可知矣。"

（3）注音　即给难字、僻字标上读音。代表著作如林澜的《伤寒折衷》、吴谦等的《医宗金鉴·伤寒论注》。成书于清·康熙十四年的林澜的《伤寒折衷》，于全书之首专列"音释"项，共注音245字，其排列则以所释字之部首笔画为序，查阅极为方便。如部首为"几"、"亻"、"刂"、"一"者为两画，列于首，次则为三画，如"口"、"氵"、"忄"、"扌"、"犭"、"尸"、"山"、"女"等等。其注音方法主以直音法，每字注音后均加以释义。如"嗫音近，口闭也"；"圊音青，厕也，秽也"。另外，对个别字采取双注法，即直音加反切，如"鼾音酐，许干切"。林氏对所注之字的选择也有一定的原则，如其所言："按字之释义既繁，音读匪一，然无关治病者，概不泛入，至字书类不能详具者，自有医籍，渊源悉本之，以备博考焉。"《医宗金鉴·伤寒论注》中，除卷9、14、17外，其他14卷末均附"音切"项，共释155字。《金鉴》"释音"之编排体例与《注解伤寒论》同，而其所采用的方法，又与《伤寒论条辨》同，即或直音、或反切、或标四声，如"濡音软"、"瘀影据切"、"振平声"等。

可以看出，林氏之"音释"编排有序，独具特色，吴氏等之"音切"则未出成氏、方氏之范围。

（4）分析篇章　清代《伤寒论》研究专著中，许多都采用了此种方法，如喻昌之《尚论篇》、张璐之《伤寒缵论》、程郊倩之《伤寒论后条辨》、程知之《伤寒经注》、尤怡之《伤寒贯珠集》等均是。以喻昌《尚论篇》为例，其卷1首为"论太阳经伤寒证治大意"，即是解释太阳篇之主旨，喻氏称："夫足太阳膀胱，病主表也，而表有营卫之不同，病有风寒之各异，风则伤卫，寒则伤营，风寒兼受，则营卫两伤，三者之病各分疆界。仲景立桂枝汤、麻黄汤、大青龙汤，鼎足大纲三法，分治三证，风伤卫则用桂枝汤，寒伤营则用麻黄汤，风寒两伤营卫，则用大青龙汤，用之得当，风寒立时解散，不劳余力矣……昌不得已而僭为尚论，太阳经中，仍分三篇，以风伤卫为上篇，寒伤营为中篇，风寒两伤营卫为下篇，以肤浅之语，括大意于前，明奥旨于后。其温病合病等名，逐段清出，另立篇目，俾读者了无疑惑于心，庶随所施而恰当矣。"从此段文字中，可以看出喻氏《尚论篇》所编太阳篇之主要内容为上篇风伤卫之证，主以桂枝汤治之；中篇寒伤营之证，主以麻黄汤治之；下篇风寒两伤营卫之证，主以大青龙汤治之。此也反映了喻氏主"三纲鼎立"说之观点，并起到了"导读"的作用，使读者着手便知此篇之重点，抓住主要内容线索，提纲挈领，进行阅读。

4. 注释方法

（1）直训　即用一个与被释词意义相同或相近的词作训释词，直接解释被释词的方法。如林澜《伤寒折衷》释俛："低也"；释剧："甚也"；释棼："乱也"等，均属直训例。

（2）义界　即把握一个词的本质特征，对其概念的内涵和外延给予确切的说明的方法。如尤怡《伤寒贯珠集》释痞："按痞者，满而不实之谓。"释阴阳易："阴阳易者，男子大病新差，尚有余热，妇人与之交而得病，名曰阳易；或妇人大病新差，余热未尽，男子与之交而得病者，名曰阴易。"等均属义界例。

（3）描写譬况　即通过对语词所表达的事物的性状等加以描写、说明，或用类似的事物来譬况的方法。如林澜《伤寒折衷》释絷："汗出貌"；释薤："似韭之菜"。

清代《伤寒论》之注释，用力最深，成绩亦最大。一方面继承了明代的注释形式、内容、方法，另一方面又有所创新。如在注释形式上既有逐条注释，又有插入分段注释及串联原文注释。在注释内容和方法上，则主要是前人解词、解句、注音、分析篇章与主以义训等的延续，而就个别方面看，则又超越前人，如《伤寒折衷》之"音释"，有似字书编排，查阅更为方便。而作为清代《伤寒论》注释的最突出的成绩，则较集中地表现在其注释中对《伤寒论》理法方药的认识上，即其学术观点，其中诸多认识确发前人所未发。

二、清代《伤寒论》研究的学术特征

清代的《伤寒论》研究，从学术观点看，有前人观点的延续，也多有新说的产生。至清代，无论是《伤寒论》的研究方法还是对理法方药的阐发，都达到了历史的最高水平。

（一）重编整理——向《伤寒论》原文的回归

自成无己按《伤寒论》原编次全文注释后，首倡对《伤寒论》重新编次的当为元·王履《医经溯洄集》。明代后期方有执《伤寒论条辨》、王肯堂《伤寒准绳》及张卿子《张卿子伤寒论》等相继问世，改变了明代前、中期《伤寒论》研究独以崇尚实用、偏重临床为主的方法，其重点转向了对《伤寒论》原文的研究，而对《伤寒论》原编次的看法，则是其中的主要内容之一，明代后期的这种状况，尤其是方有执主"错简重订"，对清代影响极大，以致在清代主重编整理成为《伤寒论》研究的主流。综观清代对《伤寒论》的重编整理，就其编次方法及学术观点看，又存在着明显不同的体系。

1. "方—喻"体系

此体系的主要特点是以"风伤卫"、"寒伤营"、"风寒两伤营卫"三大证分统太阳病三篇。此法源于方有执《伤寒论条辨》，喻昌《尚论篇》遵其说，并冠以"鼎足大纲三法"，极力渲染之，以致在清前、中期"方—喻"体系中，喻氏《尚论篇》较方氏《伤寒论条辨》远具影响。

受方、喻影响较大的医家及著作主要有：张璐《伤寒缵论》、周扬俊《伤寒论三注》、沈明宗《伤寒六经辨证治法》、郑重光《伤寒论条辨续注》、钱潢《伤寒溯源集》、徐彬《百十三方发明》、魏念庭《伤寒论本义》、舒诏《（新编）伤寒集注》、吴谦等《医宗金鉴·订证仲景全书·伤寒论注》、吴遵程《伤寒分经》、臧应詹《伤寒论选注》、章楠《伤寒论本旨》等等，由此形成了庞大的"方—喻"体系。其中最主要的人物是喻昌、张璐、吴谦等。

喻昌，字嘉言，江西新建人（今江西南昌）。明末清初，以医术著名，为清初三大名医之一。其研究《伤寒论》的成就，较集中体现在其于顺治五年（1648）撰成的《尚论张仲景伤寒论重编三百九十七法》（简称《尚论篇》）一书中。喻氏推崇方有执，并吸取了方氏重编整理的主要观点，加之喻氏"才辩纵横"，又通禅理，故"其医往往出于妙悟"，对方氏既有继承，又有发展。喻氏称，方有执"著《伤寒条辨》，始先即削去叔和序例，大得尊经之旨"，"太阳三篇，改叔和之旧，以风寒之伤营卫者分属，卓识超越前人"，但又谓其"不达立言之旨者尚多"。喻氏对《伤寒论》重编整理的观点，主要体现在《尚论篇》卷首，在此，喻氏对王叔和之整理，林亿之校定，成无己之注释进行了评价。他认为："仲景之道，人但知得叔和而明，孰知其因叔和而坠也哉。""林亿不辨朱紫菽粟，谓自仲景于今，八百余年，惟王叔和能学之……又传称成无己注伤寒论十卷，深得长沙公之秘旨。殊不知林、成二家，过于尊信叔和，往往先传后经，将叔和纬翼仲景之辞，且混编为仲景之书，况其他乎？……则其所为校正，所谓诠注者，乃仲景之不幸，斯道之大厄也。"在此，喻氏对三家予以全盘否定，其攻击可谓不遗余力。既然三家皆非，则必当重编注释。喻氏认为，《伤寒论》当纲目分明，"大纲既定，然后详求其节目，始知仲景书中，矩则森森。"大纲为何？喻氏称："冬伤于寒，春伤于温，夏秋伤于暑热者，四序中主病之大纲也。"又认为，春夏秋时令虽异，其受外感则一，所以可以伤寒之法错综用之，则"春夏秋之伤暑伤热，明以冬日伤寒为大纲矣"。而"伤寒六经中，又以太阳一经为大纲。而太阳经中，又以风伤卫、寒伤营、风寒两伤营卫为大纲。"喻氏在此阐述了其对《伤寒论》的认识，并论及了其重编之宗旨。其具体编次为：卷首录"伤寒例"并驳正之。卷1太阳篇遵循了方氏"三纲"分法，但在具体条文归属上存在差异。卷2阳明篇亦分3篇，即太阳阳明为上篇，正阳阳明为中篇，少阳阳明为下篇。卷3少阳篇不分篇，"合病"、"并病"、"坏病"、"痰病"附之。卷4太阴篇不分篇，少阴篇两分前后，前篇为"本经宜温之证"，后篇为"少阴传经热邪正治之法"，厥阴篇不分篇。"过经不解病"、"瘥后劳复病"、"阴阳易病"附之。喻氏之重编，实际删除了"成本"中脉法、伤寒例，痉湿暍、霍乱及可与不可诸篇。按喻氏之言，此4卷"详论六经证治，已尽伤寒之义矣"。至于其《尚论后篇》4卷，则为"推广春月温病，夏秋暑湿热病，以及脉法诸方"。可见，喻氏之重编，有对方氏之沿袭，更多有创新，如阳明分类3篇、少阴两分前后，及合病、并病、坏病、痰病、过经不解病之单列，删脉法、痉湿暍、霍乱及诸可与不可等，这也是喻氏与方氏不同学术观点之体现。

诚然，喻氏对王叔和、成无己、林亿等之诋毁，未免失之过激，对"伤寒例"等诸篇的删除也缺乏足够依据，但其对《伤寒论》的重编注释，又反映其诸多独特见解，在"方—喻"体系中最具影响。

喻昌之后，当推张璐。张璐，字路玉，自号石顽老人，江南长州人（今江苏苏州）。清初三大名医之一。因"遭明季之乱，隐于洞庭山中十余年，著书自娱，至老不倦"。张氏对《伤寒论》之重编，主要体现在其于康熙四年（1665）完成的《伤寒缵论》中。其重编多取方、喻二家之义，其注释则力推喻昌，并提出自己的观点，张氏称："究二子（指方、喻）所编，各有未当，余窃不揣，复取仲景原文，重分其例，取尚论及各家之注，参以己见，成缵论矣。"与喻氏编次相较，太阳篇仍以"三纲"说分类，少阳、太阴、厥阴不分篇，少阴一分为二，合病、并病单列等，是其共同处。不同点主要有四：一是于太阳篇"三纲"分类后，又进一步分出"风伤卫犯本"、"寒伤营犯本"、"风伤卫坏证"、"寒伤营坏证"、"营卫俱伤坏证"等，使分类更加具体。二是阳明篇以经、府证分上下两篇。三是单列"藏结结胸痞篇"、"温热病篇"等。四是收录痉湿暍、霍乱等内容。从其不同之编次，可以看出二家对《伤寒论》认识之差异。而对王叔和之评价，则张氏较为公允："叔和为仲景之功臣，使无叔和之集，则伤寒书同于卒病论之传矣，何能知有六经证治乎？即《条辨》《尚论》亦无从下手也。"诚如斯言。虽张氏之编次、注释多本喻氏，而其以经、府分三阳之法等等，也对后世产生了影响。

吴谦，清初三大名医之一。吴谦等于乾隆七年（1742）完成了《医宗金鉴·订正仲景全书·伤寒论注》。此书不但是对"方—喻"体系之总结，就其注释内容看，也是集前人之大成，且立论公允，故其影响远至今日。全书凡17卷，其中太阳篇仍袭"三纲"说分类，与《尚论篇》相较，无痰病一项，多温病、痉湿暍、霍乱、脉法、可与不可及正误存疑诸篇。另外，卷后有"音切"项。所以，吴氏等之编次，也多合于方氏，可谓结合方、喻之作而成。吴氏等对其编排，作了较为具体的说明："是集《伤寒》，则首六经，次合病、并病，次差后劳复、食复、阴阳易，次坏病、温病、痉湿暍、霍乱，次可汗不可汗、可吐不可吐、可下不可下，次平脉、辨脉法，此一书之次第也。首纲领，次具证，次出方，次因误致变，次因逆致坏，此一篇之次第也。首经文，次注释，次集注，次方药，次方解集解……此逐条之次第也。"可见，其重编内容可谓以全著称，但仍未出方、喻之窠臼，其成绩则主要体现在其注释内容上。

"方—喻"体系中的其他人物，如周扬俊、郑重光、沈明宗、钱潢、徐彬、魏念庭、舒诏、吴遵程等，其著作都成于清前、中期，而其编次则多遵喻氏，也各具特点（舒诏之编次则一本喻氏），但基本上是方、喻二家之延续，他们的成绩也主要体现在对原文的注释上。

通过对"方—喻"体系中诸多医家对《伤寒论》重编状况的整体考察，可归纳以下几个特点：①明方有执《伤寒论条辨》之主重编，尤其是以"卫中风"、"营中寒"、"营卫俱中伤风寒"三大证分统太阳三篇的方法，对清代前、中期的《伤寒论》研究影响很大。方氏可谓"方—喻"体系之先驱。②喻昌接受了方氏重编整理的思想，促进了方氏学说尤其是太阳分篇方法的传播，又多有创新，是清代"方—喻"体系中最关键的人物，他在此体系的影响远较方氏为大。③吴谦等《医宗金鉴·伤寒论注》的完成，是对"方—喻"体系的总结，其注释则是集前人之大成。④以"三纲"分统太阳三篇的编次方法，为清前、中期《伤寒论》研究的主流，其对清后期则较少影响，此亦可看出"方—喻"体系之兴衰过程。

前已论及，"方—喻"体系的主要特点是以风伤卫、寒伤营、风寒两伤营卫三证分类太阳病篇，并分别主以桂枝汤、麻黄汤、大青龙汤治疗，此即世人所言之太阳病"三纲鼎立"学说。此说之形成，有一较长的过程。首先，《伤寒论》"辨脉法"云："寸口脉浮而紧，浮则为风，紧则为寒，风则伤卫，寒则伤营，营卫俱病，骨节烦疼，当发其汗。"本条实际阐述了风寒外袭所致之营卫俱病，主脉为："浮而紧"，主症为"骨节烦疼"，治法为"当发其汗"。至于方药，《脉经》中本条后有"宜麻黄汤"语，由于宋本（参赵开美复宋本）及"成本"脱此四字，故招致后人的错误解释，如风寒各从其类则伤人，当以大青龙汤发汗等。其次，唐·孙思邈《千金翼方》言："夫寻方大意不过三种，一则桂枝，二则麻黄，三则青龙。此之三方，凡疗伤寒不出之也。"宋·许叔微《伤寒发微论》云："仲景论表证，一则桂枝，二则麻黄，三则青龙。桂枝治中风，麻黄治伤寒，青龙治中风见寒脉、伤寒见风脉。""风伤于卫，则营不受病。""寒伤于营，则卫未受病。"二氏之说对"三纲"说之形成是一个促进。第三，金·成无己《注解伤寒论》首次论及营卫俱病用大青龙汤，但也言营卫俱病用麻黄汤（见"辨脉法"）。金·刘完素《伤寒直格》出，"三纲"说中病机与方药的对应关系方始确定，即"伤寒表证"属"麻黄发汗之证"、"伤风表证"属"桂枝汤解肌之证"、"营卫俱伤…宜大青龙汤"。可以说，至金代，"三纲"说之基本观点已经形成。而以"三纲"说分统太阳三篇，则是明·方有执之独创，至于清之喻昌，则是在方氏基础上冠以"鼎足大纲三法"之名并加以推广而已。

其实，"三纲"学说明显悖于医理，这也是此说在清代后期渐衰之原因。第一，就致病因素看，风为百病之长，六淫致病，多具风邪，故寒之与风，实难强分。第二，就致病途径言，风寒外袭，由表入里，由浅入深。营在脉中，卫在脉外，无论风寒，浅则伤卫，深则营卫俱伤，未有营伤而卫不伤者。第三，《伤寒论》中，只是把不同证型冠以中风、伤寒之名而已，何曾强分桂枝汤治风伤卫、麻黄汤治寒伤营。至于大青龙汤，则为伤寒表证类型出现烦躁，病机为风寒袭表、阳郁生热而设，也不曾标明为营卫俱伤之专方。既然立论有误，弃之可也。由是言之，以"三纲"说分类太阳篇之编次方法当一并弃之。其实在清初，张志聪、柯琴已对"三纲"说予以驳斥，只是未被广泛重视。

2. 其他体系

在主重编整理者中，除"方—喻"体系外，尚有几位影响较大的医家，如柯琴、尤怡、徐大椿等。虽然在清代从其说者不众，但他们对《伤寒论》编次的方法及诸多学术观点之独特与新颖，以及对后世产生的影响，又足以形成各自不同的体系。

（1）柯氏体系　柯琴，字韵伯，浙江慈溪人，康熙八年（1669）撰成《伤寒论注》。此书以方带论，方各归经。柯氏的学术观点，体现在其于康熙十三年（1674）所撰的《伤寒论翼》《伤寒附翼》中。

（2）尤氏体系　尤怡，字在泾，江南长州人（今江苏苏州），雍正七年（1729）撰成《伤寒贯珠集》。此书以法带论，法各归经。尤氏之编排及学术观点，同样对后世产生较大影响。

（3）徐氏体系　徐大椿，字灵胎，江苏吴江人，乾隆二十四年（1759）撰成《伤寒论类方》。此书的特点是以方带证，方不分经。

随着"方—喻"体系的逐渐式微，到柯氏、尤氏、徐氏等独特编排的出现及其诸多观点日渐被重视，说明了重编整理《伤寒论》至清中期已逐步走向成熟，《伤寒论》的研究也逐渐走向深入，并进入了一个新的水平。

对《伤寒论》进行重编整理，成为清代《伤寒论》研究的主流。除个别医家如张卿子、张志聪、张令韶、陈修园等外，绝大多数《伤寒论》研究者都对《伤寒论》原文编排进行了重新调整。《伤寒论》研究的重点已由明代前、中期的注重发挥、把握整体，转向明后期乃至整个清代注重对《伤寒论》原文的研究上了，即向《伤寒论》原文的回归。这种转变，对于准确把握《伤寒论》理法方药，无疑是有益的。时至今日，对《伤寒论》原文的研究，仍是《伤寒论》研究的重点。诸家利用重编这一手段，来向世人表明各自的学术观点、倾向。

重编整理所涉及到的一个大的、带有普遍性的问题，就是对六经病以外篇章的取舍问题，如"辨脉法"、"平脉法"、"伤寒例"等等。研究者可以提出与现行传本不同的编排（为学习研究方便），但若无可靠依据，不可认为自己之编排即符合仲景原貌，当保持固有传本之原貌，不当对其任意删改。

重编整理涉及到的另一个带有普遍性的问题，就是对王叔和、林亿、成无己的评价。首先应该肯定，《伤寒论》赖王叔和之搜采、林亿等之校正、成无己之注释，方得以传世，所以，三家之于《伤寒论》，可谓功垂千古。至于王叔和以己言混入正文，则是限于历史的条件，如方法之不够完善等。而林亿保留王氏之校语等，则纯属保存原貌，当无可非议。成无己作为全文注释《伤寒论》的第一家，无论是对《伤寒论》之传世，还是深化对《伤寒论》的研究，都起到了重要作用。任何人都不可能是完美无缺的，何况学术上的不同观点，本身就是促进学术发展的动力之一。要求成氏之注释尽合人意，本身就是错误的。所以，对三家之诋毁是不可取的。

（二）方法多样——多角度研究《伤寒论》

在清代，重编整理是《伤寒论》研究中带有普遍性的方法，而其中又包括诸多各有特点的具体方法，这些具体的研究方法，有对前人的继承，也有自己的创新。

1. 以症带论

也称"类症法"，即以《伤寒论》所提及的某种症状为纲，以《伤寒论》谈及此症的条文为目进行归类研究。从现存的《伤寒论》研究文献看，较早运用此方法的为宋·庞安时《伤寒总病论》，另外，朱肱《活人书》、许叔微《伤寒百证歌》也都有运用。清代以症带论法主要有两种著作形式，一是以类症为主，如秦之桢《伤寒大白》、王梦祖《伤寒撮要》等即是；二是以类症为辅，即在注释《伤寒论》原文后，又行类症研究，如林澜《伤寒折衷》、陶詹庵《伤寒源流》等均是。

以《伤寒大白》为例，首列总论，共28论，包括基本理论、诊法、治法等内容。自卷1~4，为"类症法"，共列55个症状，每一症状下先列总说，次列《伤寒论》有关条文加以注释，最后为方药。其类症层次分明，说理明确，并附方治，颇利临床习读、应用。

再如林澜《伤寒折衷》，卷1~12为原文注释；卷13~15为"类症法"，内分六经主症、各兼见症两大类，共 102 个症状。每个症状下，先列《伤寒论》有关条文，次为诸家之释语。其优点有二，一是便于与前面对《伤寒论》原文的注释对照，二是将其作了分类，即各经主症与兼见症，此有利于辨证时参考。如太阳主症之发热、恶寒、头痛、项强、体痛等，阳明主症之不大便、潮热、谵语、渴等，少阳主症之口苦咽干、头眩、目眩、耳聋、往来寒热、呕吐等，太阴主症之腹满、腹痛，少阴主症之但欲寐、咽痛、下利等，厥阴主症之吐蛔、厥、少腹满、舌卷囊缩等，使人入手便可定其各经证候之大概。而难定何经主症者则属兼见症，此又教人灵活掌握，如此，于六经辨证中对症状的把握方可准确。

总之，以症带论法，在清以前已很普及，清代只是前代之延续，并无新意。至于其优点，则是从症状入手探讨《伤寒论》之理法方药，有利于《伤寒论》研究之深入，便于临证习读。

2. 以方带论

也称"类方法"。即以《伤寒论》方为纲，以《伤寒论》谈及此方之条文为目，加以归类研究的方法。明·许宏《金镜内台方议》，可谓最早的以方带论法研究《伤寒论》之专著。书中把《伤寒论》方分为汤、散、丸 3 大类，汤类中又分桂枝汤类等 16 小类，每一小类又集相类方若干。其体例为先主症，次方药，次方解，次有关条文及设问答。至此，以方带论法之主要内容已具备。但清代之前之以方带论法有一共同点，即方不分经。至清代，继承了前代的类方方法，但其具体形式又有两类。

（1）以方带论，方不分经　即方证不从六经归属之类方法，代表著作为徐大椿《伤寒论类方》。此书不谈六经，专论方。徐氏认为，《伤寒论》"非仲景依经立方之书，乃救误之书也"。因此，不类经而类方，"盖方之治病有定，而病之变迁无定，知一定之治，随其病之千变万化，而应用不爽"。此亦徐氏主类方之旨。徐氏对朱肱较为推崇："宋人之书，以发明《伤寒论》，使人有所执持而易晓，大有功于仲景者，《活人书》为第一。"道出了其学之所本。但因朱氏汇方"方不分类，而又无所发明"，故作书重类之。

徐氏在书中把《伤寒论》113 方分为 12 大类。前 11 类各以本类之主方命名，依此为桂枝汤类、麻黄汤类、葛根汤类、柴胡汤类、栀子汤类、承气汤类、泻心汤类、白虎汤类、五苓散类、四逆汤类、理中汤类。各类之下首列主方，复列与主方相类之方。第12大类则列难以归类的22首方，称其为"杂法方类"。其中每一方之方名下依次排列方药组成、煎服法、主治之原文及简明扼要之注释。全书分类较为合理，层次分明，其注释短小精悍，说理明白，校勘也多言之有据。总之，本书无论是分类方法还是学术论点，都有独到之处，是清代较有影响的著作，《四库全书》有收录。其具体的分类方法至今影响较大，凡今人之类方研究《伤寒论》者，其分类总不出徐氏左右。

徐氏方不分经的类方方法，反映了他的学术倾向及研究重点，即不受六经限制，紧紧抓住方与证的联系，这体现了仲景"有是证便有是方"的原则，对《伤寒论》方药研究及实际应用都有裨益。

（2）以方带论，方各归经　即方证从六经归属之类方法。此法当以喻昌《尚论后篇》为先。本书卷3、4为类方专论。其排列则依《尚论篇》编次中各经所出之方为序，且仍以六经统之，分太阳经风伤卫方、太阳经寒伤营方、太阳经风伤卫寒伤营方、太阳合阳明方、阳明少阳各方、三阴及各证方6大类。其实，喻氏只是把《尚论篇》各经之方证又简单组合而已。其于每方下先列方药组成及煎服法，后列相关条文以释之。总之，喻氏之功夫在《尚论篇》对《伤寒论》的重编、注释上，其类方的目的在于"欲门下好学，随证问药，一目了然，无检书之苦难"。所以说，喻氏之类方较《尚论篇》并无新意，只是其方各归经，则在分类方法中又增一形式，故其门人徐彬又作《伤寒百十三方发明》以补充之。而徐氏之"发明"是在注释，其编次与喻氏无异。

以六经统方证而类方，影响较大的当属柯琴《伤寒论注》。本书于每一经下先列总纲一篇，后各以一方证为题命篇，各方证篇下先列条文，次列注释，后列方药及方解。有一篇一方者，更有一篇数方者。以太阳经为例，首列"太阳脉证"为总纲；次为"桂枝汤证上"一篇，内列有关桂枝汤主治条文及注释，以及桂枝汤方药、方解、禁忌证条文；第三为"桂枝汤证下"一篇，内列桂枝汤加减方20首，次序同上。可见，柯氏之类方充分体现了其重视六经辨证的观点。一经脉证总纲→主治方证→主方加减方证，从高到下，以点带面，环环相扣，层次清晰。诚如柯氏所言，读总纲"便知本经之脉证大略"，看篇名"便知此方之脉证治法也"。

概之，柯氏之以方带论，六经统之的方法，体现了其《伤寒论》研究中"合是证便用是方，方各有经，而用不可拘"的观点，对后世影响较大。而其对《伤寒论》理法方药的阐发，则更为人称道。但必须指出，柯氏对《伤寒论》原文之改动是不可取的。柯氏对《伤寒论》方药之专论，则体现在《伤寒论翼》"制方大法"及《伤寒附翼》中。柯氏《伤寒论注》也可看作是"类证法"，因其书是以证名篇的。但必须看到，柯氏"类证"之"证"是方证之"证"，与前面论及的"类症法"的"症"为"症状"的概念是不同的。因此，称柯氏运用了"类方"、"类证"两种方法，或更确切。

受柯氏之影响，孟承意《伤寒点睛》一本柯氏之研究方法，除多"小青龙汤证"、少"诸寒热证"名外，其方证篇目及所收条文则完全相同。

清代"以方带论"研究《伤寒论》的方法，不但在形式上较前代更为完备，其研究水平也较前人有所提高，如柯氏之"方各有经，而用不可拘"、徐氏之不类经专类方，从不同角度对《伤寒论》理法方药进行了阐发，体现了他们各自对《伤寒论》辨证论治精神的总体把握，由此，推动了清代的《伤寒论》研究，对后世乃至今日也多有启发和借鉴。

清代还有专释方不带论的研究方法，如王子接《伤寒古方通》。书中分《伤寒论》方为和剂、寒剂、温剂、汗剂、吐剂、下剂6大类。和剂以桂枝汤为祖方，共44方；寒剂以白虎汤为祖方，共10方；温剂以四逆汤为祖方，共19方；汗剂以麻黄汤为祖方，共23方；吐剂以栀豉汤为祖方，共5方；下剂以承气汤为祖方，共22方。加之所附蜜煎导及猪胆导2方，实为115方，较《伤寒论》多"黄芩人参汤"、"又大陷胸汤"、"柴胡加大黄芒硝桑螵蛸汤"3方。确切说，本书是释《金匮玉函经》方。其大致体例为方名、药物组成及煎服法、方解，但无《伤寒论》原文。此种方法较易突出个人见解，但不利于与《伤寒论》原文对照。

3. 以法带论

即以治法统领《伤寒论》条文进行研究，是清代新出现的研究方法。代表著作如吴灵樨《医宗承启》、尤怡《伤寒贯珠集》等。具体形式又可分为两种。

（1）以法带论，法不分经　即只以治法统领条文，不受《伤寒论》六经分篇之限制。此以吴灵樨《医宗承启》为代表。

《医宗承启》成书于康熙四十一年（1702）。全书主以治法分类，共列发表、渗利、涌吐、攻下、和解、救内、清热、温里、针灸、需待、会通11类。其中会通类是吴氏认为难以归入前十类之条文则汇于此。吴氏作书之旨是："仲景书，非自校定，乃后人收录成集。六经分类，本之后人者也。故其条绪多有紊乱，有非属其类而收入其类者，有六经皆可通用而收归一经者，令后人读之，反增疑议。仲景初意，本不如是，且不必如此分类，亦且不能分类。今之分类者，但以其创立治法为题头，其不可强分者，归之会通一类。"所以，其书中除选出26条条文列于书首之"提纲"项、28条条文列于卷末之"死证"项外，其余条文悉归治法11类。其体例为每一治法项下先释本法之大意，后列本类条文并释之。以发表法为例，首为吴氏之语："表，对里而言，乃外廓边事……发之为言泄也，当泄不泄，因有所障蔽，而使生发之机秘塞，不得其天，乃令抑郁，终焉而死者有矣。故病邪之在表者，皆从而发之，因其势而利导者也，故曰发表……表有浅深，邪有阴阳，病有久新，治有缓急，经有兼并，证有疑似，时令有寒暄，本人之体有虚盛，治法曾有差误，或失之太过，或失之不及，故仲景之虑也周，而设为种种诸条，欲学者悟得所以然……非专以一方一法而示人者也……"其后收列了属麻黄汤、桂枝汤、桂枝麻黄各半汤、葛根汤、葛根加半夏汤、大青龙汤、小青龙汤、麻黄附子细辛汤、麻黄附子甘草汤、桂枝附子汤等14方有关的主治条文、方药并释之。

吴氏开辟了专以治法研究《伤寒论》之先河。其中诸多认识发人深思。尽管其中个别归类尚不尽人意，如把麻杏甘石汤归于发表法，但总体而言，其对《伤寒论》的治法研究，贡献是较大的，对后人多有启发。

（2）以法带论，法各归经　即以六经统治法，以治法带条文，代表著作为尤怡《伤寒贯珠集》。

尤氏在"辨列太阳条例大意"中道出其作书之旨："伤寒一证，古称大病，而太阳一经，其头绪之繁多，方法之庞杂，又甚于它经……盖太阳之经，其原出之病，与正治之法，不过二十余条而已，其他则皆权变法、斡旋法、救逆法、类病法也……夫振裘者必挈其领，整网者必提其纲，不知出此，而徒事区别，纵极清楚，亦何适于用哉？兹略引大端于前，分列纲目于后，而仲景之方与法，罔不备举，然后太阳一经，千头万绪，总归一贯，比于八百轮珠，个个在手矣。六经仿此。"全书治法凡十一，有正治法、权变法、斡旋法、救逆法、类病法、明辨法、杂治法、刺法、清法、下法、温法，另有生死法，则属对预后的判断。其中，太阳篇有正治法、权变法、斡旋法、救逆法、类病法，阳明篇有正治法、明辨法、杂治法，少阳篇有正治法、权变法、刺法，太阴篇只言"诸法"，少阴篇诸法下有清法、下法、温法、生死法，厥阴篇诸法下有清法、温法。由是可见，尤氏之以法带论是受六经限制的，因六经不同，其法各异，如斡旋法、救逆法、类病法之独属太阳，明辨法、杂治法之独属阳明，刺法之独属少阳等。而即使其法名相同，但又因其所属之经不同而内容各异。如同为正治法，在太阳则为："治伤寒者，审其脉之或缓或急，辨其证之有汗无汗，则从而汗之解之，如桂枝、麻黄等法，则邪去而病解矣。其或合阳明，或合少阳，或兼三阳者，则从而解之清之。如葛根、黄芩、白虎等法，亦邪分而解矣。此为正治之法。"在阳明则为："经病有传经自受之不同，府病有宜下宜清宜温之各异……要皆不出为正治之法也。"在少阳则为："少阳居表里之间……汗之而不从表出，下之而不从里也……而惟柴胡一方和解表里，为少阳正治之法。"可见，各经之治法又是依据病机而制定的。而同一经中之不同治法，就是把该经不同证候加以分类，后予处理。如少阳篇，把病在半表半里，治当以小柴胡汤者归于正治法，把小柴胡汤加减方之证归为权变法，当刺之证为刺法类。一经分法为三，层次明晰而又提纲挈领，三者如珠贯通于少阳篇，而全篇诸法又如珠贯通于六经。

尤氏之以法带论，法各归经之研究方法，是以六经为纲，统领治法，又以治法为纲，统领诸条，如此则"仲景之方与法，罔不备举"，使《伤寒论》全篇条理化，这既有利于加深《伤寒论》六经证治规律研究，又便于临证习用，故其影响较大。

4. 专题论述

即以专题形式对《伤寒论》理法方药进行阐述。此种方法在宋代即多采用，并一直延续到清代。一些论述观点独特，颇有启发意义。下面举几例以说明之。

程郊倩《伤寒论后条辨》"礼集"中"辨伤寒论"1~5，为典型的专题论述。程氏从"伤寒论"三字出发，强调了《伤寒论》为法之总源。他说，《伤寒论》是教人去辨伤寒，且合杂病而辨，非教人只辨伤寒，"伤寒此表里阴阳，杂病亦此表里阴阳"，两者又各有寒热虚实。六经非只为伤寒设，"辨在六经，伤寒自不能逃"。脉法亦非因六经而立，"辨平了脉法，六经自不能诡"。具体到一经，如太阳只算得表，伤寒有此表，杂病亦有此表，等等。程氏之"辨伤寒论"，体现了其"万病莫逃乎伤寒"的总论点，可谓精辟。只因其书中用语稍欠规范，影响了其学说之推广。

柯琴《伤寒论翼》，为专题论述之专著。全书上、下两卷，各有7论。卷上分全论大法、六经正义及合、并病、风寒温暑、痉喝之辨析、脉法等，卷下论六经病及制方大法。柯氏之作，极善沿袭前人妙论，阐发个人精辟见解，故其所论常能击中要害，影响极大。

而张登《伤寒舌鉴》、张倬《伤寒兼证析义》，本身即是一个大的专题。张登《伤寒舌鉴》，专从舌象上辨伤寒，可谓是对《伤寒论》的补充、发挥。张氏认为，仲景书止言舌白苔滑，是因"伤寒自表传里，舌苔必由滑而变他色"，抓住其病始舌白苔滑即医治之，则病去而舌象亦必无他变，此为仲圣治未病之态势，非常人所能及。舌与脉证相较，后者多有假证假脉，"惟验舌上苔色之滑燥厚薄，昭若冰鉴，无所遁形"。故张氏力主辨舌。书中分"白苔舌"、"黄苔舌"、"黑苔舌"、"灰色舌"、"红色舌"等9类舌象共121图，每类分总论、形状、机理、治疗，并列有图谱。张氏有《伤寒金镜录》《伤寒观舌心法》等前人之作为借鉴，故其论较为全面、深刻。在治疗上则结合仲景方及后世方，可谓补《伤寒论》之未备，颇有益于临证。

张倬之《伤寒兼证析义》，则专从兼证上论伤寒。如"中风兼伤寒论"、"虚劳兼伤寒论"、"中满肿胀兼伤寒论"等凡17种，设为问答，对各种杂病之兼伤寒者，较之单纯伤寒，从病因、病理及证候表现上一一剖析，多有发明。丰富了《伤寒论》辨证论治内容，对临证也大有裨益，可谓有功于《伤寒论》。

总之，清代《伤寒论》研究中的专题论述法，是对前人之继承，而其具体论述，则又多创新与发挥。以专题论述的方法研究《伤寒论》，论述较为集中，能较深刻地反映出某一问题之精神实质，对体现及传播著者之学术观点也极有利。

5. 以歌括论

即以歌诀形式研究《伤寒论》。如宋代许叔微《伤寒百证歌》、钱闻礼《伤寒百问歌》及明代李盛春《治伤寒全书研悦》、申相《伤寒捷法歌》等即是。清代，也沿袭了前人这一方法。较有影响的有吴谦等《医宗金鉴·伤寒心法要诀》、陈修园《长沙方歌括》《伤寒真方歌括》等。

如《医宗金鉴·伤寒心法要诀》，书凡 3 卷，即《医宗金鉴》卷 36~38。卷 36 列歌 35 首，主要是六经脉证之概括。如"太阳风邪伤卫脉证"："中风伤卫脉浮缓，头项强痛恶风寒，病即发热汗自出，鼻鸣干呕桂枝功。"此概括了太阳中风之主要脉证及治疗。卷 37 为各论，是对《伤寒论》中 49 个主症之辨证及治疗。如"痞硬"："阳证痞硬为热痞，大黄黄连泻心宁。汗出恶寒寒热痞，附子泻心两收功。误下少阳发热呕，痞满半夏泻心能。虚热水气痞下利，心烦干呕腹雷鸣。虚热水气生姜泻，痞急气逆甘草灵。桂枝表解乃攻痞，五苓烦渴利尿通。"概括了《伤寒论》痞证主要类型的辨证与治疗。卷 38 为类伤寒 5 证（如停痰、伤食等）、同伤寒 12 证（如冬温、温病、热病等）及易生证、易死证、方药等歌诀。如："小承大黄同枳朴，加硝即是大承方。麻仁小承麻杏芍，桃仁调胃桂枝长。抵当汤丸分微甚，俱用桃黄水蛭虻。三承合一名三一，加参归桔黄龙汤。"此不但概括了诸方之方药组成，并起到了鉴别诸下剂的作用。

而陈修园《长沙方歌括》，则是主论《伤寒论》112 方之专著。书中按《伤寒论》原编次对"太阳篇"至"阴阳易差后劳复"各篇诸方进行论述。其体例为，首列方名及《伤寒论》有关条文，次为方药组成及煎服法，后为歌诀及注释。每方各归所属之经。其歌诀本身包括了方药组成、用量及主治等内容。如"太阳方"桂枝汤之歌诀："项强头痛汗憎风，桂芍生姜三两同，枣十二枚甘二两，解肌还借粥之功。"值得提出的是，陈氏之歌诀较一般者增加了药物之用量，这对正确理解运用《伤寒论》方药，无疑是极其重要的。

另外，与重编整理这一带有普遍性的研究方法相对，在清代还有按原编次（指《伤寒论》每篇之原顺序）研究《伤寒论》的方法。此法源于《注解伤寒论》，《张卿子伤寒论》可谓极力维护之。在清代影响最大的当属张志聪，如其《伤寒论宗印》（康熙癸卯成书），除认为"伤寒例"为叔和所作而附于后外，其他篇章次第悉遵"成本"（无"辨发汗吐下后"篇）。受张志聪影响，张令韶、陈修园也基本遵循了这一原则。又因其学术观点一脉相承，故也形成了自己独特的体系。

（三）注重理论——深化《伤寒论》的研究

注重《伤寒论》基本理论的研究，是清代《伤寒论》研究的一大学术特征。清代学者在前人研究的基础上，结合自己的体会，对《伤寒论》中某些基本理论的研究，达到了一个新的境界。可以说，对《伤寒论》中诸多基本理论问题的认识，到清代已基本定型，且影响深远。

1. 关于《伤寒论》之立法

对这一问题的认识，时代不同而观点各异。较早论及《伤寒论》立法问题的为元末王履的《医经溯洄集》，其中有"张仲景伤寒立法考"专篇，认为："法也，方也，仲景专为即病之伤寒设，不兼为不即病之温暑设也。""夫仲景立法，天下后世之权衡也，故可借焉以为他病用。虽然，岂特可借以治温、暑而已，凡杂病之治，莫不可借也。"王氏在此肯定了可用《伤寒论》方药治外感热病及杂病，但又因诸多温剂如桂枝汤、麻黄汤等不能治温病，而得出《伤寒论》之"法"、"方"为即病之伤寒而立，则未免失之太偏，有失仲景"观其脉证"、"以法治之"之本义。

至明·方有执出，改变了王氏之看法。他在《伤寒论条辨》序文中说："读之者皆知其为伤寒论也，而不知其乃有所为于伤寒而立论，所论不啻伤寒而已也。《本草》《素》《难》之显仁藏用者，表表然无余蕴矣。所以法而世为天下则，方而世为万病祖。"此实为《伤寒论》为百病立法论点之始。

清代，随着《伤寒论》研究的深入，对《伤寒论》立法的认识也基本趋于统一。如程郊倩认为，《伤寒论》是教人合杂病辨伤寒，六经不是只为伤寒设，也为杂病设，总之，"万病莫逃乎伤寒"。受方、程等影响，柯氏在《伤寒论翼》序中进一步明确指出："原夫仲景之六经，为百病立法，不专为伤寒一科。伤寒杂病，治无二理，咸归六经之节制。六经各有伤寒，非伤寒中独有六经也。"至此，对《伤寒论》立法的认识，基本定型，即《伤寒论》为百病立法，它既可指导外感病治疗，又可指导治疗杂病。

2. 关于六经

《伤寒论》原文中并无"六经"一词，"六经"乃后人所加，并由之演化出"六经辨证"一词。一般认为，"六经"指太阳、阳明、少阳、太阴、少阴、厥阴。而此六者之具体含义，即六经之具体概念，历来认识不一。《伤寒论》原编次已不可考，而宋臣校正之官本《伤寒论》是以三阴三阳病名篇的（"成本"同），故后世所言之六经，实际也就是三阴三阳之代名词。至清代，对六经的认识则更趋深入、全面，其中主要有以下几种观点：

（1）经界说　受方有执之影响，柯琴在《伤寒来苏集·伤寒论翼·六经正义》中提出，《伤寒论》之六经，"是经界之经，而非经络之经"，即为六个区域。而仲景分为六个区域之依据，则为《素问·皮部论》"皮有分部，脉有经纪，其生病各异，别其分部，左右上下，阴阳所在，诸经始终"。具体言之："腰以上为三阳地面，三阳主外而本乎里，心者，三阳夹界之地也。内由心胸，外自巅顶，前至额颅，后至肩背，下及于足，内合膀胱，是太阳地面。此经统领营卫，主一身之表证。""内自心胸至胃及胸，外自头颅由面至腹，下及于足，是阳明地面。由心至咽，出口颊，上耳目，斜至巅，外自胁内属胆，是少阳地面。""腰以下为三阴地面，三阳主里而不及外，腹者三阴夹界之地也。自腹由脾及二肠魄门，为太阴地面。自腹至两肾及膀胱尿道，为少阴地面。自腹由肝上膈至心，从胁下及于小腹宗筋，为厥阴地面。"可见，柯氏虽主"六经非经络"说，但其经界说的实际内容，则又包括了经络、脏腑等，其中，主论足经之经络、脏腑，只是足三阴经未及下肢部位而已。柯氏之论，较方氏之"六部"更为具体、全面。

（2）经络说　汪琥《伤寒论辨证广注》，继承了朱肱之观点，认为"仲景论伤寒，实本《素问·热论》，仲景分六经，不出《灵枢·经脉》"。明确指出六经即为经络。与朱氏不同，汪琥在《伤寒论辨证广注》之凡例中说："伤寒经络，仲景书止分六经，不言手足，其实则合手足经而皆病。"故其书于卷首即为"图注《灵枢》手足阴阳六经"。诚然，《伤寒论》之三阴三阳病与经络发病不无关系，但若认为六经只为经络，不免失之偏颇。

（3）六气说　代表人物为张志聪。他认为，《伤寒论》"三阴三阳谓之六气，天有此六气，人亦有六气，无病则六气运行，上合于天。外感风寒，则以邪伤正，始则气与气相感，继则从气而入于经"，即道出其六经为六气之观点。张氏又言，三阴三阳"乃人身经气而各有分部，太阳分部于背，阳明分部于胸，少阳分部于胁，太阴分部于腹，少阴分部于脐下，厥阴分部于季胁少腹之部"。此又说明张氏之"六经"又有分部之意，只是仅言躯干，未及头面四肢，与柯氏有异。张氏之六气说，是以《素问》七篇大论为基础的。

张氏之后，张令韶、陈修园沿袭了六气说，这在其著作《伤寒论直解》《伤寒论浅注》中均有体现。黄元御亦主六气说，但具体内容则与张氏有差异。黄氏认为，正常情况下，足太阳膀胱为寒水主令，手太阳小肠之火从而化寒；手阳明大肠为燥金主令，足阳明胃之土从而化燥；手少阳三焦为相火主令，足少阳胆之木从而化火；足太阴脾为湿土主令，手太阴肺金从而化湿；手少阴心为君火主令，足少阴肾之水从而化火；足厥阴肝为风木主令，手厥阴心包之火从而化风。故在病理情况下，"太阳是寒，阳明是燥，少阳是火，太阴是湿，厥阴是风，而惟少阴则不从热化而从寒化"。其中，又有特殊，如在阳明，阳盛则化燥，而阴盛反化湿，"不皆燥盛也"；在少阳，阳盛则传府，阴盛则传藏，"不皆火胜也"。较之张氏，黄氏之说稍贴近实际。

以运气学说释《伤寒论》，在清代也形成了独特体系。在此体系中，张志聪为中坚人物。受其影响最大的则为张令韶、陈修园。他们不仅力主运气说释《伤寒论》，而且受张遂辰影响，极力维护《伤寒论》原编次，与清代重编整理这一主流形成鲜明对照。后人陈伯坛、唐容川也深受此体系的影响。

《伤寒论》之三阴三阳，所论范围自然涉及到病机之水化、火化、燥化、湿化等内容，但若把六经只与风寒湿燥火等对号，则失之机械，与《伤寒论》原本精神也是不符的。

以上是清代关于六经实质的主要观点，就其内容看，无论是经界说、经络说，还是六气说，实际上都涉及到了脏腑、经络方面的内容。各学说都过分强调了其中的一点，显得不够全面。

3. 关于传经

对于传经，清代以前，已有多种不同认识。主要观点有成无己"日传一经"说，庞安时"传足不传手"说，王履"传经为热"、"直中为寒"说，陶华"越经传"、"间经传"说等，众说纷纭，莫衷一是。值得一提的是，方有执认为："一日二日三四五六日者，犹言第一第二第三四五六之次序也，大约譬如计程，如此立个前程的期式约模耳，非计日以限病之谓。证见如经为诊，不可拘经以冒病。"方氏之"次序"论，可谓发前人所未发，拨千古之疑团。李中梓则进一步指出："太阳受病于一日……至七日为行太阳经尽"，"阳明受病于二日……至八日则愈"，"少阳受病于三日……至九日则愈"，"四五六日至三阴经"。方氏之"次序"说与李氏之"受病"说，对《素问》《伤寒论》"一日"、"二日"等提出了新解。受其影响，柯琴更进一步指出："传者，即《内经》人伤于寒，而传为热之传。""伤寒一日，太阳受之"，是因"太阳主表，故寒邪伤人，即太阳先受"；"颇欲吐，若躁烦，脉数急者，为传也"，"乃太阳之气，生热而传于表，即发于阳者传七日之谓，非太阳与阳明少阳经络相传之谓也。""伤寒一日太阳，二日阳明，三日少阳者，是言见证之期，非传经之日也……若伤寒二日，当阳明病，若不见阳明表证，是阳明之热不传于表也。三日少阳当病，不见少阳表证，是少阳之热不传于表也。""发于阳者七日愈，是七日乃太阳一经行尽之期，不是六经传变之日。"可见，柯氏之传经理论，是对方、李学说之继承与创新，也是对方氏之前传经说之否定，对后人确有启发。而张志聪、张令韶的不病则正传，即由太阳至厥阴；病则逆传，即由厥阴至太阳的观点，则失之太玄。

4. 关于合病、并病

关于合病、并病的概念，历来认识不一。成无己认为："太阳病未解，传并于阳明而太阳证未罢者，名曰并病。"此只言及太阳与阳明并病一种。又："二经俱受邪，相合病者，谓之合病。"此又未及三阳合病之类。赵嗣真曰："合病者，二阳经或三经同受病，病之不传者也。并病者，一阳经先受病，又过一经，病之传者也。"此则较成氏之论更为确切，至于传与不传，则不可拘泥。

至清代，对合病、并病的认识则更加深入。喻昌认为合病并病当属独立之疾，难归六经，故单列合病并病附于三阳篇后，其具体观点则是方氏之延续。而柯琴对合病、并病的认识，较为全面。他认为："合则一时并见，并则以次相乘。"但又不可拘于三阴无合并之说，因三阳之里即是三阴，三阴之表则是三阳，"如太阳病而脉反沉，便合少阴；少阴病而反发热，便合太阳；阳明脉迟，即合太阴；太阴脉缓，即合阳明；少阳细小，便合厥阴；厥阴微浮，是合少阳。虽无合并之名，而有合并之实。""学者当于阴阳两证中，察病势之合不合，更于三阳三阴中，审其证之并不并，予以阴病治阳，阳病治阴，扶阳抑阴，泻阳补阴等法，用之恰当也。"柯氏进一步举例："三阳皆有发热证，三阴皆有下利证，如发热而下利者，阴阳合病也。阴阳合病，阳盛者属阳经，则下利为实热，如太阳阳明合病、阳明少阳合病、太阳少阳合病必自下利，用葛根黄芩等者是也；阴盛者属阴经，则下利属虚寒，如少阴病吐利及发热者不死，少阴病，下利清谷，里寒外热，不恶寒而面色赤，用通脉四逆汤者是也。若阳与阳合，不合于阴，即是三阳合病，则不下利而自汗出，为白虎证也。阴与阴合，不合于阳，即是三阴合病，不发热而吐利厥逆，为四逆证也。"至于并病，"如太阳之头项强痛未罢，递见脉弦眩冒心下痞硬，是与少阳并病。更见谵语，即三阳并病矣。太阳与阳明并病，太阳证未罢者，从太阳而小发其汗，太阳证已罢者，从阳明而下之，其机在恶寒发热而分也。"总之，"病有定体，故立六经而分司之，病有变迁，更求合病并病而互参之。"在此，柯氏从定义、机理、类型、证治诸方面，对《伤寒论》合病并病进行了阐述及发挥，立意深刻，观点新颖，极有参考价值。尤怡在谈及合病时云："合病者，两经同病。邪气盛者，其伤必多，甚则遍及三阳也。"至于并病，尤氏曰："并病有并而未罢之证……有并而已罢之证。"其治疗也各不相同。尤氏在此可谓抓住了《伤寒论》合、并病条文所论及的其各自发病的特点及规律，也有深意。它如《医宗金鉴》，在三阳三阴都可有合、并之病的认识上，与柯氏同，但在谈及合、并病具体概念上，又与众不同。书中云："若两经、三经，阴阳相混，不可以一经名者；或一经未罢，又传一经、二经、三经同病，不归并一经者，则名曰合病。或二经、三经同病，其后归并一经自病者，则名曰并病。"此亦可备一说。因对于同时表现为几经病症状的病证，其发病之始，是先有一经证后见它经证，还是诸经证同见，实难定一明确界限，故吴氏等谈及了合病发病的两种情况，此则似乎更符合实际。但对并病之论述，则显得不够全面。

5. 关于制方法则

历代医家都重视对《伤寒论》方药的研究，认为仲景方为诸方之祖。而对仲景制方法则的探讨，就成了其中心议题之一。清以前，较少系统全面地论及此问题，至清代，随着《伤寒论》研究的不断深入，学者更重视仲景制方法则的研究，以图探其本源，从而能更准确地全面把握《伤寒论》诸方，并有效地加以运用。

清代对仲景制方法则的研究，影响较大的当属柯琴。其《伤寒来苏集·伤寒论翼》中设有"制方大法"专篇，其主要观点为：①仲景制方，"不拘病之命名，惟求证之切当"，是"于证中审病机察病情"而制方。②仲景制方，精而不杂，其中以六方为主，它方从而加减，即"汗剂皆本桂枝，吐剂皆本栀豉，攻剂皆本承气，和剂皆本柴胡，寒剂皆本泻心，温剂皆本四逆"。③仲景各列六经主治之方，而各经间又可互相通用。如桂枝汤本为太阳风寒而设，"凡六经初感之邪，未离营卫者悉宜之"，"合是证便用是方，方各有经，而用不可拘，是仲景法也"。"仲景立方，只有表里寒热虚实之不同，并无伤寒中风杂证之分别"。④仲景穷其病之变幻，而尽岐伯"七方"之精微，如发表与攻里，为驱邪大法，仲景制此类方，又各有大小缓急之分。如大小青龙、大小柴胡、大小陷胸、大小承气等大小之分；又麻黄、大承气为汗、下之急剂，桂枝、小承气为汗下之缓剂。至于奇偶、复之制，则较多见。⑤仲景制方也备十剂之法。如轻可去实，方如麻黄；宣可决壅，方如瓜蒂；通可行滞，方如十枣；泄可去闭，方如承气；滑可去着，方如蜜煎；涩可固脱，方如桃花；补可扶弱，方如理中；重可镇怯，方如禹余粮代赭石；湿可润燥，方如黄连阿胶；燥可去湿，方如麻黄连翘赤小豆；寒能胜热，方如白虎；热能制寒，方如四逆。综上所述，柯氏对仲景制方法则的认识是极为深刻的，他澄清了对《伤寒论》方药的诸多模糊认识，尤其是前三点，今日仍值得细读。

继柯氏之后，王子接亦认为，仲景制方，以和、寒、温、汗、吐、下六者为祖方，并由此扩成113方。其中，桂枝汤为和剂祖方，白虎汤为寒剂祖方，麻黄汤为汗剂祖方，栀豉汤为吐剂祖方，承气汤为下剂祖方。同时认为仲景制方备十剂之法。可见，王氏之个别分属虽与柯氏异，但终未超越柯氏之范畴。

总之，欲研究《伤寒论》方药，则当明确仲景制方之法则，清代医家的认识，多给人以启示。归根结底，《伤寒论》法为百病立，而方亦为百病制。

以上是对清代医家对《伤寒论》基本理论认识的归纳与分析。限于篇幅，尚有诸多认识不能一一列举。但从以上几点看，清人较重视《伤寒论》基本理论问题的探讨，其认识则在前人基础上多有发挥，一些认识也基本定型，并对今天产生着影响。

（四）勇于开拓——丰富《伤寒论》的辨证论治

清代学者在注重《伤寒论》基本理论研究、继承仲景学说的同时，又富开拓精神，对《伤寒论》辨证方法、症状分析、诊法及用药等方面进行了深入的研究及切合实际的发挥，从而丰富了《伤寒论》的辨证论治。

1. 关于辨证方法

清代学者在对《伤寒论》的研究中，继承了前人的经验，并结合自己的体会，有机地运用了八纲、脏腑、经络、气血津液等诸多辨证方法来解释《伤寒论》之辨证方法，从而使《伤寒论》研究更加深入。其中，又特别强调八纲辨证，认为八纲辨证是《伤寒论》辨证之关键。代表人物如程郊倩、魏念庭等。

程氏《伤寒论后条辨·辨伤寒论》提出："《伤寒论》乃医门之轨范，其中教人如何辨表里阴阳，如何察寒热虚实，如何认病，如何治病，防微杜伪有法，矫枉救误有诀……而表里阴阳中又各有寒热虚实。"道出了八纲辨证在《伤寒论》中的重要地位。

而魏氏则更有精辟之论。《伤寒论本义·跋》说："先言表里之义，三阳固为表，而太阳非表之表乎？阳明非表之里乎？少阳非表中之半表里乎？三阴固为里，而太阴非里之表乎？少阴非里之半表里乎？厥阴非里中之里乎？再言经与脏腑之表里，太阳经与膀胱也，阳明经与胃府也，少阳经与胆府也，非表中之表里乎？太阴经与脾脏也，少阴经与肾脏也，厥阴经与肝脏也，非里中之表里乎？表里之义得，而汗下之法可明矣。在表俱可汗，是阴经可汗也，在里俱可下，是阳经可下也……请再言寒热虚实之辨，正实则邪必虚，正虚则邪必实，其常也；正虚而邪亦虚，正实而邪亦实，其变也。治其邪实而不妨于正，治其正虚而必无助乎邪，方为善治也。热则脉证俱热，寒则脉证俱寒，其真也；热而脉证似寒，寒而脉证似热，其假也。治其热而必兼顾其阳，治其寒必兼顾其阴，方为妙法也。其间有寒热杂错之邪为患者，则又有寒热错杂之治，而救阴救阳之理愈可明矣。阴盛则阳衰，必骤至有阴而无阳，此扶阳抑阴应图之于早也；阳盛而阴衰，必渐成阳亢而阴亡，此济阴和阳应识之于预也。阳无而阴不独存，阴亡而阳不孤立，相维则生，相离则死，此又阴阳不可偏胜之大纲也。明乎此则《伤寒论》六经之理已尽。"魏氏在此用八纲辨证的方法对《伤寒论》之辨证作了高度概括，主要内容有二，一是如何辨表里虚实寒热阴阳，包括表里之不同所指、虚实之常与变、寒热之真与假、阴阳之盛与衰。二是对上述不同情况的处理。如三阳为表，三阴为里，但三阳三阴又可各分表里，太阳为表中之表，而其自身又因经络与脏腑之不同而又分表里。无论三阳三阴，在表即可汗之，在里即可下之……魏氏之论述，可谓对前人认识之总结，对正确认识《伤寒论》辨证论治精神大有裨益。

诚然，《伤寒论》论述表、里、寒、热、虚、实、阴、阳等处很多，虽无"八纲"之名，但有八纲辨证的内容。但纵观《伤寒论》，又非只是运用了八纲辨证，脏腑、经络等辨证方法又无所不赅。

2. 关于症状研究

准确地分析、把握《伤寒论》中的症状，也是正确理解其辨证论治精神的重要一环。清人对《伤寒论》症状的研究主要有两种形式，一是所论之症状不出《伤寒论》之范围，如林澜《伤寒折衷》；二是不拘《伤寒论》所述症状，即兼论他证，如陈尧道《伤寒辨证》。

以《伤寒折衷》为例，卷13~15共列102个症状。其中，前为六经主要症状，后为兼见症状。以太阳经为例，共列发热、恶风、恶寒、头痛、项强、体痛、自汗7个主要症状。每症多先述概念及与类似症之鉴别，次列《伤寒论》有关条文以析之，后取各家论述以证之。内容丰富，说理透彻，对正确理解《伤寒论》辨证论治很有帮助。以发热为例："发热者，无休止时也。寒热者，寒已而热，热已而寒也。潮热者，有时热，有时止，如潮汛之不失其期也。烦热者，虚而烦躁发热也。"此对发热与诸类似症作了扼要鉴别。又云："伤寒发热之证多矣。其不同者，太阳邪气怫郁在表，多作壮热，若微热者，邪已衰也。阳明主乎潮热，少阳主乎往来寒热，然亦皆有发热者，其兼证必异，其施治自殊也。少阴反发热者，外未离乎表也，里寒外热者，阴盛格阳之热也。太阴不言发热，而中风脉浮可发汗之条，厥阴阳极阳生先厥后发热之热，是六经多有发热也。汗下后亦多发热者，非表证犹在，即阴阳已虚也。合并病异气病亦无不发热者，与差后发热皆宜详本条之说而各区别，毋泥视焉可矣。"林氏之类症，参考了王肯堂、李中梓等方法，并从《伤寒论》全论出发，全面透彻地对症状进行比较、分析，对正确理解《伤寒论》之辨证论治精神多有帮助。

再如《伤寒辨证》，共述症 78 种，其中，除《伤寒论》常述之症状外，尚有腋下汗、发斑等《伤寒论》未及之症。以"手足心腋下汗"为例："凡伤寒潮热，手足心濈然汗出，为阳明胃实也。腋下濈然汗出，为兼少阳胆实也，若大便秘者，以大柴胡汤下之，若大便不硬者，且与小柴胡汤和之。若病人手心漐漐汗出，大便难而谵语者，此有燥粪，为热聚于胃也，调胃承气汤下之。若阳明病中寒不欲食，小便不利，手足濈然汗出者，此欲作痼瘕，大便必初硬后溏，此胃中虚冷，水谷不别故也。痼瘕者，寒气结而为积也，宜厚朴生姜甘草半夏人参汤、理中汤，加木香、槟榔，不可下也。若额上及手背漐漐然冷汗出者，此属阴毒伤寒，宜急温之，盖不可不辨证也。"由是可以看出，陈氏之论，既抓住了《伤寒论》的主要观点，又补充了其相关症状之机理、治疗，从而丰富了《伤寒论》的辨证论治，对指导临证多有帮助。

3. 关于诊法

清代学者对《伤寒论》诊法的丰富，主要体现在舌诊与脉诊两方面。

（1）舌诊　由于《伤寒论》极少论舌，故后人常在舌诊方面予以补充、发挥。清代张登《伤寒舌鉴》即是伤寒舌诊研究之专著。张氏认为，伤寒自表传里，舌苔必由白滑而变他色。他说："邪气入里，其虚实寒热之机必现于舌，非若脉法之隐而不显。况阴盛格阳与邪热郁伏，多有假证假脉，惟验舌上苔色之滑燥厚薄，昭若冰鉴，无所遁形。"其书中共论白苔舌、黄苔舌、黑苔舌等 9 种舌之形状、病理、治疗，并绘图 120 幅以说明之。如"黄苔舌总论"云："黄苔者，里证也，伤寒初病无此舌，传至少阴经亦无此舌，直至阳明府实，胃中火盛，火乘土位，故有此苔，当分轻重泻之。初则微黄，次则深黄、青滑，甚则干黄、焦黄也。其证有大热大渴，便秘谵语，痞结自利，或因失汗发黄，或蓄血如狂，皆湿热太盛、小便不利所致。若目黄如金，身黄如橘，宜茵陈蒿汤、五苓散、栀子柏皮汤等，如蓄血在上焦，犀角地黄汤，中焦桃仁承气汤，下焦代抵当汤，凡血证见血则愈，切不可与冷水，饮之必死。大抵舌黄证虽重，若脉长者，中土有气也，下之则安，如脉弦下利，舌苔黄中有黑色者，皆危证也。"从此段文字中可以看出，张氏从临床出发，结合脉象、症状以论舌，并提出具体的治疗方法及治禁，补充了《伤寒论》舌诊用药之未备，确有实用价值。

车质中等补辑的《伤寒第一书》，亦极推崇舌诊。书中将舌分出各经部位，定其各经颜色，又分上、中、下三脘。并称："一见舌苔，认明系何经颜色，在何经部位，即知系何经证，应用何经药。盖不待问证察脉，而胸中已了了明彻矣。"又认为论脉论证，不如观舌简捷、明确。书中且列舌图及论舌苔辨证法。

吴贞《伤寒指掌》也认为："病之经络、脏腑、营卫、气血、表里、阴阳、寒热、虚实，毕形于舌，故辨证以舌为主，而以脉证参之。此要法也。"部位："满舌属胃，中心亦属胃，舌尖属心，舌根属肾，两旁属肝胆，四畔属脾。又舌尖属上脘，舌中属中脘，舌根属下脘。"形色："白苔肺经，绛苔心经，黄苔胃经，鲜红胆经，黑苔脾经，紫色肾经，焦紫起刺肝经，青滑肝经。"诊察："白苔肺经，候卫分气分表邪也。""肺主卫，主气，主皮毛，风寒先入皮毛，内应乎肺，又太阳主一身之表，故肺家之邪，即可以候太阳之表，仲景麻黄汤，亦泻肺分之邪也……"在此，吴氏将舌诊与《伤寒论》有关方证对应，也是对《伤寒论》之补充。

（2）脉诊 《伤寒论》之诊法主要是脉诊，不但具体条文常是症状与脉象的描述，而且还设有脉法专篇"辨脉法"、"平脉法"。清代学者对《伤寒论》脉象进行了阐发，多有心得。

关于《伤寒论》脉法篇，自王履提出此乃叔和增入之后，对两篇取舍之争，即已开始。就清代言，有取之者，如张志聪、程郊倩；有弃之者，如尤怡；有取其部分者，如喻昌只取辨脉法，柯琴则"关于伤寒者，合于某证，即采附其间"，等等。

无论诸家如何争论两篇之取舍，重视《伤寒论》的脉象研究则是共同的。如程郊倩云："伤寒、杂病同此六经，所区别之者，脉法耳。"又云："在六经内外诸篇，总不得不归宗于此，以为法之祖云。"程氏在此把脉法提到了"法之祖"的高度，即道出了脉象在《伤寒论》中的地位。这是符合《伤寒论》实际的。至于对《伤寒论》脉象进行分析对比，以寻找其规律性，成绩较大的当属柯琴。

柯氏《伤寒论翼》中设有"平脉准绳"专篇以论脉，其主要观点有：

仲景重在脉之体用上推求脉法，不在脉之名目上分疏。若以阴阳为体，则浮大动滑数为阳之用，沉涩弱弦迟为阴之用；以表里为体，则以浮为表用，沉为里用；以脏腑为体，则以数为腑用，迟为脏用。若再细分，以浮沉为体，则以浮沉中各有迟数为用；以浮为体，则以大动滑数为用之常，涩弱弦迟为用之变；以沉为体，则以涩弱弦迟为用之常，大动滑数为用之变。在此，柯氏以层层剥离的方法，论及了不同层次上脉象之归类，可谓层次分明，提纲挈领。

脉之大纲，不外名阳名阴十种，若再阴阳配对，则只有五类，即浮沉为脉体，大弱为脉势，滑涩为脉气，动弦为脉形，迟数为脉息。此之"十纲""五类"分法，可谓简明扼要。

脉有对看、正看、平看、侧看、彻底看诸法。如有浮即有沉，合之于病，浮为在表，沉为在里，等等。此对看法。浮大动数滑脉气之有余者为阳，当知其中有阳盛阴病之机，等等。此为正看法。始为阳脉，继为阴脉，此为阳消阴长，为病进；始为阴脉，继为阳脉，为阳进阴退，病为欲愈。此为反看法。浮为阳，如再兼大动滑数之阳脉，为纯阳，乃阳盛阴虚之病；沉为阴，再兼弱涩弦迟之阴脉，为重阴，乃阴盛阳虚之病。此平看法。若浮而或兼弱，或兼涩、弦、迟等，此阳中有阴，将有亡阳之变，当以扶阳为急务；若沉而兼大、滑等阳脉，为阴中有阳，将有竭阴之患，当以存阴为深虑。此为侧看法。若浮、大等阳脉由有力变为无力，此阳将绝之象；沉、涩等阴脉，突然变为浮、滑等状，为阴极似阳之象。此为彻底看法。

表里脏腑之病各以浮沉迟数为大纲，但四者又以独见为准，独见何部，即以其部定表里脏腑之所在。以上四点为脉之体用。

诊法之体用，则以病为体，脉为用。如脉浮者病在表，则必有发热恶寒之表证。但有多种不同情况，如但浮而三部皆同，此太阳之脉体，可发汗。若脉浮而大，此两阳合明之脉，此浮则不当为表，乃阳明内热外见之脉，不可发汗，等等。看似繁杂，实则条理清楚，且知常达变，多发前人所未发，丰富、发展了仲景脉法。

另外，一些医家还从察目、察二便等多方面，探讨伤寒病的诊断方法，这无疑也是对《伤寒论》诊法的丰富。

4.关于方药

《伤寒论》作为我国第一部理法方药比较完备、理论联系实际的医学经典，历代都很重视，其方药的可靠疗效也是公认的。历代学者在精研《伤寒论》固有方药的同时，对书中提及而未出方药之病证，结合自己的经验体会，补充具体治法。另外，对扩大《伤寒论》方药应用范围也多有研究。

（1）发挥《伤寒论》固有方药 研究《伤寒论》固有方药，是正确领会《伤寒论》辨证论治精神实质及准确治疗疾病的关键之一。清代医家极为重视《伤寒论》方药之研究，且多有专著问世，如柯琴《伤寒附翼》、徐彬《百十三方发明》、黄元御《长沙药解》等即是。以柯琴《伤寒附翼》为例，书中把《伤寒论》诸方（除麻黄升麻汤）分属于六经，对每方都从药性、配伍及主治等方面，反复研讨，多有独特见解。尤其值得一提的是，柯氏结合实际，强调《伤寒论》之方药既可治外感病，又可治杂病，并举实例以证之。如释桂枝汤时云："愚常以此汤治自汗盗汗虚疟虚痢，随手而愈。因知仲景方可通治百病。"释麻黄汤时云："予治冷风哮与风寒湿三气成痹等证，用此辄效，非伤寒一证可拘也。"教人灵活辨证与选方，以扩大《伤寒论》方药的治疗范围，这对《伤寒论》方药研究及运用都是大有启发的。

（2）补充《伤寒论》方药之未备 《伤寒论》毕竟不是医学百科全书，故其112方不是万能的。因而，诸多学者注意以后世方补《伤寒论》之未备。如吴贞《伤寒指掌》，在论及六经病辨证论治时，先述《伤寒论》方证于前，后述后人心法于后。以太阳病为例，先对《伤寒论》之麻黄汤、桂枝汤、大小青龙汤等方及恶寒、发热、头痛等证进行论述，后专列"太阳兼经新法"，并称："北方地厚天寒，人之禀气亦厚，风寒所感，只在本经留连，故多太阳正病。若大江以南，地势卑，天气暖，人禀薄，一感外邪，即从太阳而入阳明、少阳，或从太阳而入太阴、少阴，总属太阳兼证，不得以太阳正病治之。"后列太阳阳明、太阳少阳、太阳兼肺、太阳太阴、太阳少阴各种类型，分别述其证候及治疗。如"太阳少阳"云："凡人腠理疏豁，其邪从太阳而入少阳。盖少阳本属相火，温邪与相火，同气相招也，如见舌苔白中带红，外证头痛、身热、口苦、眼赤多眵、胁痛、耳鸣，脉浮弦而数，此木火之邪，当从少阳治，宜柴、芩、连翘、栀子、牛蒡子、薄荷、木通等解之。如未解，加鲜生地、牡丹皮、钩藤、池菊之类清之。"可见，吴氏之新法，实为温病治法，以此来补充《伤寒论》之未备。

再如秦之桢《伤寒大白》，书中主论"恶寒"、"发热"等55证的辨证与治疗。而其具体治疗，除以《伤寒论》方外，兼取后世方以补充之。以发热为例，除采用麻黄汤、五苓散、大承气汤、小柴胡汤、柴胡桂枝汤、栀子柏皮汤、大青龙汤、桂枝麻黄各半汤等方外，又根据具体病情补入羌活冲和汤、羌活败毒散、加减防风汤、羌活木通汤、干葛白虎汤、三黄巨胜汤、导赤各半汤、凉膈散等后世方，教人临证灵活选用。

可以看出，清代学者既重视《伤寒论》基本理论的研究，注意其继承，又结合实际，进行发挥，在辨证方法、症状分析、诊法及方药应用诸方面，丰富了《伤寒论》辨证论治，对后世《伤寒论》理论研究及临床实践，都有启发和借鉴。

（五）寒温同论——促进温病学的发展

在清代，许多《伤寒论》研究者，同时又是温病大家。他们结合《伤寒论》研究温病，为温病体系的形成及温病学说的发展做出了贡献。代表人物如喻昌、周扬俊、陈尧道、吴贞等。

关于温病之发病，喻氏结合《伤寒论》有关条文（主要是太阳、少阳两篇），认为其中有三大例，即《内经》所谓"冬伤于寒，春必病温"为一大例，"冬不藏精，春必病温"为一大例，既冬伤于寒又冬不藏精为一大例。其中，"冬伤于寒，邪藏肌肤，即邪中三阳之谓也。冬不藏精，邪入阴藏，即邪中三阴之谓也"。可见，喻氏论温，也是结合三阳三阴而言的。具体讲，"冬伤于寒，藏于肌肤，感春月之温气而始发。肌肤者，阳明胃经之所主也。阳明经中久郁之热，一旦发出，而外达太阳，……大率太阳阳明二经，是邪所蟠据之地"。而其表现，太阳之证极少，而阳明之"谵语、发斑、衄血、蓄血、发黄、脾约等热证，每每兼见"。此道出了温病与伤寒发病之差异。而冬不藏精，春必病温之例，则因肾精不藏，寒风入内，至春气上升，肝风吸引肾邪内动，其发热全在骨髓之间，"其候比之冬伤于寒一例，则倍重也"。第三例为冬伤于寒又兼冬不藏精，春月同时发病，病则在太阳与少阴二经，其表现与两感伤寒证中，一日太阳受之，即与少阴俱病，则头痛口干烦满而渴者无异，只是病为自内外达，故少传变。另外，喻氏之秋燥论，亦发前人所未发，对《内经》及温病学发展作出了重要贡献。

周氏亦从三阴三阳入手，对温病之发病作了较深入的探讨。他认为，温病是由于当春而温，木旺水亏，所郁升发，火气燔灼，伏邪自内而发，一达于外，表里俱热，热势既壮，邪郁耗液，故发而即渴，其表本无邪，故不恶寒。并称："所病者温也，所伏者少阴也，所发者少阳也，故病必有阳而无阴。"此道出了温病致病之特点及与伤寒发病之不同，对后人所述之春温发病及初起表现，很有启发。如叶天士称："春温一证，由冬令收藏未固，昔人以冬寒内伏，藏于少阴，入春发于少阳，以春木内应肝胆……"此当受周氏之影响。另外，周氏认为，冬伤于寒，夏必热病，则是热病与春温对峙，而非夏时所感之热。交夏之后，炎暑司令，相火用事，人有发热、身疼、不恶寒但大热、大渴者为热病。可见，周氏所论温病、热病，总属于病发于里、热蒸于外之温热病。

关于温病之治疗，喻氏认为，温疫当以预防为主。未病前，先饮芳香正气药，则邪不能入，此为上也。若邪既入，则逐秽为第一义。上焦如雾，升而逐之，兼以解毒；中焦如沤，疏而逐之，兼以解毒；下焦如渎，决而逐之，兼以解毒。喻氏论疫按三焦分治，这对吴鞠通《温病条辨》之三焦辨证，不无启发。另外，喻氏治温又强调存阴液的重要性。他认为，病温之人"缘真阴为热邪久耗，无以制亢阳，而燎原不熄也。""邪退而阴气犹存一线者，方可得生。"故治疗当用甘寒柔润，救胃阴，制亢阳。此论对温病学派影响较大，正如吴鞠通所言："此喻氏甘寒之论，其超卓无比伦也。叶氏宗之，后世学者，咸当宗之矣。"再者，喻氏所创之清燥救肺汤治燥，亦极受后世推崇。

周氏认为，治疗温病，"药必用寒而远热，黄芩汤其主治也"。这对后人所述之春温初起之治疗，很有启发。叶天士有言："春温一证……寒邪深伏，已经化热，昔贤以黄芩汤为主方，苦寒直清里热，热伏于阴，苦味坚阴，乃正治也。"此道出对周氏观点之推崇。对热病之治疗，周氏主以白虎汤。若阳热亢极，而见壮热不退，或狂言骂詈，或面生斑纹者，除内服清热解毒药外，周氏又主张以青布渍冷水搭病人胸膛以控制病情，此亦值得效法。

再者，喻、周二家皆认为《伤寒论》方可以治温病。如喻氏以黄连阿胶汤、大承气汤、四逆散、猪苓汤、甘草汤、桔梗汤、苦酒汤、白虎汤、白虎加人参汤、竹叶石膏汤等治温病，周氏则除以黄芩汤主治温病，白虎汤主治热病、暑病外，尚论及甘草汤、桔梗汤、黄连阿胶汤等对温病的治疗。所以，喻、周二氏论温，并未与《伤寒论》对立看待，相反，是在其基础上论之，并补其未备，且扩大其方药之应用范围。

而吴贞《伤寒指掌》，其六经各列"总要述古"、"本病述古"、"兼经新法"，可谓寒温同论之专著。其中结合《伤寒论》，论述了风温、风火、温邪、湿邪等多种六经兼病之治疗，补充了《伤寒论》治温之不足。另外，清代许多《伤寒论》研究著作，对一些《伤寒论》提及的又常见于温病过程中的一些症状的辨证论治也多有论述，同样补充了《伤寒论》之不足，如陈尧道《伤寒辨证》、车质中等《伤寒第一书》等等。而张登《伤寒舌鉴》，对温病学说重视舌诊之观点，当也有启发。

总之，清代学者结合《伤寒论》研究温病，多有心得。他们不但对《伤寒论》本身的研究成绩很大，而且又补充了《伤寒论》论温之未备，这对清代温病体系的形成及温病学说的发展，起到了积极的作用，对《伤寒论》理法方药的研究也多有裨益。寒温同论，也是清代《伤寒论》研究的一个特点，值得注意。

困境中的崛起
——近代《伤寒论》研究高潮的兴起与学术特征

纵观全部的《伤寒论》研究史，一般公认有两次《伤寒论》研究高潮。一是两宋时期，在晋唐搜集整理的基础上，随着雕版印刷的兴起和国家组织专门人员，设置专门机构，校定刊行医书，《伤寒论》的校勘、注释日增，众多医学家对《伤寒论》蔚然成风的研究，促进了《伤寒论》研究流派的形成。二是明清时期，在继承金元医家《伤寒论》研究成果的基础上，围绕着《伤寒论》的编次注释、研究方法、六经本质等问题，诸家争鸣。研究《伤寒论》的医家及其著作均大大超过以往任何一个时期，错简重订、维护旧论、以方类证、以法类证、分经审证等研究，促进了伤寒理论与实践的发展，形成了又一高潮。但在清代中叶以前，固有的研究传统是一以贯之的。"近代时期"的开始，主要以西学思想的渗入为标志。虽然早在明代就开始了西学东渐，出现了一批西学书籍以及初步接受西方医学思想的中医学家，但影响甚微，于《伤寒论》研究尤然。1840年之后，中国的大门被打开，西方医学随之源源不断地涌入。但直到1895年中日甲午战争之后，才真正对中医形成巨大冲击，进而直接威胁到中医的生存。以此为契机，中医学家为了中医学的生存与发展，上下求索，努力研究，一时千帆竞发。《伤寒论》研究的高潮正是产生于这一大潮之中。在激烈的中西医论争中，在废止中医之声甚嚣尘上的形势下，对《伤寒论》这部经典著作的研究空前活跃，这是十分发人深思的。应该说，近代的《伤寒论》研究仍是清代研究的继续，但突出的一点是，此时的研究已不再局限于在《伤寒论》原著的范围内，进行考证、注释、编次、发挥，而是将《伤寒论》视为整个中医学的缩影，作为中医理论体系临床应用的代表，并借鉴西方医学和日本汉方医学的《伤寒论》研究成果，着力论证《伤寒论》的科学性，研究中医的方法和经方的临床应用，在清代学者的研究基础上又向前推进了一步，反映了对《伤寒论》学术价值认识上的深刻化。

研究高潮的渐趋式微乃至进入低谷，则以1937年抗日战争的全面爆发为最明显的分界。日寇的入侵和战火的蔓延，使中医学家大多为避乱而四处奔走，有的著名《伤寒论》研究家甚至惨遭杀害，学术争鸣和研究的环境不复存在；出版、印刷、中医教育都陷于困境，一时万籁俱寂。此后，虽然仍有零星的研究论著发表，只是大潮之后的余波而已。

一、近代的《伤寒论》研究及其历史背景

自清代末叶开始的近代《伤寒论》研究，到20世纪二三十年代逐渐

达到高潮。这一研究高潮以其特定的历史背景、特有的研究形式、与历史上的《伤寒论》研究迥然不同的学术特征而引人注目。

（一）近代《伤寒论》研究的状况

近代特定历史条件下的中医学，面临着存亡续绝的历史抉择。在这种形势下，《伤寒论》的研究却异常活跃，并逐渐形成高潮。作为这一时期研究高潮的标志，主要有以下五端：

1.《伤寒论》研究家和有关论著的大批涌现

自唐·孙思邈《千金翼方》始，到近代之前，研究《伤寒论》的著作尚存者约 300 家，而从 1840 年到 1948 年的 100 余年间，《伤寒论》研究著作即达 150 余家。其中相当大部分出现于甲午战争之后。其影响较著者，如唐宗海《伤寒论浅注补正》，曹颖甫《伤寒发微》，黄竹斋《伤寒论集注》，陈伯坛《读过伤寒论》，包识生《包氏医宗》，恽铁樵《伤寒论研究》《伤寒论辑义按》，陆渊雷《伤寒论今释》，阎德润《伤寒论评释》，余无言《伤寒论新义》等。《伤寒论》研究卓有成就的医家分布的地域也非常广泛。在明清《伤寒论》研究的鼎盛时期，著名的伤寒学家多聚集于江浙一带。从明末的方有执、喻嘉言，到清初的钱塘二张，其后又有柯韵伯、徐大椿、钱潢、尤在泾等莫不如此。而迄于近代，人文荟萃的江浙沪杭，固然名家辈出，北方的张锡纯、中原的黄竹斋，也各影响一方。近代岭南部分医家，一改崇尚叶薛，多治温热病学的风气，陈伯坛（《读过伤寒论》）、黎庇留（《伤寒论崇正编》）、谭次仲（《伤寒论评志》）等医家，俱以研究《伤寒论》而名于当地。

不仅在短期内医家及研究书目之多，前代难以比拟，在学术思想方面，由于师承授受不同，抑或是南北地域的差异而有不同的研究重点，以致在学术观点和研究方法上，各有侧重，各有专擅，也几近形成不同的流派。如恽铁樵、陆渊雷为代表的部分医家，学术思想一方面受章太炎主张的影响，并服膺日本汉方医家的《伤寒论》研究，在其研究中大量采用中西汇通的观点。他们大致尊奉章氏研究中国医学的主张，即"贵习群方，以资验证，一也；上不取《灵枢》《内》《难》，下不取元明诸家，以长沙为师，二也；兼采远西之说，以资攻错，三也"。对国内《伤寒论》研究诸家，则推崇柯琴、尤怡二家。余无言、阎德润诸家的学术倾向，多与之相似，属于比较明确的中西汇通派。以唐宗海、陈伯坛为代表的医家，承钱塘二张之余绪，大倡六经气化学说，可称近代《伤寒论》研究中的"气化派"。他们以气化为研究《伤寒论》的大纲而别具特点。唐氏认为张隐庵、张令韶二家的注解，虽间有矫枉过正处，而阐发五运六气、阴阳交会之理，恰与仲景撰用《素问》《九卷》《阴阳大论》之旨吻合，是仲景立论所本，故以西医的脏腑形迹印证气化学说，力图以此对二张及陈修园的六经气化论进行诠释补正。陈伯坛则以阴阳为纲要阐发三阴三阳气化学说，提出治伤寒学"以阴阳二字为心法，知阴知阳为眼法，治阴治阳为手法"的论点。唐、陈二家在气化理论的阐释上，较钱塘二张及陈修园由博返约，减少了气化学说的玄奥色彩。曹颖甫虽然学宗张志聪、黄元御，也受到气化学说影响，但并不恪守张氏维护旧论之说，亦不为黄氏五运六气之论所拘，唯于张氏之说药，黄氏之重阳，则每申其义而扩充之。尤其是对某些条文的正误，仲景方的运用，一以临证实际为去就。40余年，临证悉用经方。从其学者，多能以经方大剂起沉疴、愈废疾，时称善用经方的"曹派"。

2. 近代《伤寒论》研究模式的确立和基本问题研究的深化

近代早期《伤寒论》研究的基本思路仍是明清《伤寒论》研究思路的延伸。至唐宗海出，由于西学影响日盛，研究思路已经发生了较大变化，但仍不外以"西学"对《伤寒论》学术问题进行"印证"。随着时间的推移和研究的深化，一些医家对研究思路和方法的探索尤为致力，并渐趋模式化。章太炎倡导研究仲景学术，即以不取叶薛诸家，唯师长沙之学，并且习群方以验证之，采西说以参合之相号召，比唐氏的"汇通"思想更具体、更全面。恽铁樵是一个"改良"论者，而改良的首要工作，就是对中医经典著作《内经》《伤寒论》进行诠释，以求尽人可喻。他提出的研究原则是：发明古书精义，以《内经》《伤寒论》为主，"欲求中医学与西医学相化合而吸收其精华，不精研《素问》《伤寒》其道亦无由"；采取西国学说，并以日本明治维新为鉴；证诸实地经验，"对经文不可解处，一以病能病形为证实"。基于此，他进而提出了研究《伤寒论》等经典所应具备的知识结构："其一是古文学的眼光，其二是新世纪的常识，其三是临床治病的经验。"唯如此才可实现"存古"基础上的"维新"。陆渊雷受日本学者影响，更着眼于"证"的研究方法之探索，以求最终解释仲景是"对证用药，不是对病用药"的原因。余无言自述注释《伤寒论》的原则有四：以经注经：举仲景原文，纵横驰策，以相呼应；以精注经：采诸家学说精英以相发明；以新注经：引西医新说，以资汇通；以心注经：以个人心得和诊疗经验，以资参考。

综观上述诸家之论，其要不外三点：尊奉经典，兼采西说，证诸实践。这三点基本上概括了近代《伤寒论》的研究模式，并成为其后很长一个时期内经典研究的主要思路。

历代注家研究《伤寒论》，无不注目于伤寒涵义、六经本质等基本问题的研究。关于伤寒涵义，古人原有广义、狭义之分。清代温病学派崛起，则伤寒温病多相对言之，但经方家仍多遵《难经》之说，以伤寒概温病。近代由于西医病名的介入，概念一度混淆不清。经过一段时间争论，各家对照中西学说，对伤寒涵义的界定趋于明确。恽氏的论述比较典型："中国伤寒之名词有广狭两义，广义的范围极宽泛，《内经》所谓凡热病皆伤寒之类是也，实与西国传染病之名词相当。"虽不十分恰切，但这种通过中西对比进行的界定，对认识中西医体系的不同并寻求汇通之道，却是有所助益的。

六经亦即三阴三阳的病理实质、传变转归，历代注家各有创见。如朱肱的经络说、庞安时的病因（寒毒）说、许叔微的八纲说、喻昌的三纲鼎立说、张志聪的六经气化说等。近代医家承前代诸家学说，研讨六经本质，颇有青蓝之胜。章太炎是力主沿用旧名说的。其1923年的《伤寒论演讲词》中谓："仲景以太阳、阳明等名篇，不过沿用旧名，与经脉起止之说无与也。"又在《论脏腑经脉之要谛》中提出六经犹"六部"："伤寒所以分六部者，各有所系，名目次第，虽袭《内经》，固非以经脉区分也。按伤寒太阳等六篇，并不加'经'字，犹曰太阳、阳明部耳。"恽铁樵发展日人学说，提出"六经为病后之界说"的论点，陆渊雷受西医理论影响，倡言"六经证候群"说。陈伯坛论三阴三阳，虽承袭钱塘二张而倡六经气化说，但其阐发气化学说以阴阳为纲要，指出三阴三阳的实质是人体应天之六气而反映出来的功能活动的概括。黄竹斋的六经观大体承袭于清人程郊倩之说，认为六经是从病之浅深以定部署的，但其"三阳标部位、三阴标质体"的观点，有一定新意。阎德润亦谓六经不过供之以配表里脉证而已。这些探讨都从不同侧面揭示着六经病理实质及其传变规律，标志着近代研究《伤寒论》基本问题的进展。

3. 思想界、文化界、西医界对《伤寒论》研究的关注和参与

在中国医学史上，文人、士大夫研究医学，代而有之，也不乏专攻《伤寒论》而颇有成就者，近代亦然。余杭章太炎先生，是中国近代民主革命家，思想家，著名学者。在 1896 年后到五四运动之前，他从中国传统文化出发阐发革命思想，是中国近代资产阶级革命的旗手。在文、史、语言学方面，也造诣精深，为著名的国学大师。这样一位在近代中国思想文化史上声名显赫的人物，却颇热衷于中国医学研究，是一个医学理论家，对《伤寒论》研究尤具卓识。据不完全统计，章氏留下"言医及药"的著作中，医学论文 28 篇，演讲文稿 2 篇，专讲《伤寒论》的即达 10 篇，有关《伤寒论》的亦有 3 篇；医学文苑 14 篇，涉及《伤寒论》的就有 9 篇。可见其对《伤寒论》的钻研之深。当时的《时报丛刊·现代中国名人外史》（1935）评谓："章氏于学术以小学、子书、医理堪称三绝，三绝之中最喜谈医，常谓平生心得在是。据知者言，其对于医实精于理而疏于术。"然而，仅太炎先生于《伤寒论》研究上的某些独特见解以及他对近代《伤寒论》研究的影响，已足以确立其在《伤寒论》研究史上的一席之地。著名医家恽铁樵是文人而医的代表。他毕业于南洋公学，受过系统的近代科学教育，曾主编《小说月报》，并以译著西洋小说而闻名，是近代文化界的名人。后因三子死于伤寒而锐志治医，问业于汪莲石，深研《内经》《伤寒论》，并在 43 岁时弃文而专门致力于医学。其代表著作有《群经见智录》《伤寒论研究》《伤寒论辑义按》等。他对中西医学进行过比较全面地研究，能够在当时历史条件下深刻认识到中西理论体系不同，各有其文化传统的立足点，坚决反对以西学为标准否定中医理论，具有开创性的思想，对近代中医学术的发展产生了积极的影响。

不仅政治家、思想家、文学家转而精研《伤寒论》，近代崛起的西医界也对《伤寒论》研究极为关注。余云岫之流倡言废止中医，无不首先向中医经典《内经》《伤寒论》发难。但西医界中亦不乏有识之士，以肯定的态度，从新的角度上，对《伤寒论》进行研究和诠释。阎德润的《伤寒

论评释》是其中的代表。

4. 系统的《伤寒论》教学研究

近代的中医教育，是清末废科举、兴新学影响下的产物。《伤寒论》作为教材之一，在近代得到了系统研究。因为在近代的中医教育体系中，传统的带徒教学方式和以一部经典、一家注疏作为教材的方法已远不适应。"整理中医学术"和"创造新法教本"相结合，进行《伤寒论》教材的系统整理，成为近代《伤寒论》研究家的一大课题。

如恽氏铁樵中医函授学校系列讲义《药庵医学丛书》中，《伤寒论辑义按》与《温病明理》《伤寒论研究》相配合。前者是以宋本为蓝本，与《千金方》《外台秘要》《金匮玉函经》互证，考其异同，并且集历代《伤寒论》注家之精华，再参以作者个人见解的注释性著作，是学习全部《伤寒论》的读本。后二者则以论文形式，对《伤寒论》的基本问题，诸如伤寒六经、六经提纲、病型及传经、治法、寒温关系等等，进行专题论述，一纵一横，一经一纬，互为补充，互相发明。既适于教学与自学的实际需要，又有很高的学术价值。包识生的《包氏医宗》首集 5 卷专论伤寒。卷 1《伤寒论章节》是对仲景原文的标点，乃为整理原文而设，次序一依旧例，但订正个别字句，标出提纲。卷 2《伤寒方法》和《经方歌括》，前者照抄旧方，后者则因陈修园所撰《经方歌括》未切方名，有忘题之弊，故以方名裁作首句，期于学者易知。卷 3《伤寒表》将全文分 24 例，50 章，397 法，是纲领式总结。卷 4《伤寒方讲义》分注、讲、义，以问答的形式，逐条讲析原文。卷 5《伤寒方讲义》将《伤寒论》中的方剂分主方、单方、偶方、复方、合方、加减方、六经方、六淫方、阴阳表里寒热虚实方等，详予分析注解。诸卷各自独立，又共同构成一个教材系列。

5. 版本和目录学研究

近代印刷技术的发展，为不同版本的整理刊行提供了方便。仅 1912~1931 年间重印的《伤寒论》本文，即有 1912 年武昌医馆刻本，1923 年恽铁樵据明赵开美翻刻宋本，1925 年影宋本，1931 年上海中医书局影印日本摹明赵开美复宋本等六七种。随着《伤寒论》及研究著作的大量重印，对《伤寒论》版本的整理之作，如经学家廖平重辑《伤寒杂病论古本》、日人吉益南涯《删定伤寒论》也刊行问世。除本文外，所谓《古本伤寒杂病论》《伤寒论新元编》《伤寒汲古》以及日本《康平本伤寒论》等一批别本在这一时期出现。《伤寒论》研究著作的目录，虽然在历代官修史志或私人撰著的目录学著作中都有所体现，但近代对《伤寒论》书目整理和研究，却更为系统全面。

（二）近代《伤寒论》研究的历史背景

清末民初《伤寒论》研究高潮的兴起，并不是一种孤立的现象。其形成有着与中国任何一个朝代都不相同的特定的社会文化背景和学术环境。探讨该时期的《伤寒论》研究，不能局限于学术领域去孤立地狭隘地看问题，而必须将其置于整个中医学乃至整个中国社会的文化、科学背景之中，即从这段中国历史的全局着眼，去审视这一时期的《伤寒论》学术研究。

1. 思想文化背景

鸦片战争以后，西学东渐日趋迅速。东西方文化加快了其交流和融汇的进程。甲午战争给中国近代社会带来划时代的影响，在清末西学输入、发展的过程中，成为一个重要的转折点。这次惨败，给中国社会的苟安思想以沉重一击。"变法图存"的口号一时振聋发聩。洋务运动失败而维新之风顿起。维新思潮从社会制度、人文思想到自然科学，无不波及，也成为二三十年代中医界的重要指导思想。

维新派旗手康有为在政治制度上，认为日本"地势近我，政俗同我，成果最速，条理尤详，取而用之，尤易措手"，所以提出"以日本明治之政为治谱"的主张，将学习日本作为中国学习西方的捷径。后来，这种思想影响到自然科学方面。在全面引进日本维新经验的同时，逐步复兴的日本汉方医学，特别是古方派的思想与著作也同时大量输入中国，并最终构成了近代《伤寒论》研究中受日本汉方深刻影响的特点。

总之，近代的思想解放运动，使中医学所依赖的中国传统思想文化受到强烈冲击，突破了传统的研究和思维方式。与此同时，也给中医学提供了吸收新思想的可能。这成为后来汇通学派产生的思想基础。

2. 科学技术背景

近代西医学是建立在近代自然科学基础之上的。它的传入和西医院的建立、西医书籍的刊行、西医学校的开办，客观上为中国医学带来了新知识，传统的中医队伍开始分化，并出现各种各样的思想主张。一些医家认为，中医学要继续发展提高，就必须吸收西洋医学的长处，摒弃中医学术的短处，努力探索沟通中西医学术的可能。他们著书立说，发表自己的观点和体会，形成了中国医学史上一个新的学术派别——中西汇通派。中西医并存局面的产生和形成，中西医的争鸣和论战，中医面临挑战的选择，不能不在学术研究中反映出来。因此，以中西汇通观研究《伤寒论》成为该时期的显著特征。

3. 经济、政治条件的改变

近代中国社会的变化从根本上打破了中国社会自给自足、闭关自守的格局，对国人的经济生活和思维方式产生深刻影响。医院化的医事制度改变了传统的医疗方式，使得中医学不可能完全沿着原来的道路发展。新的政治制度（如民国初年的教育制度、立法等）开始以国家权力干预医事。从限制中医教育，不准中医院校加入学系到余云岫"废止旧医以扫除医事卫生之障碍案"的出笼，成为近代政治制度干预学术发展的典型事例。这种现实使得中医被置于受压抑、受批判乃至被消灭的境地。中医界面临着"张皇学术，存亡续绝"的重大抉择。奋起抗争，"求存图兴"成为中医界的共同目标。对《伤寒论》研究的重视，不能不说与这种客观的政治环境有某种联系。

4. 其他

（1）《伤寒论》的实证性和中医求存图兴的需要　经过清代《伤寒论》研究的鼎盛时期，《伤寒论》的辨证论治思想与临证实践效用益得彰明。迄于近代，西医学以其理论与治疗的实证性成为中医学强劲的对手，因而，《伤寒论》的实证性与经验性更成为引人注目的长处。近代中国的学术潮流，还使中医面临着阴阳五行、五运六气的存废之争。为了寻求自身的优势，证明中医学的科学价值，人们又一次看到了久经实践检验、朴实无华的典范之作——《伤寒论》。这是近代中医形成《伤寒论》研究热潮的重要原因。

（2）新学传入的刺激和研究思路的开拓　近代科学和近代医学的传入，活跃了我国学术界的空气。一向被尊为"经方之冠首，治疗之极则，学医所必由"的《伤寒论》所蕴含的科学奥秘，有了可供选择的思维指导和探索方法。《伤寒论》的用药之法，"从之则愈，违之则危，事实也，其必有科学之理存焉"。一些致力于中医改革和中西汇通的医家必然重视《伤寒论》的现代解释。

（3）近代中医教育的需要促进了《伤寒论》的研究　近代教育的普及，使中医学家们认识到有中医教育则中医兴。改进中医教育问题虽在甲午战争前即已提出，但直到辛丑之后，才在许多志士仁人努力下兴办起来。近代中医教育吸取近代教育的经验，并借鉴了西医学校的办学方式。其著名者，如丁甘仁创立、谢观首任校长，曹颖甫、陆渊雷、丁福保等任教的上海中医专门学校；张山雷主持教务的浙江兰溪中医学校；章太炎首任校长的上海中国医学院；施今墨创办的华北国医学院等。函授学校以恽氏的铁樵函授中医专门学校、张锡纯天津国医函授学校影响较大。教育需要教材。以《伤寒论》作为中医教学的范本，成为许多中医教育家的共识，一批善于治学的著名医家潜心于《伤寒论》的研究和教材的编撰。故近代《伤寒论》研究的成功之作，多系教材或由教材整理而成。如《伤寒论辑义按》是铁樵函授中医专门学校的函授系列教材之一，陆渊雷的代表作《伤寒论今释》由其讲义修订而成，包氏《伤寒论章节》《伤寒论讲义》等是包识生的系列讲义《包氏医宗》的一部分，张锡纯研究《伤寒论》的主要成果则主要收入《医学衷中参西录》第7期内，函授发行于海内外。就当时《伤寒论》教材的学术倾向看，南方以倡中西汇通为多，如恽陆诸家；北方则以传统研究方式为主，如杨叔澄《伤寒折衷》等。

（4）日本汉方医学的大量译介　日本明治维新时，汉医曾被废止。二十世纪初，以研究《伤寒论》为特色的古方派重新崛起，实现了汉医的复兴。新汉医继承了《伤寒论》的实证精神，吸取了西方医学的某些理论，观点别具一格。因此，在近代"改进中国医学，假道日本较欧美便捷"的思想指导下，在通过日本输入西方医学的同时，也有日本汉方医学的输入。一批日本学者的《伤寒论》注本和发挥性著作被译介到中国，并引起中国医界的重视。1936年《皇汉医学丛书》的出版是一个里程碑。这种引进对近代《伤寒论》研究热潮起到了推波助澜的作用。

（5）出版的兴盛和中医报刊的创办　近代中国的出版业由于新技术的

应用而进入一个繁荣时期。在大量出版新文化著作的同时，翻印古文献的风气也十分盛行。如《四部丛刊》《四部备要》《丛书集成》乃至《中国医学大成》等，都产生于这一时期。在短短数十年内，翻印、新刊《伤寒论》各种版本及研究著作数目空前。虽然并不能仅从出版书籍的数目即肯定这一时期的出版水平，而且从版本学角度看未免过粗过滥，相当一部分版本内容及印刷质量都颇粗劣，但毕竟为《伤寒论》及其研究著作的流传、推广提供了便利条件。近代中医报纸、期刊的创立，为中医学术的交流、弘扬提供了广阔的园地。陈存仁在《国医文献》杂志创刊号的"编辑导言"中说："近世学术之演进，每以学术杂志为枢纽。年来国医界之定期刊物，风起云涌，极一时之盛。约略计之，凡一百余种。"虽然这些杂志或者短命，或者粗糙，学术水平也参差不齐，但也确有部分中医药杂志有较高的学术质量。1936年上海中国医学院院刊《国医文献》曾出版"张仲景特辑"，集中刊载一批当时颇有影响的学者研究《伤寒论》的重要论著，诚为近代中医药杂志之创举。

二、近代《伤寒论》研究的学术特征

近代《伤寒论》研究的基本学术特征主要有四个方面，即：传统研究方法的继续应用；中西医汇通的研究倾向；大量吸收和应用日本汉方医学成就；强调《伤寒论》研究的实践性。

（一）传统方法的继续应用

深厚的经学影响，形成了几百年来《伤寒论》研究的主要模式。明末清初《伤寒论》研究的辉煌成就，成为近代再次出现《伤寒论》研究热潮的基础。

任应秋在分析近代《伤寒论》研究流派的继承性时，曾经指出："大体言之，南方盛行陈念祖的《伤寒论浅注》《伤寒医诀串解》。陈氏的伤寒学源于钱塘二张，而于维护旧论的主张最力……北方盛行《医宗金鉴》的《订正伤寒论注》，这是当时（清·乾隆）太医院右院判吴谦、刘裕铎所编。其主导思想，渊源于方有执的《条辨》，故其篇第均略与《条辨》同。因而维护旧论之说颇盛于南，重订错简之论则行于北。"

近代早期，西学影响较少，以传统方法研究《伤寒论》者居多。如周学海的《伤寒补例》，即大致尊奉柯尤之说。元和陆九芝受王丙（朴庄）的学术影响，恪守仲景之法，旁及柯尤两家。他认为："温热之病，本隶于《伤寒论》中，而温热之方，并不在《伤寒论》外。""仲景为医中之圣，师表万世，黄芩、白虎即守真所本也；建中、理中即东垣所本也；炙甘草汤、黄连阿胶汤即丹溪所本也。"被推崇为近代"经方大家"的曹颖甫，对《伤寒论》的注解，推重张志聪、黄元御而有所发明。他说："自张隐庵出，始能辨传写倒误而尚多沿袭，自黄坤载出，始能言三阴生死，而狃于五行。"因此，"欲继两家心苦，以复旧观"。在《伤寒发微》中多取二家之说，兼取他家之长。他对全书进行考据重订者达40余条。但他的订误并不单纯拘泥于文字上的考释，更多的是从临床实际重新辨析，因此，既不乏洞赜发微之见，对某些内容的修改也有轻率之处。黄竹斋注《伤寒论》亦多守钱塘二张，其《集注》"刊诸注之谬异，集群哲之雅言，上考《灵》《素》《本草》《难经》《甲乙》，穷究其本源，下据《玉函》《脉经》《巢氏病源》《千金》《外台》校正其乖讹"，是近代《伤寒论》研究中比较典型的注疏之作。

经学方法不仅在中国影响至深，且影响远及日本。日本汉方医中的考证学派，特别是丹波父子的朴学成就，有些甚至出于中国学者之上。恽铁樵依丹波元简《伤寒论辑义》为蓝本著《伤寒论辑义按》，就是因为"《伤寒论》诸本有注者，以成氏为最先，然于文义或多疏略，而东土训诂独详。故……依丹波《辑义》为本，次下已意，以为后按"。

恽铁樵因为曾受过经学的严格训练，又接受了系统的近代教育，深知经学方法的重要性，也了解其在医学研究中的局限性，于是取用经学家的治学原则而融入新的内涵，以张其说。陈伯坛《读过伤寒论》认为研究《伤寒论》应从原著入手，勿为注家杂说所惑。"《伤寒》毋庸注，原文自为注"，以经解经，以《伤寒》解《伤寒》方为治学正途。书之所以名《读过伤寒论》，盖谓历代注家所注《伤寒论》多失仲景本意。故欲求其精，须平心体会经义，从头"读过"。

但是，近代西学的冲击，唯西是尚的风气，限制、废止中医和中医不科学的鼓噪，又使一部分医家崇古正统的注释心理得到了强化。如陆九芝不仅指责王清任的访验脏腑经络，而且连明清医家所创的温病学说也多持否定态度。陈伯坛认为《伤寒论》"妙能与《素问》《八十一难》诸旧本异其辞却同其旨"，主张一要研读原文，勿为注家先入为主所囿，二要以经解经，不以后人主张证前人，三要将《伤寒论》与《金匮要略》合璧而观，不应割裂。他从阴阳气化立论阐发三阴三阳学说，主要以《易经》《内经》《难经》有关阴阳气化、开阖枢理论为基础，又列举《金匮》条文以互文见义。其《读过伤寒论》一书，对当时的西说不屑置顾。即使在中西论争日趋激烈，用中西汇通方法研究、注解《伤寒论》的专著触目可及之时，包识生坚持"纯中医"的立场，其著《伤寒论讲义》绝不涉及西医，并对当时医界竞尚西学为忧，谓"趋时之士无不喜谈西医……将来三十年后中医中药恐绝传也"。

近代中医学家运用传统方法研究《伤寒论》取得诸多成就，涉及范围甚广。

1.仲景生平事状的考证

张仲景名机，世传其为南阳人，官至长沙太守，但范晔《后汉书》、陈寿《三国志》均未立传，亦不见于方技传中。晋隋史书中唯见其名，到唐甘伯宗《名医录》始见简单事状，详细生平事状无考，为论者所憾。明·李濂《医史》撰《张机外传》。至清末陆九芝博采群籍，又为《补后汉书张机传》，但多有未谛处。随着近代《伤寒论》研究高潮的兴起，对仲景生平事状的考证重新引起人们的浓厚兴趣。朴学大师章太炎《张仲景事状考》是较有代表性的一说。他据唐·甘伯宗《名医录》、宋《太平御览·何颙别传》、皇甫谧《甲乙经·序》以及《后汉书·党锢传》等有关史料，肯定了仲景为后汉南阳人。又据《三国志·刘表传》《三国志·桓楷传》推算出建安二年到五年系张羡父子据为长沙太守。再从《何颙别传》中何言"君用思精而韵不高，后将为良医"及建安二年仲景为王仲宣诊病的史实，断定仲景不得为长沙太守。此后，复有黄竹斋《医圣张仲景传》（1925 年首刊，后经修订补充，1936 年再刊于《国医文献》创刊号），全文约 8000 字，正文以大字排列，又以小字引据各种文献资料，详为注疏笺正，并独述心得或有所评论。冈西为人《宋以前医籍考》，于《伤寒杂病论》出典项下，全文收录之。孙鼎宜《伤寒杂病论章句》中亦有"仲景传略"之考证与撰述。

2. 新版本（或传本）的出现与考据

仲景书历经 1000 多年，迭经兵燹战乱，年移代更，分合隐现，卷数不一。虽经历代医家整理增删，仍难窥全貌。近代一些经学家和医家复致力于《伤寒杂病论》版本的考据整理工作。如经学家廖平辑《伤寒杂病论古本》，并撰《伤寒古本考》《补伤寒古本》等，收入其《新六译馆丛书》中。此外，还有新传本的出现。

"长沙古本"又称刘昆湘传本，1932 年开始在长沙石印。刘序称江西山中老人张隐居所传。

"涪陵古本"传系刘熔经得于某地石匮，1935 年刘氏石印。

"桂林古本"又称《仲景十二稿伤寒杂病论》或张绍祖传本，白云阁藏本，传为清同、光间张绍祖藏而传左盛德，左再传罗哲初，罗氏于 1934 年授长安黄竹斋，1939 年校刊公世。

除国内新见传本外，近代还有日本传本的发现。如 1849 年（日嘉永 2 年）户上重较氏发现、影抄，1858 年日本京都书林刊行的康治本《伤寒论》；1937 年（日本昭和 12 年）大冢敬节印行之康平本《伤寒论》等。

这些传本的出现，使《伤寒论》传本问题为医家所瞩目。一些医家撰文，对当时各种新见传本进行各种考证和批判工作。如易氏的《湖南新发现之〈古本伤寒杂病论〉批判》、张氏《〈古本伤寒杂病论〉是否仲景秘本之商榷书》、邓氏《论何刊古本伤寒杂病论之真伪》、张氏《罗哲初之古本伤寒杂病论评议》等，对所谓"涪陵古本"、"长沙古本"、"桂林古本"等作了详细考证，证明诸本均系伪作。经后世考证日本康平本也并不甚可靠。但在短时间内出现众多传本并非偶然，它从一个侧面反映了近代中医界的学术倾向，表明了对《伤寒论》的新的重视。

3. 伤寒书目的整理与刊刻

经过两宋、金元和明清时期卓有成就的《伤寒论》研究，到民国初年，《伤寒论》研究文献可谓汗牛充栋。近代编纂的大型中医学工具书，如谢观《中国医学大辞典》收录大量有关伤寒文献的条目；丁福保、周云青合著之《四部总录·医药编》（1929）自宋·晁公武《郡斋读书志》起至 1929 年以前的目录书为止，凡属医书的题跋，差不多搜罗齐备。"伤寒书目"被列为专科书目之首。仅《伤寒论》本文的版本即载录北宋刊本、明·赵开美校刻本、民国元年武昌医馆刻本、商务印书馆影印赵刊本及日本宽文间仿宋版本、天保间存诚药室校宋刊本、安政3年仿刊本、文政间刊本等多种刊本，并引述《郡斋读书志》《直斋书录解题》《后汉书·艺文志》《补后汉书艺文志考》《四库全书总目提要》《隋书经籍志考证》《古今伪书考》《医籍考》等众多书目文献，资料颇为翔实。对历代伤寒研究总书目的整理，也取得很大成绩。其间代表性作品有廖温仁《支那中世纪医学史》中《伤寒论》及其注解书目"（1932）、上海《中西医药杂志》载周莎《历代研究伤寒的文献的统计》（1935）、上海中国医学院院刊《国医文献》载曹炳章《历代伤寒书目考》（1936）、李春生《医籍考伤寒类目录》等，为《伤寒论》研究提供了便利。其中曹氏《历代伤寒书目考》搜罗赅备，著录自汉晋唐直至民国25年间伤寒书目总计409种，日本伤寒书目77种，并附验舌类6种。

4.《伤寒论》的注解、释义、发微

近代在占有比古人更丰富、更完善的历代《伤寒论》研究资料，包括历代日本医家有关文献的基础上，一批力求比较全面地反映历代《伤寒论》研究成就和当代最新学术成果，系统总结和整理各注家学术贡献的集注式著作应运而生。近代研究《伤寒论》的代表著作，多属此类。如吴考槃《百大名家合注伤寒论》（1924）、黄竹斋《伤寒论集注》（1925）、恽铁樵《伤寒论辑义按》（1928）等。近代注解的特色，是"集注加批"的方法。这种研究是集中前人注释的精义，归纳整理，同时提出自己的学术见解。黄氏《集注》、恽氏《辑义按》很有代表性。黄氏书引用书目达300家之多。本书历经多次修订再版，每次均将新的发现补入。恽氏《伤寒论辑义按》以日人丹波元简《伤寒论辑义》为基础，补充部分医家注解、复加按语而成书。原本集注27家，计有成无己、赵嗣真、沈亮宸、张兼善、王宇泰、方有执、喻嘉言、徐彬、程应旄、钱潢、柯韵伯、周扬俊、张志聪、张锡驹、魏荔彤、王三阳、汪琥、闵芝庆、林澜、沈明宗、郑重光、程知、吴人驹、《医宗金鉴》、吴仪洛、舒驰远。恽氏复加入喜多村直宽、中西惟忠及沈金鳌、王朴庄、陆九芝诸家注解，总计32家，自谓"除陈修园外古今最著名之伤寒注家已网罗殆尽"。恽氏编按过程中，融汇了个人研究《伤寒论》的主要心得并力求反映当时的医学水平，"全书药量以

陆九芝所考者为准，全书六经关系以《内经》形态为准，全书生理关系以西国医书为准，各方变化配合以临床实验为准，凡些微模糊影响之谈，不切实用之空论，悉在屏弃纠正之列"。

（二）中西汇通的研究倾向

近代西方医学传入日繁，逐渐与传统中医学形成对峙之势。"衷中参西"或"中西汇通"的思路，逐渐成为中医界一大批医家的共识。中西汇通研究也成为近代《伤寒论》研究最重要的特征。

在《伤寒论》研究中，较早突破传统的注释方法，谋求中西汇通以弘扬伤寒学术者，是中西汇通思想的代表人物之一唐宗海。其著作《六经方证中西通解》《伤寒论浅注补正》，均运用了这种诠解方法。他认为："仲景原文，撰用《素问》《九卷》《阴阳大论》《八十一难》。凡我注家，自不应参以后说。然近出西医，其论形迹，有足证明《内经》者，间亦采入注中，非正西医，正以《内经》奥义，近代失传，西医有足发明，则采取之、正所以遵从《内经》，期与仲景原文符合，又有时并驳西医，非攻西医也，只借以明原文而已。"基于这种思想，唐氏力图用西医的解剖生理学知识来"昌明圣学"。唐氏的学术思想承袭于钱塘二张和陈修园，倡"六经气化"说。他的参西，是因为"形以附气，离形论气，决非的解"，故而在《补正》中，力求"即西医之形迹，循求《内经》之气化"，以纠正三家由于脏腑解剖方面的缺陷而导致阴阳气化理论多不着实，"于理颇详，而于形未悉"的不足。唐氏进行这种印证的目的，是为了说明六经气化并不是空玄的推想臆测的产物，而是有实在的物质结构基础的，是脏腑功能的体现。在形以附气，不能离形论气的前提下，气化论的玄妙色彩减少。唐氏的所谓"中西汇通"，实质是用西医"印证"六经气化理论的正确性。

继唐氏之后，汇通学派的另一代表张锡纯的《伤寒讲义》（后编入《医学衷中参西录》第7期）问世。张氏的"衷中参西"，注重临床实践，不作逐字逐句的校考订正，也不罗列和汇集历代诸家之说，而是"但即余所发明者熟习而汇通之"。因为"中医尚理想不尚实验，故精于人身之气化，而略于人身之组织；西医尚实验不尚理想，故精于人身之组织，而略于人身之气化"，《伤寒论》六经"实有气化可通"，因此欲求医学的发展，非沟通中西不可。中西药物的配合应用和药性理论的新解释，是张氏别具特色的贡献。他合用中西药物的基本思路是取长补短，提高疗效。而"结合"好坏的标志，则是临床疗效的提高与否。以中药辨证治疗为主，西药对证处理为辅，中药治本，西药治标的方法论，正体现了其衷中参西，各取所长的宗旨。其阐释药性，诸如小青龙汤中细辛"含有龙脑气味，能透发神经使之灵活"，能引诸药之力上达于脑，是以阴寒头痛必用的解说，虽未必尽善，却体现了其"衷中参西"不拘一格的研经方法。尽管现在看来，石膏阿司匹林汤的应用，白虎汤送服西药的方法和处方显得幼稚和简单，然而正是他开我国中西药物合用的先河。

民国初期，以中西汇通方法的运用为主要特点的《伤寒论》研究专著更多。恽铁樵《伤寒论研究》、陆渊雷《伤寒论今释》、阎德润《伤寒论评释》、余无言《伤寒论新义》等有一定的代表性。恽氏主张中国医学应在"存古"的基础上"维新"。维新的目的则在于使"中医与西医学相化合而吸收其精华"。其于吸收近代科学及医学知识的同时，又能避免完全比附西医名词的偏颇。他对伤寒六经、伤寒论提纲、伤寒病型与传经等的专题研究，对中西医病理的互证，伤寒病的发展与西医疾病潜伏期等等的比较研究，均有独到之处。他最早指出细菌说并不足以否定六淫病因、六经病理，且在日人喜多村直宽学术思想启发下提出"六经为病后之界说"的观点。略谓六经来自六气，六气来自四时。风寒暑湿燥火乃四时气候之名。"故问六气为何物，则径直答曰：六气者，人体感气候之变化而著之病状"，"六经为何物，则径直答曰：六经者，就人体所著之病状为之界说者也。是故病然后有六经可言，不病直无其物"。这体现了恽氏理论研究中的实证思想。恽氏中西汇通研究的核心，是"研究西学吸取其精华，以辅益吾所固有者"。《伤寒论》学术的长处在于此，研究《伤寒论》的重要意义亦在于此。恽氏是近代倡言汇通的医家中，首先提出中西医基础不同、体系不同、方法论不同的医家。比笼统地称中医长于气化、西医长于形迹者大进一步，揭示了中西医体系的本质区别。陆渊雷以为"既得中医要领，再当旁求西医学，取彼所长，辅吾所短，更进而与西医相切磋，伸吾所长，补彼所短"，因而，其治医"为术主中土，讲学从西欧"，将"术""学"分裂开来。在《伤寒论今释》中，他将当时西医比较盛行的细菌学说引入《伤寒论》理论的阐发，提出"六经证候群说"。谓："伤寒杂病之分，于科学的病理学上无可据依。然依于中医的治疗法上，则有绝大便利。中医治疗流行性热性病，不问其病原为何，皆视其证候而归纳为若干种证候群……在《伤寒论》即太阳、少阳、阳明、太阴、少阴、厥阴，所谓六经者是也。"而凡流行病皆有病原细菌，或菌体直接害人，或分泌毒汁害人，概称之为毒害性物质，太阳病即是热病中由于毒害性物质的作用而最先见之证候群。尽可能以近代医学通俗地解释《伤寒论》的证治条文，是陆氏《今释》的特色。黄竹斋《伤寒论集注》虽以搜罗广博为务，但也"据生理之新说，解六经之病源"。尤其所附之《三阴三阳提纲》，自辟蹊径。"观西哲生理学系统之说，恍然仲景以三阳三阴钤百病之义"，指出《伤寒论》的三阴三阳乃将人体部位、质体分为六纲，以三阳标部位，以三阴标质体。并结合近代生理学理论，认为太阳统躯壳表里，故六淫之邪从之而入；阳明统咽至肛门肠胃表之腠膜，所谓三焦居半表里，六淫及饮食伤皆足致之，厥阴属神经营养系统，少阴属血液循环系统，厥阴属神经系统。三阳之部位各有区域，故汗下之法不可混施；三阴之质体互相纠丽，是以温清之法，皆可通用。阎德润不仅以西医生理解说《伤寒论》中发热、汗出、头痛、呕吐、便秘、下利等主症，而且对原方所用药品，"悉按科学方法及近世化验发明，分条考征而纂述之"，是用近代药理研究和生药学成果解释《伤寒论》方药比较全面的著作。如注桂枝、肉桂，在本草所载性味功用及"历代考证"之后，复列"成分"一项，对当时所知肉桂的化学成分逐一摘录并分析其"药理作用"。余无言《伤寒论新义》以附解剖插图和许多表格为特色。其编辑方法之一曰"以新注经"，即"引西医新说，矫正中医之谬误，以资汇通也"，"凡采新知，以能阐中医真理为率"，其中以西理阐《伤寒论》，也不乏灼见。

　　近代的中西医汇通思潮，波及到《伤寒论》研究的各个方面，大多数医家都自觉不自觉地卷入这一浪潮。连"纯粹的经方大家"曹颖甫也偶采西说，如将淋巴系统释为"脾阳及上中二焦之关键"一类。尤其在处理临床疑难问题时，未尝不借助西医诊断之力，始敢放胆投药。阐发大论方药，更喜"汇通"方法。《经方实验录》诠解桂枝汤曰："桂枝为阳药，内含挥发油，故能发散；芍药为阴药，内含安息酸，故能收敛。"并运用西医微细血管周布全身，无远勿届，与肌肉、神经等杂沓而居的理论，论证二药的配伍作用和通过"药汗"以解除病痛的原理。

应当指出的是，当时以西学阐释《伤寒论》的原因，并不仅在于泛泛注释一书，而是由于《伤寒论》中所包含的辨证论治思想在中医理论体系中的地位，以致把《伤寒论》视为中医辨证施治体系的规范或缩影。叶劲秋《伤寒论启秘》称："中国讲医药的书，比讲别的书（如农工法政）都多。那么我们要估定它的价值，辨认它的真际，要从这许多许多的医药书中去整理，自然是先要寻获它的核心，方才可以下手。什么是中医的核心？《伤寒论》差堪近似。"而《伤寒论》方药的临床实效，又是确凿不疑的，"必有科学之理存焉"，因此，在当时的历史背景下，用西学阐释《伤寒论》的实际意义，在于尝试用近代科学证明中医的科学原理。

用今天的认识水平去衡量近代的中西汇通研究，不管是医学的总体上还是《伤寒论》研究本身，确未取得预想的结果。然而，科学总是不能超越自己的时代。自清末以迄民国，虽然历史大潮将东西方两种医学卷到了一起，但由于诸种原因，首先是两种医学体系本身的巨大差异，以及中西医双方当时所达到的水平均未产生可以汇通的客观条件，其次是汇通方法与思路的缺陷，注定了"中西汇通派"的历史命运。

中西汇通研究的成果和意义，首先在于提出了问题。固然从某些细节的"汇通"诠解看来，可能是错误的或荒唐的，但毕竟标志着一个新时期——"近代时期"的开始。从宏观角度审视这段历史，中西汇通研究的最大成就，是促使中医学（包括《伤寒论》研究本身）的研究思路趋向多样化，并为后世中医、西医、中西医结合的格局奠定了历史基础。

（三）大量吸收和应用日本汉方医学成就

日本汉方医学又称东洋医学，源于中国医学，又在日本民族的实践中得到丰富、创新和发展，成为具有日本民族特点的传统医学。近代日本汉方医学的学术思想和成就，特别是古方派《伤寒论》研究的成就传回我国，对当时的《伤寒论》研究产生了深刻的影响。对日人《伤寒论》研究成果的大量吸收和应用，成为近代《伤寒论》研究的一大特征。

日本汉方医学流派的产生，与我国医学的历史发展关系十分密切。在15世纪以前，日本医界尚原原本本应用中国医籍。15世纪中叶，在我国出现了金元四大家的学术争鸣。"医之门户分于金元"，日本汉方医学受其影响，也开始出现持不同观点、主张的派别。到明治年间，日本汉方医学大致分后世派、古方派和折衷派。

后世派是尊奉中国金元医学，尤其是朱丹溪学术思想的流派。与之相对的古方派，则奉仲景学说为本，斥金元各家学说为末。江户时名医名古屋玄医（1638~1696）发愤溯古，直师仲景，开古方派之先。影响后世最著者，则推吉益东洞（1702~1773）。东洞一生致力于《伤寒论》的日本化，大力提倡古方，全面批判后世方。东洞弟子中吉益南涯（1750~1813）、中西惟忠（1724~1803）等，研究《伤寒论》均有所成就。古方派医学思想的兴起，值日本理学日衰、汉学复兴之际，医界学风亦为之一变。故东洞一倡，和者竞起，取代后世派成为日本汉方医学的主流。折衷派又称考证派，介于前二者之间，擅长古典医籍的训诂考证，其中多纪元孝史称"考证学派之祖"。其后丹波元简、元胤、元坚以及喜多村直宽等对《伤寒论》的研究，也很有成就。他们引据宏博，考证精详，不偏执一说，着重阐发医经、经方的本义。

1. 近代日本汉方医著的传入与刊刻

在近代史上日本校刻或著述的汉方医学书籍传入中国为数较多、质量较好、影响也较大的主要有4次：1880年（清光绪六年，日明治13年）中国学者杨守敬去日搜集日本校刻中医书及日人名著300余卷带回中国，并将丹波父子校著医书13种辑成《聿修堂医学丛书》行世。第2次是1901年（清光绪二十七年）罗振玉访日，购买森立之所藏中医书多种。对近代《伤寒论》研究影响最大的是第3次即1909年（清宣统元年，日明治42年）丁福保赴日考察医学后的大量译介。丁氏字仲祐，江苏无锡人，是近代学术名家。他考察明治维新后日本的医学状况，认为我国要吸取新医学精华，假道日本较欧美便捷。因为当时"日本医学居世界第二，西国医书之佳者，日人多有译本。近年彼邦复兴汉医，所出尽有突出中土者"。于是试图通过译述日本医学，进而达到中西医学的沟通。一批日本汉方医学著作也被译介，其中不少《伤寒论》研究著作。近代史上最后一次大量日本汉方著作的传入刊刻，是中央国医馆特派陈存仁赴日考察，收集日本汉方医书72种，编成《皇汉医学丛书》于1936年刊行，内容丰富，蔚为大观。其中有关《伤寒论》者，如吉益东洞《建殊录》《类聚方》《古书医言》；中西惟忠《伤寒之研究》；橘春晖《伤寒论纲要》；丹波元坚《伤寒广要》《伤寒论述义》；丹波元简《伤寒论辑义》；山田宗俊《伤寒论集成》；川越正淑《伤寒用药研究》和《伤寒脉证式》等 10 余种。

2. 近代医家对汉医《伤寒论》研究的基本认识

近代的《伤寒论》研究者，或多或少受到日本汉方医家研究方法与学术思想的影响。恽铁樵谓："余夙闻东国二百年前，中医盛行。有吉益东洞者，专攻仲景之学，排斥当日彼邦盛行之丹溪学说，号称复古，治病奇验，彼邦推为医杰……其所言大都明白了当，贤于我国陈喻诸家。惟于仲景撰用《素问》之语，多不能贯通，似以仲景学说与《素问》无甚关系，故多疑仲景自序一篇为后人伪托者，此实不可为训。"恽氏关于"自晋王叔和以后即失古意"以及对丹溪学说、温病学派的诋讥，亦源于日本古方派、后世派相争的流风。

章太炎先生序《伤寒论今释》曰："自《伤寒论》传及日本，为说者亦数十人。其随文解义者，颇视我国为审慎，其以方术治病，变化从心，不滞故常者，又往往多效。今仲景而在，其必曰：吾道东矣。"因而对陆渊雷研究《伤寒论》"综合我国诸师说，参日本之所证明，有所疑滞，又与远西新术校"的方法十分赞同。陆渊雷在《伤寒论》中对日本汉方医家研究成果探究颇为全面。他于"日本书中佩服丹波元简父子，其后又得吉益东洞书，益信古方，得浅田宗伯书，不废时方"。实事求是地肯定了日本医家在仲景学说研究中发中国之所未发的有价值之说。《陆氏论医集》中载有专文，对日本著名医家作了近代史上颇称详尽的评述，略谓："近世医林作者，渊雅莫如徐灵胎，精当莫如柯韵伯，熨贴莫如尤在泾，皆见重于世。东邦当隋唐之际，窃中土绪余，以为三岛之文明，其于医学亦然。而奕世钻研，颇有青蓝之胜。所见彼国医书，如吉益父子，精当不让柯尤，而渊雅过之；丹波父子，渊雅不让灵胎，而精当熨贴过之；其他若尾台榕堂、山田正珍、中西惟忠等，皆风发踔厉，卓然成家。余于上海国医学院，授大论要略之课，搜采旧籍，取数子之说独多……近有汤本求真者，著《皇汉医学》三卷，取吉益《类聚方》，附以前贤注释，间下己意，有精要处。又有《临床应用汉方医学解说》一卷，方虽不多，皆可施于实用，效验卓著者。盖汤本先习西医，苦西医治疗之不效，乃改习汉医。积二十年经验，以成此书。故其书不鹜渊博，以治疗实用为指归，审证用药，大抵师吉益氏，去其偏激峻下之弊，而于血证，尤有心得。"据统计，《伤寒论今释》引用日本医家的论述近 700 处，所涉日本医籍近 40 种。陆氏的作法是，以平等的态度吸取中日各家的言论，对言之成理、切合临床实际者积极肯定，对日本医家有所发挥处尽量补充和揉和，使之融入《伤寒论》注释体系中去。

3. 影响近代《伤寒论》研究的主要观点

日本医家研究《伤寒论》的思想对我国近代医家影响较大的观点有：

（1）"万病一毒"的病因论 吉益东洞认为，邪气即毒也。除了"毒"之外没有其他病因。六淫、七情、饮食劳倦等，都要转化为"毒"，"凡天地之间，变于常则咸为毒"，或因体内有"毒"方能致病。人体病与不病的关键在于"毒"的有无。而毒之所在不同则引起不同之病；在心下为痞，在腹中为胀，在胸中为冒，在头为痛，在目为翳，在耳为聋，在背为拘急……因此，"其毒以汗吐下而解去，则诸病疾苦尽治焉"。

东洞的"万病一毒"说虽将所有疾病的发生均归结为"毒"，但于注释仲景著作中并未具体应用。近代，由于西方医学细菌学说的发展和应用以及中医五运六气学说被批判，东洞的"万病一毒"思想被一些医家所接受，并应用于《伤寒论》的阐释中。陆渊雷在其《伤寒论今释》中采用"毒"的概念颇多，使这一理论得到了具体运用和发挥。如用"病毒"说结合人体正气强弱（抗病力）形成的差异，阐释三阳病的不同性质，自成一家之说。曹颖甫《经方实验录》论运动之汗与服桂枝汤后的"药汗"之不同云："运动而生之汗，不必有若何毒素于其间。若夫先病后药，因而得汗，其汗必含毒素无疑。""唯借此'药汗'，方能排除一切毒素故耳。"他们在东洞学说的基础上，融和了"细菌"学说的某些理论，中医气血理论以及日本医家的"毒素"说。尽管今天看来，这些阐释不尽正确，却反映了当时对日本汉方医家和西方医学理论进行灵活运用，加工吸收的思想方法。

（2）"六经"学说 "六经"是研究《伤寒论》的基本问题之一。如恽铁樵所说："《伤寒论》第一重要之处为六经，而第一难解之处亦为六经。凡读《伤寒》者无不于此致力，凡注《伤寒》者亦无不于此致力……此处不解，全书皆模糊影响。"日本人忠实于仲景原著，不称"六经"，仍以三阴三阳名之。日本医家喜多村直宽在《伤寒论疏义》中提出了关于"六经"的较有影响的见解："本经无六经字面，所谓三阴三阳，不过假以表里寒热虚实之义。固非脏腑经络相配之谓也。""本论所谓三阴三阳，所以标病位也。阳刚阴柔，阳动阴静，阳热阴寒，阳实阴虚，是即常理。凡病属阳属热实者，谓之三阳，属阴属寒属虚者，谓之三阴。细而析之，则邪在表而热实者，太阳也；邪在半表里而热实者，少阳也；邪入胃而热实者，阳明也。又邪在表而虚寒者，少阴也；邪在半表里而虚寒者，厥阴也；邪入胃而虚寒者，太阴也……其传变则太阳与少阴为表里，少阳与厥阴为表里，阳明与太阳为表里，是以太阳虚则是少阴，少阴实则是太阳；少阳虚则是厥阴，厥阴实则是少阳；阳明虚则是太阴，太阴实则是阳明。"恽氏认为喜多村的分析"可谓深切著明"。就是在此学说的基础上，恽氏以其四时六气学说相发明，提出"六经为人体病后之界说"的"六经"观。陆渊雷的"六经证候群说"虽然也受日人影响，但更多地是吸收了西医症候群、综合征的理论。阎德润提出"仲景所立六经之名，非以经脉言也，假以配表里脉证耳"的观点，显然也受到日人的影响。

（3）方证相对论　吉益东洞《类聚方》中，证有两种意义，一是指单个的症状，如在桂枝加厚朴杏子汤中说"当有胸满证"，桂枝去桂加茯苓白术汤中说"当有心下悸之证"等。胸满心下悸等，都是单个症状；一种是指汤证，如"桂枝加附子汤证"、"小柴胡汤证"、"真武汤证"等，亦即汤方所针对的若干症状的总和。决定了"证"，也就决定了用什么方，方与证相对应，在临床上具有一定意义。陆渊雷对此最为钦佩，认为主张"据一定之证候，投一定之药方而其病愈"的东洞著作，如《类聚方》《方极》《药徵》等，"与鄙见不谋而合……且东洞之所守尤约，不但五运六气俱被摈斥，即仲景书中一切病名议论，亦所不取"，因而在其著作中大谈"中医之方，对证而施，非对病而治"，"大论精粹，在于证候方药，其有论无方诸条，多芜杂不足取"云云，对《伤寒论》方证的取舍，与东洞如出一辙。阎德润认为《伤寒论》为医中之四书，即因其方证相对的治疗价值，也与日本学者的影响有关。

（4）《伤寒论》药物研究成果　日本学者对《伤寒论》药物的研究，大致分为两类，一是早期的古方派医家，如吉益东洞的《药徵》一书，通过对仲景著作中药物应用的考证，与实际应用经验相对照，阐发药物的效用；二是近代的药理研究或生药研究成果，即所谓"近时日人穷研汉药，西人继之，颇有新说，散见于医报杂志"的内容，被大量引入我国近代医家研究《伤寒论》的著作中。阎德润《伤寒论评释》论方药诸章节，即以"科学方法及近世化验发明，分条考证而纂述之"为特色。他所引日本汉医著作近30种，既有丹波元简《伤寒论辑义》、丹波元坚《伤寒论述义》、山田业广《伤寒论义疏》、中西惟忠《伤寒名数解》《伤寒论辨证》、山田正珍《伤寒考》《伤寒论集成》等著作中有关方药的内容，又有朝比奈泰彦《和汉生药之研究》、久保田晴光《和汉药标本目录》，乃至《医学辑览》《实验医报》等杂志发表的日本学者的药理研究成果。如其"桂枝加附子汤"方条下，释附子之功效，先引浅田栗园之说："味辛温，回阳，散寒祛痛，所谓阴证之主药也，其效有三：主疼痛、主厥冷、主恶寒。"于"汤证及评释"项下，又引雉间焕云："屡试附子，瞑眩则效速，而合蜜如神。"即所谓"亲试"所得经验的总结。而举出的附子四大效能——强心回苏，兴奋神经、鼓舞细胞，镇痛止痢，利尿发汗——则是对当时附子药理研究的概括。

总之，日本汉方医学的《伤寒论》研究，构筑了当代日本汉方与中国医学不同的理论框架，反映了日本学者的临床思维方法。近代汉方医学产生重大影响的一个原因，是近代一些西医出身的汉方医家对中医学和《伤寒论》方药的研究，在当时中西医相竞争的情势下，更具有对比性和说服力。利用日本医家研究的"科学程度"为"中医科学化"张目，并作为反驳废止中医论的手段，也有其不得已的缘由。对这些研究成果的吸收和借鉴，丰富了近代中国的《伤寒论》研究，推动了中国医家方证研究的深化。但是，"古方派"片面强调"方证相对"的研究思路，片面强调"经方"和"医经"的区别，给近代中国医界重方证思想的发展以促进，但也给《伤寒论》的全面研究带来一定的消极影响。从某种意义上说，"折衷派"秉承中国经学传统的医经训诂、考证成果对中国《伤寒论》研究影响更为深刻。

（四）强调《伤寒论》研究的实践原则

《伤寒论》是以其本身所具有的极强的临床实践性而在中医诸经典中独树一帜的。在近代的《伤寒论》研究中，《伤寒论》的临床实践性比以往任何一个时期更为广大医家所注目。除前述诸因素外，求诸实效以抗衡西医的实践需要，是一个重要原因。中医学既处于否定阴阳五行思潮中，又面临西医学的压力，欲求抗衡，唯求诸实效，别无他途。章太炎云："医者以愈病为职，不贵其明于理，而贵其施于事也。不贵其言有物，而责其治有效也。""治效苟著，虽樵采于山泽，卖药于市间，其道自尊。然则渔父可以傲上圣，漉盐之氓可以抗大儒矣，岂在中西辨论之间哉？"陆渊雷谓："中医胜于西医者在治疗，治疗莫善于仲景，仲景书但据证候用药，直截了当，未尝杂以阴阳家言。"左季云也说："窃以为中医之精神意义，出奇制胜，诚有不可思议者……于此中西医学互相角逐之秋，但能于伤寒精义，显揭披露，明其当然与夫所以然之故，自足有补于世，有功于仲景。"与这种学术追求相适应，力求古朴，重视临证，推广经方于临床各科，较前代更突出。

1.经方实践两大家

近代医家多躬于经方实践，分析曹颖甫、张锡纯二大医家的实践，或可见其一斑。

（1）曹颖甫与《经方实验录》 曹氏（1866~1937）名家达，精通儒理词章，先以诗词名世。早年以治大承气证初试而效，体会到伤寒方的精妙，因而笃信经方，绝无旁顾。自谓40余年"用经方取效者，十常八九"，任应秋称之为"近代一个纯粹的经方家"。《经方实验录》一书，乃曹氏生平医案，由其门人姜佐景辑录为3卷，并附入曹氏门人个别治验，搜集见闻，发挥心得，逐案解说、阐发。通过曹氏审阅后，复逐案加以评语，从实践到理论，相互琢磨。本书被誉为近代经方临床的范本。其于《伤寒论》方的推广应用，尤为致力。以桂枝汤的应用为例，"太阳病，发热、汗出、恶风、脉缓者"属于本方正治，《经方实验录》载录桂枝汤方所治六案，三案属于此类。此外，尚用于三伏伤于冷饮，其证"凛然形寒，下利日十数度行，腹痛而后重，小便短赤，独其脉不沉而浮"者；"脑疽"症见恶寒发热汗出者；妇人月事后期而少，见时时微恶寒，背部为甚，脉缓者……运用之灵活，应用范围之广，非浅学所能窥知。曹氏谓："仲圣方之活用，初非限于桂枝一汤。仲圣所以于桂枝汤加减法独详者，示后以楷模耳。果能将诸汤活而用之，为益不更大哉？由是细研，方知吾仲圣脉证治法之真价值。"其按语中本诸临床实践经验阐发《伤寒论》的方法，对后世影响颇著。

（2）张锡纯与《医学衷中参西录》 张氏（1860~1933）字寿甫，河北盐山人。他注重临床，治效显著，为近代中医临床第一家。他对《伤寒论》并未进行以经解经的传注和逐字逐条的考据，而是仿"以方类证"之法，先述方证，次析方义，详论类证鉴别及方药加减，将本人运用仲景方药的丰富经验融汇其中。张氏临床以善用石膏著称，对石膏功用主治纵横考稽，见解卓然，其发挥《伤寒论》，则于白虎汤尤为详备。再如，张氏临床善治大气下陷证，曾创名方"升陷汤"。在关于桂枝汤的注疏中，即结合用药实践，揭示了胸中大气虚损在太阳中风发病中的关键作用："桂枝汤所主之证，乃卫气虚弱，不能护卫其营分……推原其卫气不能卫护之故，实由于胸中大气之虚损。"在应用桂枝汤时，常加黄芪以起到助胸中大气的作用，堪称张氏源于临床实践的特识。对药物的独到研究，更体现了张氏的实践特色。为验证药物性能不惮亲试。毒如巴豆、硫黄，峻如甘遂、细辛、麻黄，亦恒验于己，而后施于人。书中验案介绍，几逾其半。辨证论治，选药处方，莫不证诸实践，言之凿凿。凡方剂考证、药性考证、脉象考证，亦莫不以临床验证为根本准则。因此，张氏虽于《伤寒论》理论无多创述，而其临证用药之发挥，却别有新见。

2. 强调《伤寒论》实践原则的几点表现

（1）寒温争鸣——以临床实效取舍经方时方 寒温争鸣，其来已久。陆九芝据《难经》伤寒有五之文，认为温病即在伤寒之中，治温法不出《伤寒论》外。因而大倡"阳明为成温之薮"的观点，并作《伤寒论阳明病释》以张其说。二十世纪二三十年代，恽铁樵承陆氏之论，作《温病明理》，力辟叶吴之说。何公度《悼恽铁樵先生》文中言及，恽氏二子"相继病伤寒殇，先生痛定思痛，乃苦攻《伤寒论》……而四公子又病伤寒，发热无汗而喘，遍请诸医家，其所疏方，仍不外乎历次所用之豆豉、山栀、豆卷、桑叶、菊花、薄荷、连翘、杏仁、象贝等味，服药后，热势依然，喘益加剧"，因自配麻黄汤服之竟获痊愈，"乃益信伤寒方"。恽氏将近代医学史上某些医家用药轻描淡写，号称"苏医""叶派"的现象，概归于温病学派的弊端，因而力主在外感热病学方面正名抉隐。他取陆九芝的论点并加以发挥，辨证的焦点，一是力主伤寒为温病之原，"温病者，热病也，热病者，伤寒也"。春、夏、秋、冬之热病，都是伤寒。伤寒而病热，之所以有风温、暑温、湿温等区分，是"因时令之异而兼六气之化，故命名如此"。二是批评叶派药法。斥"清宫、增液、一甲、二甲、大小定风珠，一派滋腻之药"；辨驳以石斛等治热病"最为热病所忌"；对时医"以羚羊、犀角为习用品，以石斛为藏身之窟，不问伤寒温病，甘凉之剂一例混施"深恶痛绝。恽氏贬斥温病学说，力倡经方的基本动机，主要在于其用药的实效。

但也应该看到，近代《伤寒论》研究家，大多赞同"广义伤寒"的学术主张。曹颖甫指出，温热与伤寒之争"乃温热家硬欲分伤寒温病为尔我彼此。谓由寒化热者是伤寒，由热直起是温热"，《伤寒论》一书几疑为专治伤寒而设，"不知越人言伤寒有五，温病即在其中"。并从实践中提出葛根为太阳温病主药，葛根汤为太阳温病主方等新的见解。

以临床实践为统一寒温之争、取舍经方时方的标准，还表现在近代的经方大家一方面主张温病治法方药俱存《伤寒论》之内，但并不排斥后世诸家的有效用药经验，曹氏《伤寒发微》中即大量记载其白虎汤合西洋参、生地、犀角，人参白虎汤加凉营解渴之品麦冬、生地、玉竹以济经方之用，以救危重之疾的实践活动。曹氏还十分欣赏恽铁樵用羚羊角、犀角治王鹿萍子脑膜炎之案，以为"犀角生地能清脑中上冲之热"，而羚羊角"能凉和神经，使之舒静，用之得法合量，可以治大承气所不能治之证"。实际的临床应用使曹颖甫说："足见治危急之证，原有经方所不备，而借力于后贤之发明者，故治病贵具通识也。"综合恽、曹两家对温病学说的评说与辨驳，可以看出，他们抨击的矛头主要是针对当时一些医家假借温病学说之名，妄用清淡、不务实效的医风。因而，寒温之争就不能仅归结为尊经与创新、保守与进取之争，更重要的是临床实践效用之争。

（2）临床拓展——《伤寒论》方广泛应用于临床各科　从外感热病推广到各科疾病的治疗，近代医家的经方应用思路更趋拓展。叶劲秋氏曾引时贤语谓："余尝读仲景《伤寒论》，辨证特详，知此书无论内科儿科，对于诊断，详述其脉七表八里；对于病状，详述其发热、头痛、汗出、恶寒等等；对于判症结局，详述其辨别生死吉凶诸法。其不知者，以为中医仲景《伤寒论》一书，范围甚小，仅论热病而已。其实医理显明，本末兼赅，直可为内科各证之基础书。能熟读此书，方得为中医内科之有根柢者。凡欲研究中医内科，必须先读仲景《伤寒论》一书。否则，中医内科不以此书入门者，仅得内科之皮毛，而不能精通其医理。"近代的经方家，很少把《伤寒论》看作狭义的伤于风寒的治疗，而是确认本书包含了一般的中医治疗原则，其方药不仅用于治疗一切外感热病，而且也可用于内科、妇科、外科、儿科诸科疾病的治疗，前述曹颖甫对桂枝汤的应用，除外感之外，用于外科、妇科、内科病的辨证治疗，亦效验卓然。

（3）类方研究——方剂应用成为研究中心　早在唐代，孙思邈创立"方证同条，比类相附"的《伤寒论》研究体例。明清时期，一些医家主张《伤寒论》的精神实质是辨证论治，研究的目的在明方而愈疾，不必斤斤于"旧论"或"错简"的考订，"以方类证"研究颇有成就。徐灵胎《伤寒论类方》为其代表。从重视《伤寒论》条文编次的考辨到按方证排列条文，实质上是将研究的重点转向了伤寒方在辨证施治中的具体应用，强调了《伤寒论》的实践原则。近代继徐氏而起者，有左季云"采科学之体例，述仲景之心法，宗洄溪之方式，以方名编次，不类经而类方"所著之《伤寒论类方汇参》。其书方以类分，证随方附，以便于经方的临床应用和辨析为准则，力求成为辨证施治的"准绳"。所谓"汇参"的目的，就是"以仲景成法，时贤诸案，名医杰作，准古酌今汇合一编，参以新式标题名目，俾对证而求方，因方而援案，因案而知所取舍"。左氏亦分方为12类，即桂枝汤类、麻黄汤类、葛根汤类、柴胡汤类、栀子汤类、承气汤类、泻心汤类、白虎汤类、五苓散类、四逆汤类、理中汤类、杂方类。如桂枝汤条下，即有用量、定义、病状（有关条文13条）、脉象、方解（既有传统方解又结合当代药理、生药研究成果）、煮服法、食禁、禁用等项，并辨析发汗注意事项、服本方汗出与服柴胡汤汗出之异、出入加减心法、四时加减要诀、兼治证、对举合勘之点，计18条之多，初具现代方剂学的规范。阎德润《伤寒论评释》方药分类研究部分，亦依徐氏类方之例。孙鼎宜《伤寒杂病论章句》中论方之卷，虽与徐氏类方不完全相同，其方法与体例则一。

与《内经》相比，《伤寒论》对临床实践的指导价值在近代历史条件下，受到更多的重视。不管是从主观动机还是客观的效果上，这种重视实践原则的研究，都有积极的意义。通过这种研究，使医家们得以重新回顾经典研究的根本方法问题和理论论争的是非标准，不管是倡言亲试的思想、对经方应用范围的拓展实践，还是编次研究重心的转变，对后世研究的影响都是有益的。

总之，自清代末叶开始至 20 世纪二三十年代的近代《伤寒论》研究，是在中日甲午战争失败、变法维新之风兴起、西方文化和科学的输入与引进日盛的特定历史背景下，在近代废止中医的喧嚣和高压之下进行的。在近代中医学研究的低潮之中，《伤寒论》研究能形成一次新的高潮，与《伤寒论》的理法方药具有的临床实证性有极为密切的关系，是中医求存图兴努力的结果，与历史上的《伤寒论》研究有着迥然不同的学术特征。

近代《伤寒论》研究高潮的产生，有其客观必然性，因而不能孤立地、片面地看待，或者简单地加以肯定或否定，必须以历史唯物主义的立场、观点和方法，从学术发展的联系中看问题，把这一时期的研究作为《伤寒论》学术发展整体中的一个环节，置于社会文化的大背景中进行考察，既不截断学术的历史延续性，也不割裂学术的时代联系性，并把这种学术的历史延续性和特定的时代环境作为评价的基本前提。

附　录

谈我对教书育人的体会

我自 1978 年开始做研究生指导工作，先后指导博士研究生 3 名，硕士研究生 13 名。要培养出有理想、有道德、有文化、有纪律，能为社会主义祖国服务的合格人才，仅仅致力于传授知识是很难完成这一目标的。必须把德育放在首位，做到教书育人。我的体会是：

首先，推心置腹和青年同志交知心朋友。我与研究生相处，从不以师道尊严的面孔出现，也尽量不讲空洞的政治语言，遇事既重视现实，不回避矛盾，又耐心地谈自己对问题的看法，也允许他们讲不同的意见，然后通过分析比较，交流思想，引导他们分辨是非。我认为只有这样，才能真正达到解决思想认识的目的。同时，还要时时关心他们的生活，因为研究生大都有恋爱对象或结婚成家的现实，为此，常常发生家庭或经济等方面的问题。我经常关心他们，并帮助他们正确处理这些问题，研究生也愿意主动向我谈。这虽是一些琐事，却不能忽视，师生感情融洽了，你再做思想工作就有的放矢，取得效果。我这样做的结果，不仅在校研究生有问题愿意和我谈，就是已毕业的研究生，有了问题也愿意和我谈。

第二，身教胜于言教。我认为作为教师，遇到要求学生做到的，教师要起到楷模作用，我时时注意使自己的言行不违背党和国家以及学校的规定，以身作则地执行各项规章制度，绝不做越轨的事情，我认为只有这样，才能为人师表，也只有这样在遇到问题时做思想工作才有利有力。

第三，要注意随时随地宣传党的方针、政策、法规和院规。这是一项非常重要的任务。青年人有思维敏捷、接受新事物快的特点，但也有社会经历少，不甚了解我国国情的不足之处，他们的言行往往带有主观随意性，尽管其主观愿望有时是良好的，但由于认识上的错误，效果有时是与实际背道而驰的。我常以我个人的成长、中医事业的发展来说服教育他们。在旧社会毕业即失业，我大学毕业，生活却没有着落，而现在我是大学教授；在旧社会，中医处于被消灭的地位，而现在的中医事业却在蓬勃发展。为什么呢？就是因为有了中国共产党的正确领导，走社会主义道路，才会出现这样翻天覆地的变化，说中国共产党光荣伟大，谈必须坚持四项基本原则，绝不是一句空话，而是真理。我觉得这样做有一定的说服力，可以加强他们对党的信念，坚定走社会主义道路的信心。

第四，培养严谨的治学态度和坚定的专业信心。我是从事中医文献工作的，中医文献工作是一项枯燥繁重的工作，有人说这是一个好汉子不干，赖汉子干不了的工作。由于这个专业的特点，有时很难做出明显的成绩，而是起着铺路石子和人梯的作用。但这又是继承发扬祖国医学工作中不可忽略的重要环节，要求作此项工作的人，为教学、科研、医疗提供翔实可靠的资料。因此，必须有严谨的治学精神和坚定的专业思想。我不仅反复强调，对他们的文章也是耐心细致地一字一句进行核对和批改，并对如何收集、使用资料，如何进行整理文献的工作等给予详细的指导。

（徐国仟．原载《山东中医学院报》1991 年 2 月 5 日．）

回忆与纪念

一、忆徐国仟老师

回到母校工作，忙忙碌碌，半个多月过去了。没有拜见老师，没有同学聚会，也无暇回忆往事。校报邀我写点纪念先师徐国仟教授事迹的电话，却让时光倒流，往事历历在目。我几天都在思想中寻觅，思念徐老师的言谈笑貌，思念与徐老师度过的那些流金岁月，寻觅一种精神，一种信仰，一种平凡中感悟到的伟大。

接近徐老师是 1975 年在章丘县绣惠教学点，徐老师给我们讲伤寒，他是烟台老乡，腿脚又不太方便，给老师提提水、打打饭，本是情理中事。徐老师待学生很和气，办事也随和，课讲的好，声音洪亮，底气充足，重点讲两遍，其他一遍，没有一句废话，复习题讲完，正好到点下课，干净利落，深受我们爱戴。有一件事令我今生难忘，记得也是秋天，中秋节前后，我们正在上课，教学点的负责老师突然到教室来找徐老师，说来了一位章丘县革委会的副主任，要找老中医看病。那时的政治空气，教师根本都是资产阶级知识分子，是臭老九，领导让你看病，真是殊荣一份。但徐老师却一口回绝，说："我正在上课，下课再说。"不一会儿，学校的头儿又气急败坏的来说："某领导发火了，请你赶快去。"徐老师仍平静地说："没到下课时间。"据说，那位领导后来愤然而去了。回忆起"没到下课时间"平平淡淡一句话，让我想起现在的关系学，现在的传呼机，现在的职业道德……更让我想起了三国时刘邵在《人物志》中所说的"聪明平淡……清节之德，师氏之任也……"也就在那时，我才开始体会到什么叫"壁立千仞，无欲则刚"。

事有凑巧，1978 年报中医内科研究生，结果专业调整，我又成了徐国仟老师的"首席"伤寒弟子。三年寒窗与恩师朝夕相处，学做人、学处世、学伤寒、学自我调节、学忍辱负重，获教无数，受用今生。临毕业前，研究生要考核教学，我给七九级的学生讲"厥阴篇"。三年伤寒，不要说朗朗上口，就是精微奥旨也能说出个一星半点，根本没有备课的想法，整天忙着准备论文。大约上课的前一周，徐老师到宿舍，坐下很随便地问我:"把你备课的教案给我看看,要讲课了。"我的头一蒙,知道坏事了,只好如实"坦白"。徐老师递给我一本讲稿,说:"快准备吧!这是我的,你参考参考。"接着又正色道:"你记住,我们每讲一次课就要备一次课,不能误人子弟。"是惭愧,是感激,是教诲,是警告:"不能误人子弟。"

斗转星移,十几年过去,恩师仙逝,乘鹤西去,我又回到母校工作。想徐老师一生,舍家撇业,独身一人,在中医学院教书育人几十年,将青春、将心血、将生命、将自己的一切都奉献给了学生、给了学校、给了中医事业,这是真正的普博周给,真正的蜡烛精神。我们怀念徐老师,学他的为人,学他平凡中的伟大。我想,我们这些在学校的教育工作者,还是应该牢牢记住徐老师那句话:"不能误人子弟",做到这一点也就是对老师最好的答谢吧!

校报邀稿,提起笔来,只觉沉甸甸的,怕写不出恩师的高风亮节,怕写不好恩师的平平淡淡的一生,没有办法只好硬着头皮,写一点经历过的小事,见仁见智,由大家感悟去吧!

（王新陆. 原载《山东中医药大学报》1998 年 11 月 20 日,157 期）

二、春雨润物细无声
——追忆恩师徐国仟教授

徐国仟教授是大家熟悉和敬重的教授。作为他的学生,我们对恩师的不幸逝世,万分悲痛。在此,仅记述徐老教书育人的这个侧面,以寄托我们的哀思。

徐老身上最宝贵的一点,就是那份做人的宁静淡泊和对事业的执着。

他 1944 年毕业于华北国医学院后,就在烟台市行医。1956 年,他被选派到济南参加山东省第一届中医研究班。结业后,上级要求他留下来任教。当时,他在烟台已有了很好的职业和社会地位。为了刚刚起步的新中国中医教育,他还是毅然孤身一人留在了济南。1958 年,我院成立时,他作为中医学院的第一批教师,开始了毕生教书育人的生涯。

徐国仟教授积极倡导发展中医文献研究事业。他认为,中医文献研究是一项艰苦而复杂的工作。数千年中医学宝藏,如果不进行认真地整理和发掘，中医学的继承和发展就是一句空话。而从事中医文献工作，不仅要求研究者具备丰富的中医理论知识和坚实的临床基础，而且也要具备中国文献学和文、史、哲诸多学科的知识。同时，还要具备一个更重要的条件，那就是淡于名利、甘于寂寞、甘为人梯的献身精神。面对当前的经济大潮，许多名医下海了。徐老还是那么淡然，一如既往地上班，平平静静地下班。他说，社会既需要在经济上有所作为的人，也同样需要甘于寂寞，为中医文献事业献身的人。每个人都有自己的追求，我所追求的，就是为中医文献事业的发展，尽一点绵薄之力。"淡泊以明志，宁静而致远"这一古老的格言，正是徐国仟教授一生的写照。当年，他带领一批志同道合的老师，在院领导的支持下，创办了中医文献研究室，担任研究室主任。从几个人、几张桌子起家，呕心沥血，矢志不移，开辟了我院中医文献研究的第一块基地。如今，中医文献研究室已经发展成中医文献研究所，并被确定为"山东省高校重点学科"。这其中，每走一步，都留下了徐老辛勤的汗水。

徐国仟教授潜心于《伤寒论》文献研究和中医古籍的整理工作。宁静淡泊的背后，是一系列不平凡的记录：1979~1982 年，先后完成了部级研究课题《针灸甲乙经校释》（第 1 作者）《黄帝内经素问校释》（第 2 作者），并于 1989 年获国家中医药管理局科技进步二、三等奖。1982~1987 年，参加整理了《六因条辨》《内经素问吴注》，并主持整理了《伤寒瘟疫条辨》。后二书获山东省教委优秀哲学社会科学著作奖。

1993 年，年逾古稀的徐老与张灿玾教授共同主持的国家中医药管理局课题《针灸甲乙经校注》，七阅寒暑，五易其稿，130 万字的巨著终于完成。

我院中医文献专业是全国唯一的专业，教材建设刻不容缓。徐国仟教授和所内其他同志一起，主持了中医文献专业系列教材的编写。他审定编写大纲，并亲自担当《中医文献学概论》《目录学》《版本学》3 种教材的主编，还全文审阅了《文献检索与利用》。从 1993 年下半年到 1994 年底，仅仅 1 年多的时间中，徐老在身染沉疴，体重减轻了 30 多斤的情况下，审阅了 4 部书稿，近百万字。完成了他对中医文献事业的最后奉献。这需要多么大的毅力和责任感啊！现在，这一系列教材已经由中国医药科技出版社出版。

对学生，徐老师不仅重言传，更重身教，做学生的榜样。就像古诗所说的："好雨知时节，当春乃发生，随风潜入夜，润物细无声。"

徐国仟教授从 1978 年开始培养硕士研究生，先后指导硕士研究生 13 名。1986 年，他被批准为博士研究生导师，成为当时全国仅有的 2 名中医文献学博士研究生导师之一。到现在，徐老培养博士研究生 6 名，其中已毕业 4 名。这些学生，正是思想最活跃、精力最充沛的时候。如何做这些学生的思想工作，是一项十分艰难的任务。

在徐教授 40 年的教学生涯中，一种思想贯穿始终，那就是，教育的目的不仅是要让学生获得知识、获得做学问的能力，更重要的是教给他们如何做人，培养他们优良的道德品质。作为一名经历了新旧两种不同的社会制度、目睹了中医学在旧中国被压抑、受摧残历史的见证人，他教学生们懂得，历史给了他们多么好的机遇，振兴中医事业，需要的是一大批兢兢业业、埋头苦干的人，无论是从事临床、科研还是教学，都需要既有高深的专业素养，又有坚定的事业心和献身精神。

徐老是国内知名的中医文献研究专家、博士研究生导师和《伤寒论》文献研究的学术带头人，但他首先认为自己是一个有 30 多年党龄的老共产党员。无论何时何地，徐教授都以一个老共产党员的高度自觉性，严于律己，关心同志，生活俭朴，默默奉献。近年来，他虽年事已高，仍每年为博士研究生授课近 200 学时。今年 10 月中旬，还在坚持给研究生上课的徐老在查体中被诊断为肺癌晚期。住院前一天，他还为没能给研究生把课上完而自责，并一再叮嘱助手，一定要保质保量把余下的课讲好。

徐教授做人认真，著书认真，讲课、备课更认真。多年来，他养成了一个习惯，那就是课程不论讲过多少遍，每次都要重新备课、写讲稿，将最新的研究资料及时加以吸收和补充。他常说，学问是不能马虎的。读书就怕不博，研究就怕不精。他每年义务审阅的论文都在 50 万字以上。其中有本院的，也有外单位的，有认识的，也有素不相识的。不管是研究生，还是本科生，乃至陌生的求教者，有求必应。对每篇论文，都要一字一句审阅，对每一个问题，都考察到底，决不敷衍塞责，并亲自核查大量资料，提出中肯的修改意见。在每一条修改意见的背后是牺牲大量的休息时间和大量的精力。那份辛劳和认真，不从事这项工作的人是难以体味的。这使每个求教者，在学术上得到教益的同时，无疑在思想上也受到深刻的教育。

为了帮助中青年教师提高业务水平，他尽心竭力，将自己毕生从事中医教学和中医文献研究的经验体会，毫无保留地传授给年轻同志，凡中青年教师在教学、科研中遇到的问题，他总是想方设法帮助解决，不惜占用自己的大量工作和休息时间。所内和校内许多同志均亲受其教益。

徐老去了，带着他对中医文献事业的深深眷恋。但是，他淡于名利、默默奉献的精神，服从组织、顾全大局的品格，严于律己、宽以待人的作风，将永远铭刻在我们心中。桃李不言，下自成蹊。他精心培养的一批批硕士、博士研究生正迅速成长起来。老师的知识、方法、思想、品德，由大家带到了各自的工作岗位。他们活跃在南京、石家庄、烟台、济南等地的中医教学、临床、文献研究等各个领域中，大多已成为本专业的骨干和学术带头人，用自己出色的工作成绩和优良的工作作风，回报老师的教育之恩，告慰老师的在天之灵！

（王振国，田思胜，欧阳兵. 原载《山东中医学院报》

1996 年 1 月 6 日，第 129 期）

三、辛勤耕耘　默默奉献
——记全国教育系统劳动模范、山东中医学院教授徐国仟

他，一向说自己很平凡。

的确，从他的衣着打扮、居室陈设，以及那只提了 20 多年的手提包，人们既看不出他有什么专家的风度，也想象不出他有多么高深的学识。

然而，就是这样一位平凡的人，在他的履历表上，却记录了许多不平凡的业绩：

1959 年主编了全国第 1 部《黄帝内经白话解》；

1978 年，由他带领的中医文献研究组获"全国卫生科技大会先进集体"荣誉称号；

1979~1987 年，他先后主持和参加了 3 项部级和 4 项省级中医古籍整理研究课题，其中 2 项成果分别荣获国家中医药管理局科技进步二等奖和三等奖，3 项成果获山东省教委哲学社会科学优秀著作三等奖；

1988 年，主编了全国第 1 本《中医文献学》教材，同年，被评为"全国教育系统劳动模范"；

1991 年，被评为"山东省高等学校优秀思想政治工作者"。

他，就是山东中医学院中医文献研究所教授、博士研究生导师徐国仟。

（一）

徐国仟教授 1921 年出生于胶东半岛的龙口农村。7 岁时，由于军阀混战，举家迁居烟台。幼年的徐国仟，因母亲常年患病，求医甚难，于是立志学医。经过几年的刻苦学习，于 1941 年考入华北国医学院攻读中医。

1945 年毕业后，他经人介绍，又拜北京四大名医之一的施今墨先生为师，继续深造，并随师出诊。可是，好景不长，因国民党发动内战，施今墨先生赴南京未归，遂使他的生活、学习和工作失去保障，他不得不到学校、工厂做些杂务，以维持生活。

1947 年冬，由于生活所迫，他返回家乡烟台。后经当时国民党市政府考试合格，取得了行医资格。从此，他开始了行医生涯。

1948 年，徐国仟的历史揭开了新的一页。随着烟台的解放，他幼年时立下的为人们解除病痛之苦的愿望才真正得以实现。解放后，他一面满腔热情地为群众治病，一面积极投入爱国卫生运动，常常夜以继日地参加卫生防疫工作。1953 年，他积极响应党的号召，带头组建烟台市第二联合诊所，并担任所长职务。为了做好工作，他勤勤恳恳，任劳任怨，一心为病人解除痛苦。这一切，赢得了当地政府和群众的信任和爱戴，并给予他较高的荣誉。1953 年他当选为烟台市第一届人大代表和第一届政协常委。

党和政府给予的荣誉和鼓励，让他始终铭刻在心，激励着他为党、为人民更加努力地工作。

（二）

1956 年，徐国仟被选派到济南参加山东省第一届中医研究班。1957 年结业后，领导要他留下任教。当时，他已在烟台安了家，有了孩子，而且是烟台中医学会副主任，在临床上已取得了很多经验。如果继续从事临床工作，显然要比教学得心应手。然而，为了党的事业的需要，他二话没说，就孤身一人留了下来。1958 年，山东中医学院成立了，他成为一名中医教育工作者。

党和国家花钱创办中医高等学校，是徐国仟从来也没有想到的事情。

他从到中医学院那天起，就下定决心要当一名合格的人民教师，为社会主义新中国贡献自己的力量。他鸡窗烛影，废寝忘食，先后对中医的六七门课程进行了深入学习和研究，同时记下了大量读书笔记，并在此基础上编写了近 30 万字的《伤寒论讲义》，在教学中取得满意的效果。两年后，他晋升为讲师。

然而，徐国仟并不满足。为了进一步提高教学质量，他利用业余时间学习了高等学校教育专业的许多课程。然后，他结合中医专业的特点，摸索出了一套适合本专业特点的教学方法。

在教学工作中，徐国仟信奉的是"认真"二字。多年来，他养成了一个习惯，即课不论讲过多少遍，每次他都要重新备课，写讲稿。直到带了硕士、博士研究生之后，他仍然坚持这样做。有时因开会或其他事情耽误了，他宁可把课调了，也不利用原有讲稿应付。

1964 年，山东中医学院承担了卫生部下达的《针灸甲乙经》校释的任务，领导又看中了他。然而工作刚刚开展，十年动乱便接踵而至，他不得不中断研究。1977 年，卫生部又重新下达任务，恢复了这一研究课题。为了确保工作的顺利进行，学校领导决定成立中医文献研究组，还是首先想到由他来担任组长。于是，他毅然放弃了驾轻就熟的教学工作，在条件十分困难的情况下，带领大家开始中医文献研究的艰苦工作。

为了完成这一难度较大的研究任务，他边干边学，逐步掌握了从事文献研究的知识和方法，并带领全组人员不分昼夜地工作，反复进行研究，认真修改，终于在 1979 年圆满地完成了任务。这一研究成果，获国家中医管理局科技进步二等奖。由他带领的文献研究组获全国卫生科技大会先进集体的光荣称号。

通过对《针灸甲乙经》的整理研究，徐国仟进一步认识到，在浩如烟海的中医学文献中，蕴藏着极为宝贵的文献资料，这是我国文化遗产的重要组成部分。但由于历经传抄翻刻，舛误较多，加之早期医著文字古奥，医理深邃，如不加以整理研究，对一般人来说难以读通，甚至有失传的可能。因此，他下定了为中医文献事业奋斗终生的决心。

（三）

文献研究是一项艰苦而复杂的工作，研究者不仅要有丰富的中医理论知识和坚实的临床基础，而且还要具备文献和文史哲等多方面的知识。对于这些，徐教授虽有一定基础，但他认为还很不够。为了能更好地胜任文献研究工作，他系统地学习了目录、版本、校勘、训诂等知识，并在实践中运用，不断深化，为他在文献研究领域取得较深造诣奠定了坚实的基础。

徐国仟不仅注重自己知识水平的提高，而且还十分重视文献研究人才的培养。如对于中青年教师，他经常耐心地指导他们如何读书，讲授有关知识，传授文献研究的方法和经验，帮助他们解决实际问题。在日常工作中，无论自己多忙，只要有人向他请教问题，他总是立即放下眼前的事，帮助他们找到解决问题的途径，甚至亲自帮助查阅有关资料，直到问题解决为止。有时一个问题要花费几天工夫，但他从不认为这是浪费时间，反而为问题得以解决而感到高兴。经过几年的传、帮、带，使本所一批中青年教师步入中医文献研究之门，并取得了许多研究成果。

为使中医文献研究达到较高层次，徐教授还以战略眼光培养中医文献研究的高级人才。从 1983 年开始，他把指导硕士研究生的方向改为中医文献，1986 年开始招收中医文献专业博士研究生。他是当时全国仅有的 2 名中医文献专业博士生导师之一。

近 10 年来，徐教授先后培养了 2 名博士生和 10 余名硕士生，他们大都分配在全国各地的中医文献研究机构，有的已成为业务骨干，有的承担了部级或省级科研课题。

徐国仟教授还积极倡导支持创办中医文献专业。他认为，中医文献研究任重而道远，创办中医文献专业是培养中医文献研究人才的一条重要途径。只有这样，才能适应当前和今后全国中医文献事业的需要。几年来，经多方努力，山东中医学院创办了全国唯一的中医文献专业班，于 1991 年开始面向全国招生。对此，他感到十分自豪和欣慰。

（四）

30 多年来，徐国仟教授对待工作始终兢兢业业、呕心沥血；对待学问总是殚精竭虑、精益求精；而对待荣誉、名利、地位，他却谦恭谨慎、淡然处之。几次调动工作，他听从安排；几次调整住房，他拒不伸手；几次调整工资，他克己让人。

自70年代末开始，徐国仟教授与其他同志合作，整理出版了8部中医古籍，在全国产生了较大影响，有的还博得国外学者的好评。与此同时，他的学术造诣和学术地位也有了很大提高。人民卫生出版社及兄弟院校常常请他帮助审阅稿件，在学术上把关。他无论工作多忙，总是有求必应，而且审阅每一部书稿他都非常仔细，连每个标点符号都认真推敲。为此往往要花费大量的时间和精力，而他从来没伸手要过任何报酬。为了使自己的科研工作不受影响，他没有完整地休过一个假期。有一年暑假，他到老家烟台开会，会后他不顾孩子们的一再挽留，只住了两天就冒着酷暑返回济南，继续进行他的科研课题。

在担任卫生部中医古籍整理办公室华北、山东片评审组成员及山东评审组副组长期间，他先后审阅了十几部中医古籍整理书稿，有百余万字，既无报酬，也不在书上署名，有的甚至在前言里也没有提一句。有的书稿质量较差，他几乎要把书稿重写一遍，有的作者感到过意不去，建议他署名，他都婉言谢绝了。他说："工作主要是你们做的，我给你们修修改改不算什么。再说，我现在荣誉、地位都有了，还是给你们多创造点机会吧。"他这种甘为人梯的精神，博得了各地作者及卫生部中医古籍整理办公室的高度评价。

（五）

从50年代末至今，徐国仟教授在中医教学和科研这块土地上辛勤耕耘了30多个春秋。30多年来，他虽然成绩卓著，但从不居功自傲，始终按党员的标准严格要求自己。在日常工作中，他自觉接受党的教育，积极参加各种政治活动，处处起模范带头作用。他不仅在工作上帮助中青年教师进步，而且在思想上帮助他们提高。

徐国仟教授对待工作始终脚踏实地，对待事业始终努力进取，对待生活始终艰苦朴素，对待同志始终平易近人。因此，他在群众中具有很高的威信，连续多年被评为院优秀党员和优秀教师。1988年还荣获全国教育系统劳动模范的光荣称号。近几年来，他虽然年迈体衰，身边又无子女照顾，但仍工作在教学、科研第一线。

他，就是这样一个平凡的人。

有人说，他像园丁，因为他培养了一批又一批中医事业的接班人；

有人说，他像采金者，因为他挖掘了一批又一批中医宝藏；还有人说，他像蜡烛，因为他的一生都在默默地奉献。

（刘更生. 原载《知识分子与社会主义》
（崔惟琳主编）山东大学出版社，1992）